妇科肿瘤编委会

丛书主编

樊代明

主　编

吴小华

宫颈癌

主　编

周　琦

副主编

盛修贵

编　委（姓氏笔画排序）

王纯雁　王　莉　田小飞　龙行涛　刘乃富
刘开江　孙蓬明　张国楠　李雨聪　李隆玉
邹冬玲　陈月梅　陈　刚　陈　锐　周　琦
巫恒棵　柯桂好　赵秀娟　夏百荣　郭红燕
康　山　盛修贵　黄　奕　黄曼妮　蔡红兵
玛依努尔·尼牙孜　古扎丽努尔·阿不力孜

卵巢癌

主　编

吴小华

副主编

张师前

编　委（姓氏笔画排序）

于　浩　孔为民　尹如铁　王　冬　王建东
王　珂　王　莉　刘淑娟　孙　力　孙立新
朱笕青　张国楠　李玉芝　李庆水　李　莉
李　斌　杨宏英　陈友国　胡元晶　唐　洁
袁　航　高春英　曹冬焱　温　灏

子宫内膜癌

主　编

刘继红

副主编

吴令英　陈晓军

编　委（姓氏笔画排序）

王　冬　王建六　邓　婷　丘惠娟　冯艳玲
叶文峰　生秀杰　石少权　曲芃芃　张楚瑶
李从铸　李　宁　李　虎　李　政　李　凌
李艳芳　李珺芸　杨宏英　周　云　周怀君
林　安　姜　洁　娄　阁　洵光实　黄永文
黄绮丹　黄　鹤　樊晓妹

外阴癌

主　编

林仲秋

副主编

王　静

编　委（姓氏笔画排序）

尹如铁　王　莉　田小飞　白　萍　曲芃芃

朱根海　吴　强　张　燕　杨英捷　陆安伟

陈　勍　黄　奕　谢　榕　韩丽萍　蔡红兵

魏丽春

秘　书

卢淮武　谢玲玲

阴道癌

主　编

王丹波

副主编

李　力

编　委（姓氏笔画排序）

王丹波　王建六　王　莉　孙　丽　阳志军

佟　锐　吴绪峰　张　晶　李　力　李长忠

李秀敏　李　斌　杨佳欣　杨英捷　迟志宏

陆安伟　娄　阁　赵卫东　郝　敏　唐　郢

徐惠成　郭瑞霞　隋　龙　黄曼妮

子宫肉瘤

主　编

朱觅青

副主编

高雨农

编　委（姓氏笔画排序）

王长河　王纯雁　田小飞　刘文欣　张　翔
杨心凤　杨慧娟　沈丹华　陈仲波　陈雅卿
易　萍　郑　虹　柯晓慧　段　微　康　山
程静新　谢　榕　颜笑健

妊娠滋养细胞肿瘤

主　编

向　阳

副主编

尹如铁

编　委（姓氏笔画排序）

万希润　张国楠　张　新　李小平　李秀琴
李清丽　杨开选　杨隽钧　姜　洁　钱建华
鹿　欣　程晓东　谢　幸　谢　萍

秘　书

蒋　芳

目录

第六篇 卵巢癌

第七篇　妊娠滋养细胞肿瘤

第六篇　卵巢癌

前言

卵巢癌是（Ovarian cancer，OC）严重威胁妇女健康的恶性肿瘤之一，发病率在女性生殖系统恶性肿瘤中位居第3位，病死率居妇科恶性肿瘤之首。OC发病隐匿，因目前尚缺乏有效的筛查及早期诊断措施，绝大多数患者在确诊时已存在局部或远处播散，5年生存率约为46%。据其组织病理特征，原发性OC主要分为上皮性OC、生殖细胞肿瘤及性索-间质肿瘤三大类。上皮性OC多见于绝经后女性，而恶性生殖细胞肿瘤则高发于儿童和青春期女性。上皮性肿瘤是最为常见的卵巢肿瘤，按生物学行为分为良性、交界性及恶性肿瘤。不同病理类型的OC在其发病机制、生物学行为、组织学形态、临床表现、治疗方法以及预后等方面均有些许不同。

第一章

筛查与遗传基因检测

大部分OC为散发性，遗传性OC约占所有OC患者的15%。目前，已发现十余种抑癌基因的胚系突变与遗传性OC发病相关，其中超过80%的遗传性OC与BRCA1/2胚系突变有关。流行病学显示，一般女性终生（至70岁时）罹患OC的累积风险为1%~2%，而携带BRCA1基因突变者终生累积患病风险可达59%（95%CI，43%~76%），携带BRCA2基因突变可达16.5%（95%CI，7.5%~34%）。与OC相关的遗传性肿瘤综合征主要有遗传性乳腺癌/OC综合征（Hereditary Breast and Ovarian Cancer Syndrome，HBOC）、林奇综合征（Lynch Syndrome，LS）等。这些综合征的共同特点为：常染色体显性遗传，平均发病年龄较散发性患者早，患多种原发肿瘤的风险增加，可表现为一人罹患多种原发肿瘤，和（或）家族中多人罹患同种或多种原发肿瘤的情况。

第一节 筛查

1 一般人群筛查

国际上第一项涉及OC筛查的随机对照试验是前列腺癌、肺癌、结肠直肠癌和OC（PLCO）筛查试验，其研究结果于2011年正式发布，经历了12.4年的中位随访后，并未发现可降低OC死亡率的筛查手段。此外，干预组中将近10%的妇女出现假阳性筛查结果，并有相当一部分接受了手术。此后，国内外学者就影像学检查、肿瘤标志物等手段单一或联合用于OC的筛查与早期诊断的问题进行不断探索，至今尚无证据证实对一般人群行OC筛查有生存获益。美国预防服务工作组（US Preventive Services Task Force，USPSTF）发布的多版OC筛查指南均不建议对一般人群行OC筛查，并强调基于现有循证医学证据，在一般人群中行OC筛查不仅不能降低OC的死亡率，筛查出现的假阳性结果反而会给女性带来中至重度伤害，综合分析弊大于利。2021年英国OC筛查协作试验（UK Collaborative Trial of Ovarian CancerScreening，UKCTOCS）结果正式发布，长期随访结果再次证实，在一般人群中，无论采用何种筛查手段，均不能真正降低OC和输卵管癌的死亡率，所以OC筛查在一般人群中不应该被推荐。现有基于一般人群的循证医学证据表明，无论是CA125、经阴道超声单独筛查或二者联合筛查手段，OC筛查效果均不满意。目前不推荐对无症状、非高危女性进行OC筛查。在一般人群中如何实现OC的有效筛查还需进一步探索。

尽管尚无有效筛查手段，但应重视OC相关临床症状，如腹胀、盆腔或腹部疼痛、腹围增加、易饱感，或尿频尿急，特别是这些症状为新发，或经常出现，应及时检查。

2 高危人群筛查

以下6类人群应视为OC高危人群：HBOC（即BRCA1或BRCA2胚系致病变异或疑似致病变异）携带者；携带RAD51C或RAD51D或BRIP1胚系致病变异或疑似致病变异者；遗传性非息肉病性结直肠癌综合征（林奇综合征）患者；一级亲属确诊遗传性肿瘤综合征或携带致病或疑似致病基因，而未行或拒绝检测者；OC、乳腺癌、前列腺癌、胰腺癌家族史或子宫内膜癌、结直肠癌及其他林奇综合征相关肿瘤家族史经遗传咨询、风险评估建议基因检测而未行或拒绝检测者；具有显著的OC及相关肿瘤家族史（多人发病），虽经遗传基因检测，家族患病者中未检出已知致病或疑似致病者。

虽经遗传咨询可有效筛选高危人群，但即使在高危人群，甚至携带BRCA1和BRCA2突变人群中也无早期识别OC的万全之策。目前已知对携带BRCA突变或其他明确易致OC有害突变者，降低OC风险最有效策略仍是预防性双侧输卵管-卵巢切除术，但基于生理和内分泌考量，部分人群可能暂不接受或延期接受预防性双侧输卵管-卵巢切除术。对此类患者，推荐从30~35岁开始，联合血清CA125检测与经阴道超声检查定期筛查。上述手段有助实现高危人群中OC的早诊、早治，但不能明显提高OS。

第二节 遗传基因检测

大多数遗传性OC是由于BRCA1或BRCA2基因的致病突变。至少15%罹患高级别非黏液性OC的女性具有BRCA1/2的生殖系突变，这些女性中近40%无乳腺癌/OC家族史。因此，对上皮性OC患者，即使无乳腺癌/OC家族史，也推荐遗传致病基因突变的筛查，特别是对所有非黏液性上皮性OC进行BRCA1/2胚系检测。对检出胚系突变的OC个体，需进一步对其家系进行“逐级检测”(Cascade testing)，以发现高危个体，有针对性地开展肿瘤预防与监测，降低个人发病与死亡风险及群体发病率。

推荐在遗传基因检测前后行专业遗传咨询；推荐

所有非黏液性上皮性OC接受BRCA1/2胚系检测；胚系突变会增加上皮性OC风险的基因：BRCA1/2、RAD51C、RAD51D、BRIP1、PALB2、ATM及Lynch相关基因（MLH1、MSH2、MSH6、PMS2、EPCAM）；STK11胚系突变主要与卵巢环小管性索瘤发病相关。

具体的遗传基因检测策略与高危个体的干预非本指南探讨范畴。

第二章

组织病理分类

卵巢肿瘤中上皮性肿瘤最为常见，占90%以上。性索间质肿瘤占5%~6%，生殖细胞瘤占2%~3%。在上皮性OC中，高级别浆液性癌（High Grade Serous Carcinoma，HGSC）占70%，子宫内膜样癌（Endometrioid carcinoma，EC）占10%，透明细胞癌（Clear cell carcinoma，CCC）占10%，黏液性癌（Mucinous carcinoma，MC）占3%，低级别浆液性癌（Low Grade Serous Carcinoma，LGSC）<5%。

目前，国内外卵巢肿瘤组织病理分类多以WHO女性生殖器官肿瘤分类为标准。2020年，WHO更新了第5版肿瘤分类标准，见表6-2-1。对于卵巢浆液性癌，第5版沿用了HGSC和LGSC分类，明确子宫外HGSC发病部位诊断标准，见表6-2-2。尽管追溯子宫外HGSC起源，对治疗指导意义有限，但对厘清HGSC起源，探索疾病发生原因、完善癌症登记及流行病学研究具重要意义。基于此标准，约80%的子宫外HGSC应归类为输卵管起源，而原发性腹膜HGSC是极其罕见的，仅在无浆液性输卵管上皮内癌（serous tubal intraepithelial carcinoma，STIC）或无双侧输卵管HGSC[使用伞端切开和广泛检查（SEE-FIM）方法进行诊断]或卵巢实质无HGSC的情况下，才能诊断腹膜HG-SC。

在第5版中，交界性肿瘤不再沿用“非浸润性低级别浆液性癌”“低度恶性潜能”或“不典型增生性浆液性肿瘤”等名称，其浸润性种植从组织形态学和生物学行为上更相似于LGSC，并再次强调有微乳头结构的浆液性肿瘤仍应归为浆液性交界性肿瘤。

第4版分类引入了卵巢浆黏液性肿瘤概念，第5版基于对其形态学、免疫组化及分子特征的新认识，对卵巢浆黏液性肿瘤的分类进行了调整，保留了其中的良性和交界性浆黏液性肿瘤的分类，将卵巢浆黏液性癌归入子宫内膜样癌的浆黏液特殊亚型。

此外，在第5版中，卵巢肿瘤新增加了中肾管样腺癌（mesonephric-like adenocarcinoma）和混合性癌（mixed carcinoma），重新引入两性母细胞瘤（gonado-blastoma）。后者包含女性成分[包括成人型粒层细胞瘤（adult granulosa cell tumour，AGCT）或幼年型粒层细胞瘤（juvenile granulosa cell tumour，JGCT）]和男性成分（包括Sertoli细胞瘤或Sertoli Leydig细胞瘤），最常见的是较多的Sertoli Leydig细胞瘤成分和较少的

JGCT成分混合，被归为混合性索间质肿瘤之一。免疫组化显示，两种肿瘤成分常对性索来源组织标志物（如抑制素和FOXL2）呈阳性表达。大多数两性母细胞瘤为良性，罕见复发。卵巢中肾管样腺癌和混合性癌均为罕见肿瘤类型，发病机制尚不清楚，基于形态学及免疫组化特征第5版将其单独列出。

近年来，分子生物学发展迅速，越来越多的肿瘤特异性基因异常或分子改变成为协助肿瘤分类的得力助手。第5版以形态学分类为基础，较之前融入了更多分子生物学内容，在肿瘤组织病理分类上呈现逐步向整合的形态-分子分类发展的趋势，借助免疫组化等可更加精准的实现肿瘤分类。常见卵巢恶性肿瘤主要类型的免疫组化特征见下表6-2-3，具体的肿瘤免疫组化及基因特征在组织病理诊断中的应用不在本指南中详细探讨。

表6-2-1　2020年WHO卵巢肿瘤组织病理分类

分类	肿瘤性质	
浆液性肿瘤	浆液性囊腺瘤，非特指	良性
	浆液性表面乳头状瘤	良性
	浆液性腺纤维瘤，非特指	良性
	浆液性囊腺纤维瘤，非特指	良性
	浆液性交界性肿瘤，非特指	交界性
	浆液性交界性肿瘤，微乳头亚型	原位癌
	非侵袭性低级别浆液癌	原位癌
	低级别浆液性腺癌	恶性
	高级别浆液性腺癌	恶性

续表

分类	肿瘤性质	
黏液性肿瘤	黏液性囊腺瘤，非特指	良性
	黏液性腺纤维瘤，非特指	良性
	黏液性交界性肿瘤	交界性
	黏液性腺癌	恶性
子宫内膜样肿瘤	子宫内膜样囊腺瘤，非特指	良性
	子宫内膜样腺纤维瘤，非特指	良性
	子宫内膜样交界性肿瘤	交界性
	子宫内膜样腺癌，非特指	恶性
	浆—黏液性癌	恶性
透明细胞肿瘤	透明细胞囊腺瘤	良性
	透明细胞腺纤维瘤	良性
	透明细胞交界性肿瘤	交界性
	透明细胞癌，非特指	恶性
Brenner 肿瘤	Brenner 瘤，非特指	良性
	交界性 Brenner 瘤	交界性
	恶性 Brenner 瘤	恶性
其他类型癌	中肾样腺癌	恶性
	未分化癌，非特指	恶性
	去分化癌	恶性
	癌肉瘤，非特指	恶性
	混合细胞腺癌	恶性
间叶源性肿瘤	低级别内膜间质肉瘤	恶性
	高级别内膜间质肉瘤	恶性
	平滑肌瘤，非特指	良性
	平滑肌肉瘤，非特指	恶性
	恶性潜能未定的平滑肌肿瘤	交界性
	黏液瘤，非特指	良性
混合性上皮性/间叶源性肿瘤	腺肉瘤	恶性

续表

分类	肿瘤性质	
性索间质肿瘤	纤维瘤，非特指	良性
单纯间质肿瘤	富细胞性纤维瘤	交界性
	卵泡膜细胞瘤，非特指	良性
	黄素化卵泡膜细胞瘤	良性
	硬化性间质瘤	良性
	微囊性间质瘤	良性
	印戒细胞间质瘤	良性
	卵巢 Leydig 细胞瘤，非特指	良性
	类固醇细胞瘤，非特指	良性
	恶性类固醇细胞瘤	恶性
	纤维肉瘤，非特指	恶性
单纯性索肿瘤	成年型颗粒细胞瘤	恶性
	幼年型颗粒细胞瘤	交界性
	Sertoli 细胞瘤，非特指	交界性
	环状小管性索间质瘤	交界性
混合性性索间质肿瘤	Sertoli-Leydig 细胞瘤，非特指	交界性
	高分化型	良性
	中分化型	交界性
	低分化型	恶性
	网状型	交界性
	性索肿瘤，非特指	交界性
	男性母细胞瘤	交界性
生殖细胞肿瘤	良性畸胎瘤	良性
	未成熟畸胎瘤，非特指	恶性
	无性细胞瘤	恶性
	卵黄囊瘤，非特指	恶性
	胚胎癌，非特指	恶性
	绒癌，非特指	恶性
	混合性生殖细胞肿瘤	恶性

续表

分类	肿瘤性质	
单胚层畸胎瘤和起源于皮样囊肿的体细胞型肿瘤	良性卵巢甲状腺肿，非特指	良性
	恶性卵巢甲状腺肿	恶性
单胚层畸胎瘤和起源于皮样囊的体细胞型肿瘤	甲状腺肿类癌	交界性
	畸胎瘤伴恶性转化	恶性
	囊性畸胎瘤，非特指	良性
生殖细胞—性索间质肿瘤	性母细胞瘤	交界性
	分割性性腺母细胞瘤	
	未分化性腺组织	
	混合性生殖细胞—性索间质肿瘤，非特指	交界性
杂类肿瘤	卵巢网腺瘤	良性
	卵巢网腺癌	恶性
	Wolffian 肿瘤	交界性
	实性假乳头状肿瘤	交界性
	小细胞癌，高钙血症型	恶性
	小细胞癌，大细胞亚型	
	Wilms 肿瘤	恶性
肿瘤样病变	卵泡囊肿	良性
	黄体囊肿	良性
	巨大孤立性黄素化卵泡囊肿	良性
	高反应性黄素化	良性
	妊娠黄体瘤	良性
	间质增生	良性
	间质泡膜增生症	良性
	纤维瘤病	良性
	重度水肿	良性
	Leydig 细胞增生	良性

续表

分类	肿瘤性质	
卵巢转移性肿瘤		

表6-2-2　子宫外HGSC的原发部位诊断标准

原发部位	诊断标准	备注
输卵管（任一情况）	有STIC	无论是否存在卵巢和腹膜病变，无论卵巢和腹膜 病变大小
	可见输卵管黏膜HGSC，有或无STIC	
	部分或整个输卵管与输卵管-卵巢肿物融合	
卵巢	大体或镜下可见卵巢肿物，而双侧输卵管均未见STIC或黏膜HGSC	双侧输卵管可见且按SEE-FIM方案全面剖检，无论腹膜是否存在病变，无论腹膜病变大小
输卵管-卵巢	无法对输卵管和卵巢进行完整检查	应得到临床病理学结果的支持，包括免疫组化检 查以鉴别组织学相似疾病，主要是子宫浆液性癌
	通过较小的标本、腹膜/网膜活检、细胞学检查或化疗后取样标本诊断的HGSC	
腹膜	双侧输卵管和卵巢进行完全检查后，大体和镜下均未见STIC或HGSC	用于诊断的标本取样前患者未接受任何化疗

注：HGSC，高级别浆液性癌；STIC，浆液性输卵管上皮内癌

中国肿瘤整合诊治指南

表6-2-3　OC主要类型的免疫组化特征（阳性病例占比%）

	PAX	WT1	P53异常[a]	Napsin A	PR
HGSC*	95	97	94-98	1	37-42
LGSC*	87-100	98-100	0	0	59-60
EC*	82	10-14	14-15	3-8	81-85
CCC*	95	1	11-12	92	5-7
MC*	39-47[b]	0-1	61-66	0-3	0-4

注：a：p53异常表达（伴有p53突变）指过表达（>80%肿瘤细胞核呈强阳性）、失表达（肿瘤细胞核完全不表达且内对照阳性）或反常的胞质表达。b：黏液癌PAX8表达常为局灶弱阳性。*：HGSC（高级别浆液性癌），LGSC（低级别浆液性癌），EC（子宫内膜癌样腺癌），CCC（透明细胞癌），MC（黏液性癌）。

分期

目前，OC分期仍沿用手术病理分期，必须通过体检及影像学检查，结合手术对盆腹腔全面探查，腹水或腹腔冲洗液的细胞学检查，以及盆腹腔可疑部位多点活检，经病理证实后才能做出全面分期。现用是国际妇产科联盟（FIGO）手术病理分期，2014年进行过修订。其分期标准见表6-3-1。2014年FIGO分期与UICC肿瘤TNM分期对应关系见表6-10-1。

此外，基于现有证据，结合组织病理学依据，借鉴国际最新病理学诊断规则，对早期HGSC在兼顾组织起源原发部位判定基础上，本指南对子宫外HGSC分期认定的推荐如下：①基于分期目的，STIC系HGSC的原发部位。如仅存在卵巢转移的STIC或HGSC，应修正诊断为输卵管HGSC FIGO ⅡA期；②子宫外HGSC罕见多部位起源，当双侧卵巢-输卵管为HGSC时，应由FIGO ⅠB期修正为FIGO ⅡA期。

表6-3-1 OC-输卵管癌-原发性腹膜癌分期标准（FIGO，2014）及对应TNM分期

分期	标准	TNM分期
Ⅰ期	肿瘤局限于卵巢或输卵管	T1
ⅠA	ⅠA 肿瘤局限于一侧卵巢（包膜完整）或输卵管，卵巢和输卵管表面无肿瘤；腹水或腹腔冲洗液未找到癌细胞	T1a
ⅠB	肿瘤局限 肿瘤局限于双侧卵巢（包膜完整）或输卵管，卵巢和输卵管表面无肿瘤；腹水或腹腔冲洗液未找到癌细胞	T1b
ⅠC	肿瘤局限于一侧或双侧卵巢或输卵管，并伴有如下任何一项： IC1：术中肿瘤包膜破裂 IC2：术前肿瘤包膜已破裂或卵巢、输卵管表面有肿瘤 IC3：腹水或腹腔冲洗液中找到癌细胞	T1c
Ⅱ期	肿瘤累及一侧或双侧卵巢或输卵管伴盆腔扩散（在骨盆入口平面以下）或原发性腹膜癌	T2
ⅡA	肿瘤扩散至或种植到子宫和（或）输卵管和（或）卵巢	T2a
ⅡB	肿瘤扩散至其他盆腔内组织	T2b
Ⅲ期	肿瘤累及单侧或双侧卵巢、输卵管或原发性腹膜癌，伴有细胞学或组织学证实的盆腔外腹膜转移，或腹膜后淋巴结转移	T3
ⅢA	腹膜后淋巴结转移，伴或不伴有显微镜下盆腔外腹膜病灶转移	T1，T2，T3aN1
	Ⅲ A1：仅有腹膜后淋巴结阳性（细胞学或组织学证实） Ⅲ A1（i）期：淋巴结转移灶最大径≤10 mm（注意是肿瘤径线而非淋巴结径线）； Ⅲ A1（ii）期：淋巴结转移灶最大径>10 mm	T3a/T3aN1
	Ⅲ A2：显微镜下盆腔外腹膜受累，伴或不伴腹膜后阳性淋巴结	T3a/T3aN1

续表

分期	标准	TNM分期
ⅢB	肉眼可见盆腔外腹膜转移，病灶最大径≤2 cm，伴或不伴腹膜后淋巴结转移	T3b / T3bN1
ⅢC	肉眼可见盆腔外腹膜转移，病灶最大径 >2 cm，伴或不伴腹膜后淋巴结转移（注1）	T3c/T3cN1
Ⅳ期	超出腹腔外的远处转移	Any T, Any N, M1
ⅣA	胸腔积液细胞学检查发现癌细胞	
ⅣB	腹腔外器官转移（包括腹股沟淋巴结转移或腹腔外淋巴结转移）（注2）	

注：1. 肿瘤蔓延至肝、脾包膜，但无脏器实质转移
2. 脏器实质转移为ⅣB期

第四章

诊断原则和依据

第一节　诊断原则

卵巢恶性肿瘤主要诊断原则如下：

详细的病史采集（强调家族遗传史的询问）。

全面体检（包括妇科检查）。

影像学检查：CT/ MRI/ US，必要时行PET/CT检查。对晚期OC应行肿瘤可切除性评价，首选增强CT、增强MRI或PET/CT（需排除检查禁忌）。

胸部X线或CT，若有胸腔积液需穿刺抽取积液做细胞学检查。

肿瘤标志物检测：针对不同患者选择对应的肿瘤标志物检测。

注意排除胃肠道原发肿瘤，如盆腔肿物为实性或双侧，或存在明显胃肠道症状，或胃肠道相关肿瘤指标异常升高时，胃肠道检查（胃镜、肠镜）尤为必要。

注意乳腺检查，特别是有乳腺癌/OC家族史，或高度怀疑HBOC综合征，或已知携带乳腺癌/OC相关基因胚系致病突变时，应行乳腺MRI和（或）钼靶检查。

酌情可选择的检查：胃肠钡餐、钡灌肠、静脉肾盂造影、盆腹X线等检查。酌情行腹腔镜、膀胱镜等检查。

对接受保留生育功能手术者，如卵巢肿瘤的病理类型为子宫内膜样癌，需要排除合并子宫内膜癌（子宫内膜与卵巢双原发或子宫内膜癌转移至卵巢）的可能。

确诊需病理组织学检查。对不适合直接行减瘤手术者，首先推荐行肿物穿刺活检或腹腔镜探查取活检组织病理（囊性肿瘤不宜穿刺）。对拒绝上述检查或其他特殊病例，临床高度怀疑OC，可行腹水、胸水或肿块细针穿刺细胞学诊断，且血清CA125/CEA值大于25，临床上除外胃肠道转移肿瘤，方可考虑为卵巢原发。

第二节　诊断依据

1　详细的病史采集

病史采集重点关注发病危险因素及临床表现，约15%的OC有明显遗传倾向，对其家族遗传史要重视。

强调家族遗传史的询问，病史采集包括年龄、月经、避孕方法、妊娠及哺乳情况、肿瘤史、家族史及生活习惯等。早期OC多无自觉症状。初始表现可为消化系症状，如食欲减退，消化不良，腹部不适，恶心等。随疾病进展，肿瘤增大，腹水产生，腹部不适及腹胀症状逐渐明显，或伴腹痛，出现大量腹水或胸腔积液可引起呼吸道症状。由于早期OC缺乏特异性症状，极易漏诊。对不明原因腹胀、腹水、盆腹腔肿块及腹痛都应行彻底检查。晚期常有消瘦、体重下降及恶病质表现。

遗传性OC综合征（HBOC）、林奇综合征（LS）和Peutz-Jeghers综合征（PJS）等与遗传性OC密切相关，应对此类人群的家族遗传史进行详细询问。此类患者多表现为发病年龄较早，多携带胚系BRCA基因突变，其近亲中常有乳腺癌、OC或其他相关癌症（如子宫内膜癌、结肠癌、前列腺癌等），家谱分析多显示常染色体显性遗传特征。

2 全面体检

全面体检是卵巢恶性肿瘤术前诊断和评估的重要手段，尤其应重视妇科检查。早期OC多无明显体征，妇科检查发现附件肿块可能是体检可获得的唯一体征。任何年龄女性发现附件包块均应重视，尤其是绝经后女性出现附件包块并伴腹水，需高度怀疑OC可能。对实质性或混合性卵巢肿块，或囊肿大于5cm且已绝经的妇女应避免用细针穿刺做细胞学检查。许多OC是以腹水征就诊，临床可见腹部隆起，移动性浊音阳性。妇检可有盆腔或子宫直肠窝肿块，也可能无异常发现。胸腔积液也是部分就诊的原因，以右侧多见。晚期可出现锁骨上或腹股沟淋巴结肿大、肠梗阻等体征。

3 肿瘤标志物检查

对不同患者选择对应的肿瘤标志物检测，如癌抗原125（CA125）、人附睾蛋白4（HE4）、CA153、CA19-9、甲胎蛋白（AFP）、β-人绒毛膜促性腺激素（β-HCG）、雌二醇（E2）、孕酮（P）、鳞状上皮细胞癌抗原（SCCA）、神经元特异性烯醇化酶（NSE）、癌胚抗原（CEA）等；基于CA125和HE4检测的OC风险预测值（Risk of Ovarian Malignancy Algorithm，ROMA）对鉴别盆腔肿物的良恶性有帮助。抗苗勒氏管激（AMH）可作为绝经后或卵巢切除术后颗粒细胞肿瘤标志物。

3.1 CA125

CA125是最常用的OC肿瘤标志物，尤其是浆液性OC的首选肿瘤标志物。CA125阳性率与肿瘤分期、组织类型有关，晚期、浆液性癌阳性率显著高于早期及非浆液性癌（早期OC阳性率为43.50%~65.70%，晚期为84.10%~92.40%）。有研究发现，CA125在绝经后人群的应用价值更高，其诊断OC的敏感度（79.1%~90.7%）和特异度（79.1%~89.8%）均优于绝经前人群（敏感度69.8%~87.5%，特异度63.3%~85.7%）。约20%OC中不存在CA125，且其在腹膜炎、肝硬化、子宫内膜异位、月经周期和怀孕前2/3时期内可能会中等升高，在任何有非肿瘤性腹水患者中都明显增高，所以用于OC诊断特异性不强。目前，CA125不宜作为正常人群OC筛查指标，但对有家族史的高危女性可行OC早期诊断，可对女性盆腔肿块行良恶性鉴别，联合经阴道盆腔超声或其他标志物可提高特异性。

外科手术或化疗后，87%~94%的OC病例中血清CA125浓度与疾病进程相关性较好，可提示肿瘤进展或消退，满意减瘤术后7天内CA125可下降到最初水平的75%以下。OC术前、术后CA125水平持续升高多被视为预后不良的重要提示，血清中CA125的表达水平与机体肿瘤负荷呈明显相关，如CA125水平经治疗降至原来水平的1/10及以下表明病情转归良好，如首次治疗过程中CA125水平持续升高多提示预后不良，术后CA125 >65U/mL多提示生存情况较差。目前CA125仍是卵巢肿瘤治疗前辅助诊断及随访监测的肿瘤标志物，推荐作为疑似卵巢恶性肿瘤的生物标志物，有助于区分恶性肿瘤的亚型，但不能用作OC筛。

3.2 HE4

HE4作为肿瘤标志物广泛用于临床已有10余年，是被FDA批准的可用于监测上皮性OC疾病进展、复发的标志物之一。HE4对OC的诊断特异度（90%~95%）显著高于CA125（76.6%~86.5%）。其水平不受月经周期及绝经状态的影响，在绝经前人群中，诊断OC的特异度明显优于CA125。在鉴别盆腔肿块和良恶性肿瘤方面HE4在OC中呈非正态分布，对绝经前、绝经后差异均具有统计学意义，在Ⅰ、Ⅱ、Ⅲ期OC中均有较高灵敏度，随着病情进展、分期增高，HE4水平也随之增高。HE4浓度水平也是反映疾病进展趋势的标志，可用于OC手术及化疗效果的监测，如治疗后1周检测HE4水平较治疗前明显下降，多提示病情缓解和稳定，如无明显变化或呈升高趋势，则应考虑疗效欠佳，需及时更换治疗方案。与CA125相比，HE4变化幅度更大，对OC预后判断更为有效。

HE4用于OC的参考值范围应考虑年龄、绝经与否等多种因素，研究表明，在中国表观健康人群总体参考值为105.10pmol/L，绝经前、绝经后女性HE4水平的参考值分别为68.96 pmol/L和114.90 pmol/L，绝经后水平显著升高，且在>70岁人群中HE4表达水平升高可能是正常现象。总体上，HE4在鉴别卵巢良恶性肿瘤中有重要诊断价值，可用于判断预后及随访监测。

3.3 ROMA指数

Moore等人将CA125和HE4的血清浓度测定与绝经状态相结合，建立了上皮性OC的预测模型，即ROMA指数，其值取决于CA125、HE4的血清浓度、激素和绝经状态。研究显示，对绝经前患者，ROMA指数诊断OC敏感度平均为76.00%（70.20%~81.00%），特异度约为85.10%（80.40%~88.80%），而在绝经后患者，敏感度约为90.60%（87.40%~93.00%），特异度约为79.40%（73.70%~84.20%）。根据ROMA值对发现盆腔肿块女性进行罹患OC风险评估，以特异度75%为截点，对绝经前和绝经后盆腔肿块女性行危险分组，结果表明，对绝经前女性≥11.65%为罹患OC高风险组，<11.65%为低风险组；而对绝经后女性≥31.76%为罹患OC高风险组，<31.76%为低风险组。也有学者认为，尽管有研究表明HE4与CA125存在一定互补性，但无论是CA125联合HE4检测还是ROMA指数都未能显著提高女性盆腔良恶性肿块的鉴别特异度。

ROMA指数可用于辅助评估绝经前和绝经后的女性罹患OC的风险，有助于实现卵巢恶性肿瘤的及时、正确诊治。

目前，尚无高质量证据证实，与单独应用CA 125相比，联合HE4和ROMA能提高肿瘤标志物对卵巢肿瘤良恶性的诊断及鉴别能力。

3.4 其他

卵巢恶性生殖细胞肿瘤相关的标志物主要包括：甲胎蛋白（AFP），人绒毛膜促性腺激素（β-hCG），神经元特异性烯醇化酶（NSE），乳酸脱氢酶（LDH），CA19-9。AFP升高可见于卵黄囊瘤、胚胎癌和未成熟畸胎瘤，β-hCG升高可见于卵巢非妊娠性绒毛膜癌，NSE升高可提示未成熟畸胎瘤或伴有神经内分泌分化的肿瘤，LDH升高常见于无性细胞瘤，CA19-9升高可见于未成熟或成熟畸胎瘤。

此外，CEA在特定情况下可能有助于鉴别原发性OC和继发性（卵巢）肿瘤，CA 19-9有助于区分卵巢继发性转移性肿瘤。如血清CA125/CEA大于25∶1，更倾向于原发性卵巢肿瘤，但不能完全排除原发性胃肠道肿瘤可能。总体上，CEA、CA19-9特异性较差，在多种肿瘤中均可检测到，但二者对于卵巢黏液性肿瘤敏感性较好，常见可见明显升高。

肿瘤标志物检测对卵巢恶性肿瘤辅助诊断及判断疗效、预后和转归都具重要意义，但现有肿瘤标志物，无论是单一检测还是联合检测，敏感性和特异性都难以完美实现早期诊断及随访监测要求，因而肿瘤标志物在卵巢恶性肿瘤早期筛查、诊断及随访监测中应用仍具一定局限性。

4 影像学检查

OC诊疗中常用影像学检查方法超声（经阴道/经腹超声）、CT、MRI、PET-CT等。良好的影像学评估有助于明确肿瘤形态、侵犯范围等，协助肿瘤定性诊断及决策治疗；如怀疑有邻近器官受累和/或远处转移，可依据可能侵犯范围相应行胃肠造影检查、静脉尿路造影检查和胸部X线或CT检查等。适当整合上述影像学检查方法，可实现对OC的术前评估、术后随诊观察和疗效监测。

4.1 超声检查

超声检查是卵巢肿瘤初诊评估的首选影像学检查方法，可明确卵巢有无占位性病变，初步判断卵巢肿瘤的性质。

经阴道超声检查（transvaginal ultrasound，TVS）探头接近卵巢，图像分辨率高，不受肥胖及肠气干扰，对OC的诊断有更高的敏感度和特异度，但当肿瘤过大时，TVS探查范围有限，难以获得整个肿瘤视野。无性生活史的女性可采用经直肠超声。经腹超声也是卵巢肿瘤评估的重要方式，可以与TVS联合，尤其是当肿瘤较大时，可以弥补TVS难以获得整个肿瘤视野的缺陷。此外，经腹超声还可评估OC对周围脏器的侵犯、腹膜后淋巴结转移及腹腔种植转移情况，如有否输尿管扩张、腹水、腹膜种植。

超声彩色多普勒显像（彩超）是在二维灰阶图基础上加上彩色多普勒血流显像技术，获得血流信号。可直接或间接反映血管阻力和弹性，有助卵巢肿瘤良恶性鉴别。同良性肿瘤相比，卵巢恶性肿瘤表现为更高的峰值流速、更低的血流阻力指数。血流信息常用阻抗指数（RI）或脉冲指数（PI）表示。RI=（A-B）/B，PI=（A-B）/M（A：收缩期峰血流速度，B：舒张期末血流速度，M：平均血流速度）。卵巢恶性肿瘤血流阻力值明显低于卵巢良性肿瘤。一般认为 PI<1.0或 RI<0.4应考虑恶性肿瘤。

超声造影可观察肿瘤内部血供情况，特别是与微血管的显示优于多普勒，有利于鉴别诊断及疗效评价，特别是抗血管生成等分子靶向药物的疗效评价，可用超声微泡对比剂介导靶向药物及基因治疗。另外老年或病情严重者，需心脏超声检测心功能，血管超声检测深静脉血栓等并发症，超声造影可协助鉴别瘤栓与血栓。

对预计难以满意减瘤或体能状态较差难以耐受手术者，可选择超声引导下穿刺获取细胞学或病理学诊断。穿刺部位可选择盆腔肿瘤、增厚的大网膜、腹膜等部位。另外盆底腹膜增厚明显者，可经阴道或直肠超声引导下穿刺活检。但需指出的是，对术前整合影像评估无明确转移的孤立性卵巢肿瘤，尤其是可疑早期OC者，需谨慎选测穿刺活检，原因是避免因穿刺导致的医源性肿瘤播散。

4.2 胸部X线

胸部X线可用于评估肺部有无转移灶及胸腔积液情况，敏感性和特异性均低于胸部CT，如条件允许，推荐选择胸部CT。

4.3 CT

盆腹腔CT扫描是OC术前评估常用的检查方法，对判断肿瘤大小、性质、转移部位，尤其是评估盆腔或主动脉旁淋巴结，肝、脾、肺等实质器官有无转移具有重要参考价值，可辅助临床分期。患者无对比剂禁忌情况下强调增强CT扫描。卵巢恶性肿瘤可表现为盆腔或下腹部不规则形或分叶状囊实性肿块，囊壁及囊内间隔薄厚不一，可伴结节状、乳头状突起，实性部分形态不规则、密度不均匀，增强扫描呈不均质强化。晚期OC常见腹水、腹膜及网膜转移灶，CT上可表现为网膜区扁平样或饼状软组织块，边缘不规则，界线不清等。腹膜转移表现为腹腔内、肝、脾、结肠等脏器表面不规则软组织结节及肿块等。此外，病变内微小脂肪、钙化等特征，可辅助卵巢生殖细胞来源肿瘤的检出；且CT扫描速度快，一次屏气即可同时完成对腹部和盆腔的扫描，临床应用便捷。但CT对早期OC、卵巢形态未发生显著改变者敏感度较低。

4.4 MRI

MRI软组织分辨率高，其多参数、动态增强扫描可显示病变的组织成分性质和血流动力学特点，对于脂肪、出血等成分观察有优势，区分良恶性卵巢肿瘤的敏感性、特异性分别为92%、85%，高于CT和超声，有助确定盆腔肿块起源，并辅助CT进行OC的术前分期。OC原发灶的MRI影像特点与CT相似，以囊实性肿块、不规则囊壁及分隔、乳头结节及不均匀强化为主要特点，但MRI扫描范围有限，且对因运动引起的位移敏感，因此对腹膜转移和大量腹水显示效果不如CT，可作为腹盆腔CT的有效补充。全身弥散加权磁共振（whole body MRI with diffusion-weighted sequence，WB-DWI/MRI）能够较为准确的判断腹膜有无受累，比普通MRI能准确地显示OC原发肿瘤、腹膜转移灶及远处转移灶的特点，可辅助临床医生进行肿瘤术前评价，结合临床血清肿瘤标志物CA125检测，可对OC术后复发进行预测和评价。

4.5 PET-CT

PET-CT同步增强CT扫描有利于小病灶检出，有利于发现隐匿转移灶，使临床分期更准确。与盆腹腔增强CT相比，PET-CT对累及膈下和小肠浆膜面肿瘤检测准确性更高，并且诊断淋巴结转移的准确率也明显优于CT，尤其是腹膜后淋巴结转移。PET-CT在复发病灶的早期发现上具有明显优势，不仅可提示复发病灶的部位，而且可以提示大小和数目，尤其在CA125升高而CT或MRI检查阴性时。但PET-CT价格高，不推荐为常规检查。对下列情况，如临床认为需要，可推荐使用PET-CT：①盆腔肿物良恶性难以鉴别；②卵巢上皮来源肿瘤治疗结束后随访监测；③恶性生殖细胞肿瘤及恶性性索间质肿瘤，随访过程中出现典型症状、体检发现异常或肿瘤标志物升高；④Ⅰ期2、3级及Ⅱ~Ⅳ期的未成熟畸胎瘤、任意期别的胚胎性肿瘤、任意期别的卵黄囊瘤和Ⅱ~Ⅳ期的无性细胞瘤化疗后的随访监测。

5 胃肠镜检查

盆腔肿块需排除胃肠道原发肿瘤卵巢转移者，尤其相对年轻，血清CA19-9、CEA升高显著者需行胃肠检查，排除胃肠道转移性肿瘤。

6 腹腔镜检查

诊断不明确，可通过腹腔镜检查是否可能为OC，通过对可疑部位的活检获取病理诊断。对于晚期OC，

Fagotti等提出通过腹腔镜探查进行评分，以判断能否实施满意初始肿瘤细胞减灭术，即腹腔镜预测指数评分（predictive index value，PIV）。

7　细胞学检查

大多数卵巢恶性肿瘤合并腹水或胸水，行腹水或胸水细胞学检查可发现癌细胞。

8　组织病理学诊断

OC确诊必须依靠组织病理检查而非胸腹水细胞学检查。对早期OC不主张穿刺活检，卵巢肿瘤包膜穿破会使分期上升。考虑已为晚期时可行肿块穿刺活检。大多数OC是开腹手术或腹腔镜手术中切除卵巢肿瘤或转移灶送冰冻切片来诊断。经腹或后穹窿穿刺抽取腹水进行细胞学检查，也有助于卵巢恶性肿瘤的诊断。早期患者行手术分期时，除原发灶和转移灶外，常规腹膜多点活检及可疑组织活检都需分别标记取材部位分别固定送检。晚期患者切除器官者应将标本完整送检。

第五章

初始治疗

初始治疗总原则：以手术为主，辅助化疗，强调综合治疗。

第一节　初始治疗评估主体

OC初始治疗是指对新诊断为OC进行治疗。恰当的初始治疗直接影响患者和预后。研究表明，与普通外科医师相比，经由妇科肿瘤专科医师治疗的OC能得到更恰当的分期，接受更适宜的肿瘤细胞减灭术和更规范的术后辅助化疗，患者的生存率更高，预后更佳。在卵巢恶性肿瘤初始治疗决策中，不仅要强调妇科肿瘤医师在病情评估及诊疗方案制定中的地位，更要突出明确准确的分期、理想的肿瘤细胞减灭术和规范的辅助化疗均需妇科肿瘤专科医师参与并主导，而不仅是外科医师、普通妇科医师甚至传统意义上的妇产科医师。推荐所有疑诊卵巢恶性肿瘤者均需由妇科肿瘤专家进行评估以决策初始治疗的选择。

第二节 手术治疗

1 全面分期手术

对临床早期OC，应行全面精确手术分期，可免除部分早期患者术后接受辅助化疗。

1.1 适应证

适用于临床早期的卵巢恶性肿瘤患者。腹腔镜手术仅适用于瘤体小，可完整装入取物袋中取出的病例。建议由有经验的妇科肿瘤医师施行腹腔镜手术。

1.2 分期手术原则及内容（见表6-5-1）

表6-5-1 全面分期手术的内容

全面分期手术具体内容
1.术前肠道准备
2.足够长的腹部纵行切口
3.抽取腹水或盆、腹腔冲洗液进行脱落细胞学检查
4.尽可能完整取出卵巢肿瘤，避免包膜破裂，并送术中快速冰冻病理切片
5.全子宫双附件切除术，高位断扎骨盆漏斗韧带
6.全面探查及评估所有腹膜、肠表面、横膈、肝脾表面，对粘连或可疑之处进行活检，以及腹膜随机取样活检，包括子宫直肠窝、膀胱浆膜面、盆腔侧腹膜、两侧结肠旁沟、横膈面（也可使用细胞刮片行膈下细胞学取样）
7.切除大网膜
8.腹主动脉旁淋巴结切除水平至少达肠系膜下动脉血管水平，最好达肾血管水平，包括下腔静脉和腹主动脉周围，以及动静脉之间的淋巴结

续表

9.两侧盆腔淋巴结切除应包括髂总血管前外侧、髂内外血管表面及闭孔神经上方的淋巴结
10.性索间质肿瘤可不进行淋巴结切除
11.若为黏液性肿瘤，应切除阑尾
12.切除所有肉眼可见的腹盆腔病灶，残留灶最大径不超过1 cm
13.术后详细记录病变范围和大小、术式、残留病灶部位及大小、卵巢肿瘤是否自发破裂或术中破裂

2 再次全面分期手术

2.1 适应证

因各种原因在首次手术时未能行全面分期手术，术后尚未行抗瘤化疗的，应考虑再次手术，完成全面探查和分期手术。尤其适用于早期低危（即可能为ⅠA期G1或ⅠB期G1）术后无须化疗者。如可能为早期高危者（如ⅠA期G2/G3或ⅠB期G2/ G3，ⅠC期，Ⅱ期或透明细胞癌），可先行CT或MRI等检查。有残留灶也应再次手术分期；如影像学检查未见残留灶，患者对再次手术有顾虑，可予铂类联合化疗6个疗程。手术分期不完全包括如下情形：①子宫未切除。②附件未切除。③大网膜未切除。④分期记录不完整。⑤有残留灶并可能再行切除。⑥淋巴结未切除。⑦预防性切除手术时发现附件隐匿性浸润癌等。

对一些特殊病理类型，如膨胀性浸润的早期黏液腺癌、早期性索-间质细胞瘤（SCSTs）等腹膜后转移发生率较低，不推荐对其行腹膜后再分期手术。

2.2 手术原则及内容

如首次手术时已完整切除肿瘤，无明显残留，可考虑经腹腔镜行再次分期手术。手术方式和内容与全面分期手术相同。

3 保留生育功能的全面分期手术

3.1 适应证

①年轻有生育要求GCTs患者无论期别早晚均可实施保留生育功能手术。单侧卵巢受累者，推荐单侧卵巢-输卵管切除术，不建议对外观正常卵巢进行活检。部分双侧卵巢受累者可通过保留部分正常卵巢组织来实现。年轻SCSTs患者实施保留生育功能手术需综合考虑病理类型和期别。Ⅰ期以内SCSTs可选择保留生育功能的单纯卵巢-输卵管切除术。②对上皮性OC，则要求严格满足下列条件才能保留生育功能。患者年轻，渴望生育，无不孕不育因素，分化好的ⅠA期或ⅠC期；子宫和对侧卵巢外观正常；有随诊条件。完成生育后视情况可能需再次手术切除子宫及对侧附件。

3.2 手术原则及内容

保留子宫和正常一侧的附件。若对侧卵巢外观正常，则不必做活检，以免引起继发性不孕；盆腔和腹主动脉旁淋巴结切除；其余同全面分期手术。

4 肿瘤细胞减灭术

4.1 适应证

初始肿瘤细胞减灭术（Primary Debulking Surgery，PDS），适用于临床拟诊为中晚期（部分Ⅱ期、Ⅲ期和Ⅳ期）的卵巢恶性肿瘤者。中间性肿瘤细胞减灭术（Interval Debulking Surgery，IDS），适用于新辅助化疗（Neoadjuvant Chemotherapy，NACT）后肿瘤缩小，达PR或稳定（SD），且经评估有可能满意减灭的晚期病例。最大程度的PDS应在患者可耐受手术或无严重内科合并症的前提下进行。

（1）手术原则及内容

晚期患者的标准术式是最大限度的肿瘤细胞减灭术，PDS应包括：全子宫双附件切除，所有受累大网膜的切除，双侧盆腔和主动脉旁肿大或可疑淋巴结切除，根据需要切除受累肠管、阑尾、部分膀胱或输尿管、脾脏或（和）远端胰体尾、部分膈肌、胆囊、部分肝脏、部分胃等，尽可能剥除受累腹膜或对粟粒样转移灶行消融。最大限度的PDS应在患者可耐受手术或无严重内科合并症前提下进行。手术原则及内容见表6-5-2。

减瘤术标准是术后残留灶最大径<1cm（R1），力争做到无肉眼残留（R0）。近年更多证据显示，PDS终极目标是R0，达R0者无论PFS或OS均显著高于R1者。

既往，对晚期OC需否系统性腹膜后淋巴结清扫术存在争议。2019年LION临床试验报道647例术前影像学检查或术中触诊评估淋巴结无肿大的晚期OC，在实现R0前提下对比做系统性腹膜后淋巴结清扫术与不做淋巴结切除，结果两组PFS和OS均无差异，行系统性淋巴结清扫显著增加术后并发症和手术死亡率。因此，对术前影像学和术中探查评估淋巴结无异常的晚期OC（临床阴性），不必实施淋巴结清扫术。

（2）手术满意度评价（必须在手术记录中说明）

1）满意肿瘤细胞减灭术：单个残留瘤灶最大径≤1 cm记录为R1，完全切净肿瘤记录无肉眼残留肿瘤为R0。

2）不满意肿瘤细胞减灭术：单个残留肿瘤病灶最大径>1 cm，记录为R2。

（3）晚期OC手术应由妇科肿瘤医师评估并实施。研究证据显示，由妇科肿瘤医师实施的OC手术，其疗效优于普通妇科医师和外科医师。

表6-5-2 初始肿瘤细胞减灭术的内容

初始肿瘤细胞减灭术的内容
术前充分肠道准备
足够长的腹部纵向切口
抽取腹水或盆、腹腔冲洗液进行脱落细胞学检查
术中送快速冰冻病理检查
全面探查盆腹腔，特别注意横膈、双侧结肠旁沟
切除所有受累的网膜
腹、盆腔转移灶切除
全子宫和双附件切除（卵巢动静脉高位断扎），必要时游离输尿管
根据术中探查情况，切除受累的肠管、阑尾、部分膀胱或输尿管、脾脏（或）和远端胰体尾、部分膈肌、胆囊、部分肝脏、部分胃等脏器
尽可能剥离切除受累的腹膜，包括膈肌表面的肿瘤
以下情况应考虑行腹膜后（腹主动脉旁和盆腔）淋巴结切除：①临床拟诊Ⅱ期及以下的病例，以准确分期。②腹膜后淋巴结明显增大者，以缩减肿瘤。
尽最大努力切除所有病灶，使残留病灶最大径不超过1 cm，争取达到无肉眼可见残留病灶
术后详细记录病灶形态和范围、手术方式和名称、残留病灶部位及大小等

第三节 辅助化疗

1 新辅助化疗（Neoadjuvant Chemotherapy，NACT）

近年越来越多资料显示，晚期OC手术的终极目标应是无肉眼残留。术后无残留灶的患者肿瘤PFS和

OS均显著高于有残留灶者。手术效果不仅取决于手术医师技能，也取决于肿瘤播散严重程度。研究显示，对无法达到满意肿瘤细胞减灭术者，可先行NACT，再行手术减瘤，不仅可降低围术期并发症，也不影响生存期。为此，国际上建立了一些手术评估模型来预测患者能否做到理想减灭术，最常用的有影像学评估模型和腹腔镜评分系统（见表6-5-3、表6-5-4）。

1.1 共识

对OC进行NACT一直存有争议。目前共识是，晚期OC行NACT后再行IDS，其疗效不劣于PDS 。必须由妇科肿瘤医师进行评估，决定是否先行NACT。对一些虽机体状态适于PDS，但妇科肿瘤医师认定达满意减瘤可能性不大者，应推荐NACT，而不采用PDS。先接受NACT的围术期和术后并发症发生率以及病死率更低，住院时间更短。

1.2 适应证、方案和疗程

①适于Ⅲ/Ⅳ期，特别是大量胸腹水者，不适用于早期病例。②取得病理诊断，有条件时优先选择获取组织病理。③经体检和影像学检查评估，或手术探查（包括腹腔镜探查）评估，难达满意减瘤。④围术期高危患者，如高龄、有内科合并症或无法耐受PDS者。⑤经3~4个疗程 NACT后，应考虑IDS。⑥NACT的方案与术后辅助化疗的一线方案相同，但严格要求采用

静脉化疗。⑦NACT时需慎用贝伐珠单抗，在IDS前应停用贝伐珠单抗至少6周。

1.3 手术评估模型

Suidan等对Ⅲ~Ⅳ期OC、输卵管癌和原发性腹膜癌行PDS回顾性、非随机、多中心试验结果表明，下述因素与PDS能否达到满意肿瘤细胞减灭术密切相关：≥60岁、CA125≥500 kU/L、美国麻醉医师协会（AmericanSociety of Anesthesiologists，ASA）评分3~4分、肾门上水平腹膜后淋巴结直径>1cm、弥漫性小肠粘连或增厚、小肠系膜病变直径>1cm、肠系膜上动脉根部病变直径>1cm、脾周区域病变直径>1cm和网膜囊病变直径>1cm，基于临床因素和CT影像学特征构建Suidan多因素评估量表（见表6-5-3）。该模型预判实施PDS的准确率为72.0%，当评分≥3分时，推荐NACT联合IDS。另一项大样本研究证实，若晚期EOC患者CT检查提示弥漫性腹膜增厚或超过2/3的CT扫描区域提示存在腹水，预示可能难以经由PDS达到满意的肿瘤细胞减灭术。

随着腹腔镜技术的进步与发展，腹腔镜手术探查在卵巢恶性肿瘤初始治疗前评估中的作用日益受到关注。腹腔镜探查分级评估（Fagootti评分）既可获取组织学证据用以明确组织病理学诊断，又可直观评估疾病累及范围。Fagootti评分参照前期研究结果，以7个相关参数进行赋值累加计算预测值（见表6-5-4）。对表6-5-4中各项评分进行累加计算腹腔镜预测值（laparoscopic predictive index value，PIV）。当 PIV<8 分时考虑 PDS；PIV≥ 8 分建议先行 3~4 个周期 NACT，依据实体瘤治疗反应评价标准（RECIST）再次进行评估。NACT 后疾病进展者，考虑更换二线化疗；对NACT治疗反应良好者行 IDS；无反应或仅呈部分反应者，建议再次行腹腔镜评估，Fagootti 评分结果 PIV<4分方可选择IDS，若再次评估结果PIV≥ 4分，推荐继续标准化疗或更换二线化疗。不同评分系统从影像学或腹腔镜评价的不同角度出发，对预后有不同预测作用。

前期各项临床试验来源于不同研究者、研究中心、研究人群，必然存在偏倚，所提炼出来的Suidan多因素评估量表和Fagootti标准赋分表虽然多被引用，但均缺乏多中心的重复验证。故特别推荐进行前瞻性临床试验进一步验证和优化，以期对晚期EOC 进行更客观真实的术前评估，达到更为客观、科学的个体化治疗选择。无论是影像学模型还是腹腔镜评估，术者还需结合自身经验及团队能力来做选择。制定一套适合自己的方案并不断总结，加以完善，以提高 R0 切除率。

表 6-5-3 Suidan 临床因素联合 CT 影像学特征预测不满意肿瘤细胞减灭术多因素评分

临床特征（3个）	分值
年龄≥60 岁	1
CA125≥600 U / mL	1
ASA 评分 3-4 分	1
影像学特征（8个）	**分值**
脾周病变	1
肝门/肝十二指肠韧带病变	1
肾门上腹膜后淋巴结	1
弥漫性小肠粘连或增厚	1
中重度腹水	2
胆囊窝/肝叶间裂病变	2
小网膜囊病变>1cm	2
肠系膜上动脉根部病变	4

表 6-5-4 腹腔镜探查分级评估（staging laparoscopy，S-LPS）赋值

参考因素	赋值
大面积腹膜受累和（或）呈粟粒状分布的腹膜癌	2 分
广泛浸润转移和（或）侵及大部分膈肌表面的融合结节	2 分
多节段肠管受累、肠系膜血管根部受累	2 分
大网膜受累与胃大弯紧密粘连	2 分
极大可能进行肠切除吻合或造瘘（但不包括直肠、乙状结肠切除术）	2 分
肿瘤明显累及的胃壁	2 分
肝表面病变直径大于 2 cm	2 分

初始治疗方案的选择除外上述“以分期为目的”

的选项，还需考虑患者体能状态。晚期EOC患者常因疾病广泛转移，累及多个器官，基础体能状态呈消耗状态。多数情况下，医师对患者体能状态的主观评估偏倚颇大，从而影响治疗选择。临床经验不是判定患者可否耐受手术的标准，应严格按照美国东部肿瘤协作组（ECOG）体能状况评分标准（PS）和ASA体能状况评分标准进行评估。卵巢恶性肿瘤者围术期并发症风险与高龄、体质虚弱、合并慢性疾病、营养状况不良、低白蛋白血症和静脉血栓栓塞等有密切相关。NACT联合IDS更适合于体能状态较差、围术期高风险患者。

卵巢恶性肿瘤行NACT前应尽可能取得组织学证据，依据病史，结合妇科检查、盆腹腔影像学检查、血清肿瘤标志物检测、腹腔镜手术探查等整合评估，要高度关注患者体能状态。

2 术后辅助化疗

2.1 上皮性OC和卵巢性索间质恶性肿瘤化疗适应证和疗程

ⅠA和ⅠB期，G1分化，全面分期手术后，无须辅助化疗。

ⅠA和ⅠB期，G2分化，可观察或酌情给予化疗3~6个疗程。

其他Ⅰ期，全面分期手术后，化疗3~6个疗程。

Ⅱ~Ⅳ期：术后视满意度决定化疗疗程数以及是否行再次细胞减灭术。接受满意细胞减灭术者共化疗6个疗程（包括新辅助化疗的疗程数），或在血清肿瘤标志物正常后至少化疗2个疗程。

对达满意减灭术的晚期患者，可给予腹腔灌注化疗。

早期SCSTs需否辅助治疗存在争议。ⅠA期颗粒细胞瘤可不需化疗。ⅠC期幼年型颗粒细胞瘤和ⅠC2期成年型颗粒细胞瘤需行术后化疗。

紫杉醇联合卡铂仍是上皮性OC一线化疗的标准方案和首选方案。在此方案中，加入第3种化疗药或其他三药联合的化疗方案，不仅不能提高疗效，还会增加毒性。

其他可以替代的一线化疗的方案见表6-5-5。多西他赛联合卡铂和多柔比星脂质体（PLD）联合卡铂，主要优点是神经毒性低，脱发较轻，可用于不耐受紫杉醇毒性的患者。剂量密集型紫杉醇周疗联合卡铂3周给药可改善晚期OC的OS和PFS，缺点是贫血和生活质量略有下降。对高龄、体力状况评分差者，小剂量紫杉醇周疗和卡铂周疗也是一种选择。

2.2 恶性生殖细胞肿瘤化疗适应证和疗程

①对IA期无性细胞瘤和IA期肿瘤细胞分化好的

未成熟畸胎瘤，在全面分期手术后，可随访观察，不需化疗。②其他临床期别在分期手术或满意肿瘤细胞减灭术后，都应接受3~4个疗程化疗，或在血清学肿瘤标志物检测正常后再化疗2个疗程。③首选BEP方案。Ⅰ期推荐3周期，Ⅱ期及以上推荐4周期。无性细胞肿瘤可选择EP方案。

2.3 交界性肿瘤的化疗适应证和疗程

①所有期别的交界性卵巢肿瘤，在进行满意减灭术后，如转移灶也是交界性肿瘤，可不进行辅助化疗。②腹盆腔播散病灶的病理检查结果为浸润性种植时，术后应行化疗。③化疗方案参见上皮性OC。

3 一线化疗方案

上皮性OC（高级别浆液性癌、子宫内膜样癌2/3级、透明细胞癌、癌肉瘤）一线化疗方案见表6-5-5。恶性生殖细胞肿瘤和性索间质肿瘤一线化疗方案见表6-5-6。少见卵巢恶性肿瘤的一线化疗方案，见表6-5-7。

表6-5-5 上皮性OC一线化疗方案

	首选方案	备选方案	特殊情况可选
Ⅰ期	卡铂+紫杉醇	卡铂+多柔比星脂质体	卡铂单药（年龄>70岁或存在内科合并症）
		卡铂+多西他赛	

续表

	首选方案	备选方案	特殊情况可选
Ⅱ-Ⅳ期	卡铂+紫杉醇	卡铂（周疗）+紫杉醇（周疗）	顺铂/紫杉醇静脉/腹腔化疗（满意减瘤的II-III期）
	卡铂+紫杉醇+贝伐珠单抗	卡铂+多西他赛	
		卡铂+多柔比星脂质体	
		卡铂+紫杉醇（周疗）	

注：1. 对溶剂型紫杉醇溶媒（聚氧乙烯蓖麻油）过敏者，铂类联合方案中，可选择白蛋白结合型紫杉醇进行替代。2. 紫杉醇脂质体在国内获批用于OC一线治疗，紫杉醇脂质体可在铂类联合方案中替代紫杉醇，作为OC一线可选方案。

表6-5-6　恶性生殖细胞肿瘤和性索间质肿瘤一线化疗方案

病理类型	首选方案	备选方案	特殊情况可选
恶性生殖细胞肿瘤	BEP方案（博来霉素+依托泊苷+顺铂）		卡铂+依托泊苷（适用于ⅠB～Ⅲ期无性细胞肿瘤术后患者，且亟须降低化疗毒性的部分患者）
恶性性索间质肿瘤	TC方案（卡铂+紫杉醇）	EP方案（顺铂+依托泊苷）	BEP方案

表 6-5-7 少见卵巢恶性肿瘤的一线化疗方案

病理类型	首选方案	其他可选方案	特殊情况可选
黏液性肿瘤	氟尿嘧啶＋四氢叶酸＋奥沙利铂±贝伐珠单抗*	同上皮性OC的静脉化疗方案	同上皮性OC的静脉化疗方案
	卡培他滨＋奥沙利铂±贝伐珠单抗*		
	其余同上皮性OC的静脉化疗方案		
低级别浆液性癌/高分化子宫内膜样癌（G1）	芳香化酶抑制剂（阿那曲唑、来曲唑、依西美坦）	亮丙瑞林、他莫昔芬	同上皮性OC的静脉化疗方案
	其余同上皮性OC的各种腹腔及静脉化疗方案	其余同上皮性OC的各种腹腔及静脉化疗方案	

注：*：贝伐珠单抗仅适用于Ⅱ期及以上的患者。

第四节 初治OC的靶向药物与维持治疗

FIGO Ⅱ期及以上的高级别浆液性/高级别子宫内膜样OC或携带有BRCA突变的其他病理类型OC均需考虑在初始治疗结束且获得临床缓解后，开始维持治疗，以期最大程度延长PFS、提高临床治愈率。目前，用于初始OC维持治疗的靶向药物主要有贝伐珠单抗与聚腺苷二磷酸核糖聚合酶（PARP）抑制剂。

1 贝伐珠单抗（bevacizumab）

贝伐珠单抗是靶向血管内皮生长因子-A（VEGF-A）的单抗，已在多国获批在OC的应用。在OC一线化疗同时加入贝伐珠单抗，并在完成化疗后续用贝伐珠单抗维持治疗，可使晚期患者中位PFS提高2~4个月。

随着PARP抑制剂的出现，目前仅在不存在同源重组修复缺陷（homologous recombination deficiency，HRD）的患者中，推荐贝伐珠单抗单药维持治疗。

2 PARP抑制剂

与PARP抑制剂治疗疗效相关的生物标志物有BRCA基因突变、HRD状态等。在新诊断晚期OC中，BRCA1/2和HRD检测被推荐用于指导OC一线维持治疗的方案选择，具体详见《上皮性OCPARP抑制剂相关生物标志物检测的中国专家共识》。与HRD阴性相比，存在BRCA1/2突变或HRD阳性的OC可更加获益于PARP抑制剂单药和双药联合维持治疗。基于已经获取的研究证据，奥拉帕利单药维持治疗仅限于BRCA突变者，而尼拉帕利单药维持治疗则不受分子标志物的限制（可用于BRCA突变或野生型患者）。一线化疗过程中联合使用贝伐珠单抗，且存在BRCA突变或HRD的患者中，奥拉帕利联合贝伐珠单抗是这一人群维持治疗的首选。

第六章

复发后的治疗

第一节　复发性OC分型

参考美国妇科肿瘤学组（Gynecologic Oncology Group，GOG）的标准，复发性OC根据无铂期（Platinum-free interval，PFI）的长短进行分型，具体如下：铂类敏感型指对初期以铂类药物为基础的治疗有明确反应，且已达到临床缓解，前次含铂化疗停用6个月以上（含）出现进展或复发，其中停化疗6-12个月间复发的患者，有时也被称为铂类部分敏感型。铂类耐药型指对初期的化疗有反应，但在完成化疗后6个月内进展或复发。难治型指对初始化疗无反应，如肿瘤稳定或肿瘤进展，含在化疗后4周内进展者。

第二节　复发性OC的处理原则

复发性OC尚未确立最佳治疗方案，手术治疗对复发性OC的意义尚不明确，二线化疗有效率低。近年来分子靶向治疗在复发性OC治疗中取得较大进展。

对反复复发的患者，治疗上应重视生存质量。复发性OC处理原则如下：①铂类敏感复发者，经评估能再次满意切除者（R0切除），推荐二次（再次）细胞减灭术。对二次细胞减灭术患者选择的标准，国际上仍缺乏统一标准。通常是接受二次细胞减灭术的患者，复发灶多为孤立或寡转移灶，无腹水，无广泛的腹膜癌灶。②铂耐药患者，通常不能从二次细胞减灭术中获益，在行手术决策时应慎重选择和个体化考虑。③按复发类型，并参考既往化疗史、毒性反应残留情况选择挽救化疗方案。④放疗应经过多学科整合诊治（MDT）讨论决定。如可用于不适合手术切除或存在手术禁忌证的局灶性复发，或存在脑、骨转移需姑息放疗的患者。⑤鼓励复发患者参加临床试验。

第三节 复发性OC的系统治疗

1 复发上皮性OC

对复发的上皮性OC，首先根据无铂间期或无治疗间期对患者进行分型，从而采取相应的治疗措施。对铂类敏感型复发，首选以铂类为基础的联合化疗或联合贝伐珠单抗，再予以PARP抑制剂或贝伐珠单抗维持治疗。对铂耐药型或难治型复发，则首选非铂类单药化疗或联合抗血管生成靶向药物的联合化疗（见表

6-6-1、表6-6-2）。对于一些存在特定生物标志物的复发性OC患者，也可以考虑包括NTRK抑制剂、免疫检查点抑制剂在内的治疗（见表6-6-3）。

表6-6-1 铂敏感复发上皮性OC的二线化疗方案

类别	化疗方案	靶向治疗	内分泌治疗
首选方案	卡铂+吉西他滨±贝伐珠单抗	贝伐珠单抗	
	卡铂+多柔比星脂质体±贝伐珠单抗	奥拉帕利[a] 尼拉帕利[b]	
	卡铂+紫杉醇±贝伐珠单抗	Rucaparib[c]	
	顺铂+吉西他滨	氟唑帕利[a]	
		帕米帕利[a]	
备选方案	卡铂+多西他赛 卡铂+紫杉醇（周疗）	尼拉帕利+贝伐珠单抗	芳香化酶抑制剂（来曲唑、阿那曲唑、依西美坦）
	卡培他滨	培唑帕尼	醋酸亮丙瑞林
	卡铂		醋酸甲地孕酮
	顺铂		他莫昔芬
	环磷酰胺		
	多柔比星		
	异环磷酰胺		
	伊立替康		
	美法仑		
	奥沙利铂		
	紫杉醇		
	白蛋白结合型紫杉醇 培美曲赛 长春瑞滨		

续表

特定患者可选方案			
黏液性肿瘤	氟尿嘧啶＋四氢叶酸＋奥沙利铂±贝伐珠单抗		
	卡培他滨＋奥沙利铂±贝伐珠单抗		
透明细胞癌	顺铂+伊立替康		
低级别浆液性癌		曲美替尼	氟维司群

注：对溶剂型紫杉醇溶媒（聚氧乙烯蓖麻油）过敏的患者，铂类联合方案中，可选择白蛋白结合型紫杉醇进行替代。紫杉醇脂质体在国内获批用于复发性OC治疗，在上表所列含紫杉醇的方案中，紫杉醇脂质体可替代使用。a. 适于2线及以上化疗且携带有BRCA胚系突变的晚期OC患者。b. 适于3线及以上化疗失败且存在HRD缺陷的患者，符合以下之一：①BRCA胚系/体系突变；或②存在HRD并且距前次含铂化疗>6个月。c. 适于2线及以上化疗且携带有BRCA胚系/体系突变的晚期OC患者。

表6-6-2　铂耐药复发上皮性OC的二线化疗方案

类别	化疗方案	靶向治疗	内分泌治疗
首选方案	环磷酰胺（口服）+贝伐珠单抗多西他赛	贝伐单抗	
	依托泊苷（口服）	奥拉帕利[a]	
	吉西他滨	尼拉帕利[b]	
	多柔比星脂质体±贝伐珠单抗	Rucaparib[c]	
	紫杉醇周疗±贝伐珠单抗	帕米帕利[a]	
	拓扑替康±贝伐珠单抗		

续表

类别	化疗方案	靶向治疗	内分泌治疗
备选方案	卡培他滨	培唑帕尼	芳香化酶抑制剂（来曲唑、阿那曲唑、依西美坦）
	环磷酰胺		醋酸亮丙瑞林
	多柔比星		醋酸甲地孕酮
	异环磷酰胺 伊立替康 马法兰		他莫昔芬
	奥沙利铂		
	紫杉醇		
	白蛋白结合型紫杉醇		
	培美曲赛		
	长春瑞滨		
	索拉菲尼+拓扑替康		

注：对溶剂型紫杉醇溶媒（聚氧乙烯蓖麻油）过敏的患者，铂类联合方案中，可以选择白蛋白结合型紫杉醇进行替代。紫杉醇脂质体在国内获批用于复发性OC的治疗，在上表所列含紫杉醇的方案中，紫杉醇脂质体可替代使用。a. 适用于2线及以上化疗且携带有BRCA胚系突变的晚期OC患者。b. 适用于3线及以上化疗且携带有BRCA胚系/体系突变的晚期OC患者。c. 适用于2线及以上化疗且携带有BRCA胚系/体系突变的晚期OC患者。

表6-6-3 上皮性OC中可使用的泛癌种适应证药物

适应证	药物
NTRK基因融合实体瘤	恩曲替尼或拉罗替尼
MSI-H或dMMR	帕博利珠单抗
TMB-H（≥10muts/MB）且缺乏其他满意替代治疗方案的实体瘤	帕博利珠单抗

2 复发恶性生殖细胞和性索间质肿瘤

对复发的卵巢生殖细胞恶性肿瘤，如果仍有治愈可能，应该首先推荐在有条件做骨髓移植的中心进行大剂量化疗（high-dose chemotherapy）。放射治疗仅用于局部复发的姑息治疗，见表6-6-4、表6-6-5。

表6-6-4 复发卵巢恶性生殖细胞肿瘤的二线化疗方案

可能治愈的方案	姑息化疗方案
化疗 + 骨髓移植	顺铂+依托泊苷
紫杉醇+异环磷酰胺+顺铂	多西他赛
	多西他赛+卡铂
	紫杉醇
	紫杉醇+异环磷酰胺
	紫杉醇+卡铂
	紫杉醇+吉西他滨
	顺铂+异环磷酰胺+依托泊苷（VIP）
	顺铂+异环磷酰胺+长春碱（VeIP）
	长春新碱 + 达卡巴嗪+环磷酰胺（VAC）
	紫杉醇 + 异环磷酰胺 + 顺铂（TIP）

表6-6-5 复发卵巢恶性性索间质肿瘤的二线化疗方案

化疗方案	激素治疗	靶向药物
多西他赛	芳香化酶抑制剂	贝伐珠单抗
紫杉醇	醋酸亮丙瑞林（用于颗粒细胞瘤）	
紫杉醇+异环磷酰胺	他莫昔芬	
紫杉醇+卡铂		
长春碱+达卡巴嗪 + 环磷酰胺		

第四节　单纯CA125升高的处理

有些患者在完成初始手术和辅助化疗后，达到临床完全缓解，在常规的随访和监测中发现CA125水平上升，但无肿瘤复发症状、体征和影像学证据，处理可选择以下方法之一：①参加临床试验；②随诊观察直至临床复发再开始挽救治疗；③立即按复发肿瘤进行化疗。

第七章

预后与随访

第一节 预后

由于难以早期诊断及对耐药复发卵巢上皮癌缺乏有效治疗，卵巢上皮癌的总体预后较差。卵巢上皮癌一线铂类联合紫杉类化疗的有效率达80%以上，其中一半以上达到肿瘤完全缓解，但即使达到完全缓解者仍有50%~70%复发，平均复发时间16~18个月。Ⅰ期5年生存率可达90%，Ⅱ期约80%，Ⅲ/Ⅳ期仅为30%~40%，多数患者死于肿瘤复发耐药。卵巢恶性生殖细胞肿瘤的5年存活率早期可达96%，晚期及复发患者约为60%。90%的复发发生在术后2年内，但复发后疗效仍较好。影响卵巢恶性肿瘤患者预后的因素包括：年龄、肿瘤分期、组织学类型、分化程度、肿瘤细胞减灭术后残留病灶的大小等。

第二节 随访目的

随访目的：发现复发病灶；处理治疗相关症状；

提供心理社会支持。

第三节 无症状患者随访间隔

第1~2年，每2~4个月1次。第3~5年，每4~6个月1次。5年后，每6~12个月1次。

第四节 随访内容

病史采集，询问症状，并进行体检（包括阴道检查、双合诊、三合诊等）。CA125或其他初诊时升高的肿瘤标志物、超声检查等。根据临床需要，完善胸部、腹部及盆腔CT或MRI或PET/CT检查。建议每4~6个月做一次腹、盆腔增强CT，每6~12个月行胸部X线或胸部CT检查。根据临床需要，进行血常规及生化检查。遗传风险评估与遗传咨询（如既往未开展）。对有显著焦虑和抑郁症状的患者提供心理社会支持。

第八章

营养治疗

卵巢肿瘤使机体处于高分解状态，常会加重患者营养不良风险，有23%的患者确诊时伴有恶液质。OC者的营养状态可能与预后相关。欧洲肠外肠营养学会（The European Society for Clinical Nutrition and Metabolism，ESPEN）发布的《肿瘤患者营养指南》推荐，从肿瘤确诊开始定期评估营养摄入、体重改变和BMI，并根据临床状况重复评估。目前有多种工具用于营养不良的筛查和营养评估，患者主观整体评估（patient generated subjective global assessment，PG-SGA）是肿瘤特异性营养评估方法，在临床广泛应用。除了营养不良风险筛查和相关评估工具，综合考虑患者的营养摄入、体格检查、辅助检查及临床表现，有助于全面准确评估OC的营养状况。

评估人体总能量消耗（total energy expenditure，TEE），需要考虑患者的REE和与体力活动相关的能量消耗。REE与肿瘤类型、分期、全身系统性炎性反应状态、体重、肌肉量有关。OC能量需求缺乏临床研究数据，参照健康人群标准，推荐约为30kcal/（kg·d）。蛋白质摄入量应高于1g/（kg·d），如可能，应增加到1.5g/（kg·d）营养治疗的途径包括肠内营养和肠外营养，首选口服的肠内营养途径。目前尚缺乏针对OC接受营养治疗最佳时机的高质量临床研究。现有证据显示，对于OC术后患者，采用早期肠内营养对患者营养指标如白蛋白、前白蛋白、总蛋白等可能有改善作用，但仍缺乏足够证据支持。

对肠内营养不能满足能量需求者，应予肠外营养补充，但全肠外营养的应用尚存争议。OC术后一般性营养不良患者，全肠外营养延长住院时间，增加感染等并发症的发生率。ESPEN指南推荐：接受抗瘤药物治疗者，接受营养咨询和ONS后，如经口摄人仍然不足，推荐补充肠内营养；如仍然不足 或肠内营养无法实施时，应予肠外营养。

中国专家共识推荐，晚期OC发生营养不良的风险较高，应常规进行营养不良风险筛查和营养评估。超重或肥胖的OC应控制体重。OC的推荐总能量摄入量约为30kcal/（kg·d）。

第九章

中医中药治疗

中医的治疗作用可贯穿于OC各个治疗阶段，有助于加快术后机体恢复、增强放化疗疗效、减少不良反应、延长生存期、提高生存质量。脏腑虚弱、冲任督带失调是OC发病的首要病因病机，故以调理冲任，扶正祛邪为主要治疗原则。应根据个体差异，通过辨证论治，制定个性化治疗方案，中医具有一定优势，可配合西医来补充与完善OC治疗。

第一节 OC的中医症候诊断

参照《恶性肿瘤中医诊疗指南》（林洪生主编，人民卫生出版社2014年出版）。

肝胃不和证：呕吐嗳气，脘腹满闷不舒，厌食，反酸嘈杂，舌边红，苔薄腻，脉弦。阳虚水盛证：腹大胀满，形似蛙腹，朝宽暮急，面色苍黄，脘闷纳呆，神倦怯寒，肢冷浮肿，小便短少不利，舌体胖，质紫，苔淡白，脉沉细无力。

气滞血瘀证：腰膝酸软，耳鸣，五心烦热，颧红盗汗，口干咽燥，失眠多梦，舌红苔少，脉细数。

痰湿蕴结证：少腹部胀满疼痛，痛而不解，或可触及质硬包块，胸脘痞闷，面浮懒言，带下量多质粘色黄，舌淡胖或红，舌苔白腻，脉滑或滑数。

肝肾阴虚证：下腹疼痛，绵绵不绝，或可触及包块，头晕目眩，腰膝酸软，四肢无力，形体消瘦小，五心烦热，月经不调，舌红少津，脉细弦数。

气血两虚证：腹痛绵绵，或有少腹包块，伴消瘦，倦怠乏力，面色苍白，惊悸气短，动则汗出，食少无味，口干不多饮，舌质淡红，脉沉细弱。

第二节　中医中药治疗方法

1　辨证论治

1.1　肝胃不和证

治法：疏肝理气，和胃降逆。

推荐方药：四逆散（《伤寒论》）合半夏厚朴汤（《金匮要略》）加减；柴胡、白芍、枳壳、厚朴、法半夏、茯苓、苏梗、生姜、甘草等。或具有同类功效的中成药（包括中药注射剂）。

1.2　阳虚水盛证

治法：温补脾肾，化气利水。

推荐方药：附子理苓汤或济生肾气丸加减；附

子、干姜、人参、白术、鹿角片、胡芦巴、茯苓、泽泻、陈葫芦及车前子等。或具有同类功效的中成药(包括中药注射剂)。

1.3 气滞血瘀证

治法：行气活血，祛瘀消癥。

推荐方药：少腹逐瘀汤（《医林改错》）合桂枝茯苓丸加减；小茴香、干姜、延胡索、没药、当归、川芎、肉桂、赤芍、蒲黄、五灵脂、桂枝、茯苓、牡丹皮、白芍、桃仁等。或具有同类功效的中成药（包括中药注射剂）。

1.4 痰湿蕴结证

治法：燥湿化痰，软坚散结。

推荐方药：开郁二陈汤（《万氏女科》）加减；半夏、陈皮、茯苓、甘草、香附、木香、青皮、川芎、莪术、夏枯草、山慈姑、苦参、露蜂房、焦山楂、焦神曲等。或具有同类功效的中成药（包括中药注射剂）。

1.5 肝肾阴虚证

治法：滋补肝肾。

推荐方药：知柏地黄丸加减；知母、黄柏、熟地黄、山药、山萸肉、牡丹皮、茯苓、泽泻等。或具有同类功效的中成药（包括中药注射剂）。

1.6 气血两虚证

治法：益气养血，滋补肝肾。

推荐方药：人参养荣汤（《太平惠民和剂局方》）加减；人参、白术、黄芪、熟地黄、大枣、川芎、远志、白芍、五味子、茯苓、陈皮、甘草等。或具有同类功效的中成药（包括中药注射剂）。

2 其他中医特色疗法

2.1 中药外敷（涂）法

将药物敷贴或涂擦于体表某部，透过药物透皮吸收、穴位刺激发挥作用，从而达到调节免疫、控制病灶、康复保健等目的。

（1）腹痛外治方

治法：活血止痛

推荐方药：乳香、没药、冰片，红花等。

用法用量：将上药放入90%乙醇溶液500mL中浸泡3天后，取少量澄清液备用。用棉签蘸适量药水搽于痛处，每日可反复使用，疗程不限。

（2）腹水外治方

治法：益气活血、渗湿利水

推荐方药：黄芪、牵牛子、猪苓、桃仁、薏米、冰片等。

用法用量：将上方煎制成膏状，取膏约15g，均匀纳于大小约9cm×12cm的无纺膏药布内，厚度约5mm。将上述无纺膏药布贴于恶性积液患侧在体表的投射区域，轻压边缘，使其与患者皮肤充分贴紧，增加皮肤的水合程度，促进药物吸收。根据腹腔积液的分度标准，少量腹腔积液贴1贴即可，中量或者大量腹腔积液贴2贴。

（3）胸水外治方

治法：益气消饮、温阳化瘀

推荐方药：生黄芪、桂枝、莪术、老鹳草、牵牛子、冰片等。

用量用法：将上方煎制成膏状，均匀纳于大小约9cm×12cm的无纺膏药布内，厚度约为5mm。将上述无纺膏药布贴于恶性积液患侧在体表的投射区域，轻压边缘，使其与患者皮肤充分贴紧，增加皮肤的水合程度，促进药物吸收。根据胸腔积液的分度标准，少量胸腔积液贴1贴即可，中量或者大量胸腔积液贴2贴。

（4）肿块外治方

治法：消肿散结

推荐方药：大黄、芒硝、冰片等。

用法用量：大黄、芒硝、冰片按一定的比例混匀装至外敷袋，外敷患处，每天外敷至少8h以上。

2.2 针灸治疗

处方：取足厥阴肝经，足阳明经，任脉经穴为主。关元、气海、中极、天枢、三阴交、太冲。腹痛者，加中脘、大横、足三里、次髎；腹水者，加阴陵泉，内廷；胸水者，加期门、章门、京门、归来；腹部肿块者，加中脘、足三里、膻中；食欲不振者，加足三里、内关、公孙、中脘、下脘、冲脉；肠梗阻者，加足三里、大肠腧、长强。

操作：毫针针刺，补泻兼施。每日1次，每次留针30min，10次为1个疗程。虚证可加灸。电针用疏密波，频率为2/15Hz，持续刺激20~30min。

2.3 其他疗法

可根据病情选择，如耳穴埋豆法治疗恶心呕吐，拔罐缓解局部胀痛等，也可根据病情酌情选用适当的中医诊疗设备以提高疗效。

第十章

附录

表 6-10-1　卵巢/输卵管/腹膜癌 FIGO 分期与 UICC TNM 分期对应关系

FIGO	UICC		
原发部位：Tov，Tft，Tp 或 Tx			
分期	T	N	M
ⅠA	T1a	N0	M0
ⅠB	T1b	N0	M0
ⅠC	T1c	N0	M0
ⅡA	T2a	N0	M0
ⅡB	T2b	N0	M0
ⅢA	T3a	N0	M0
	T3a	N1	M0
ⅢB	T3b	N0	M0
	T3b	N1	M0
ⅢC	T3c	N0-1	M0
	T3c	N1	M0
Ⅳ	任意T	任意N	M1
区域淋巴结（N）			
Nx	区域淋巴结无法评估		
N0	无区域淋巴结转移		
N1	区域淋巴结转移		
远处转移（M）			

续表

Mx	远处转移状况未评估
M0	无远处转移
M1	远处转移，包括腹膜转移

注：1.肿瘤原发部位：卵巢、输卵管还是腹膜应尽可能明确，如无法确定肿瘤的原发位置，可将其列为“原发部位不明确”；2.应当记录肿瘤的组织学类型；3.新分期对Ⅲ期进行了修订，肿瘤扩散至腹膜后淋巴结但无腹腔内转移者，其预后显著优于发生腹腔内播散者，其分期调整为ⅢA1期；4.腹膜后淋巴结转移应当有细胞学或组织学证据；5.肿瘤由大网膜扩散至脾脏或肝脏（ⅢC期）应当与孤立性脾脏或肝实质转移相区别。

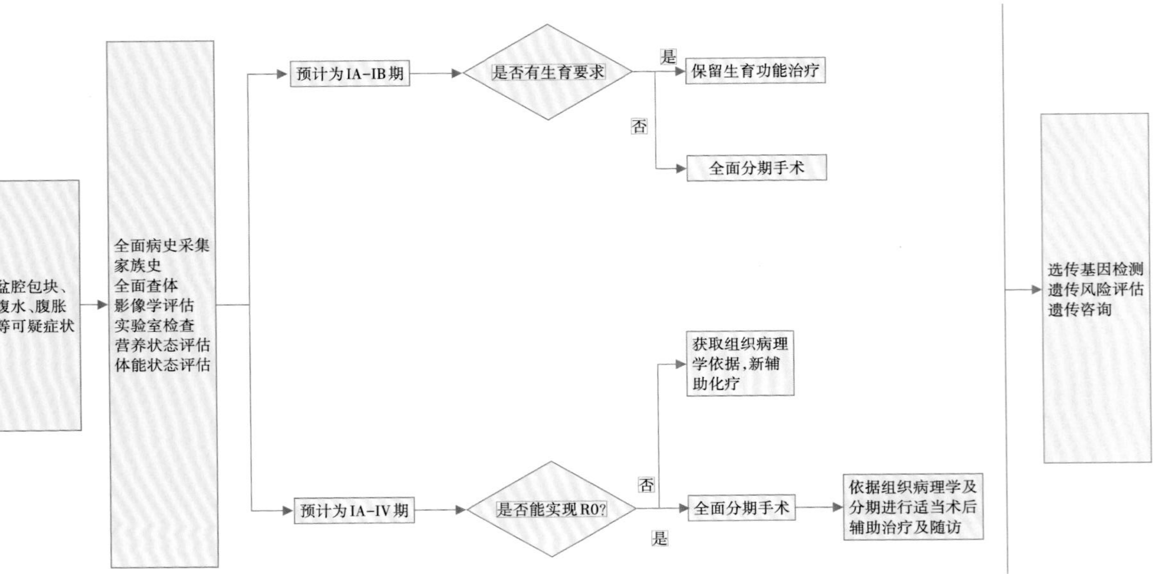

图6-10-1　OC诊疗流程图

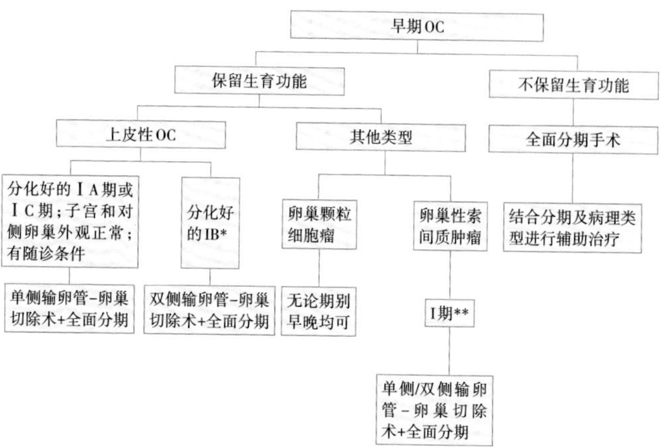

图6-10-2　早期OC诊疗流程

*分化好的ⅠB期患者，充分告知，参考NCCN等国际指南，可尝试进行保留生育功能治疗，需双侧输卵管-卵巢切除术+全面分期

**卵巢性索间质肿瘤保留生育功能需综合考虑病理类型和期别

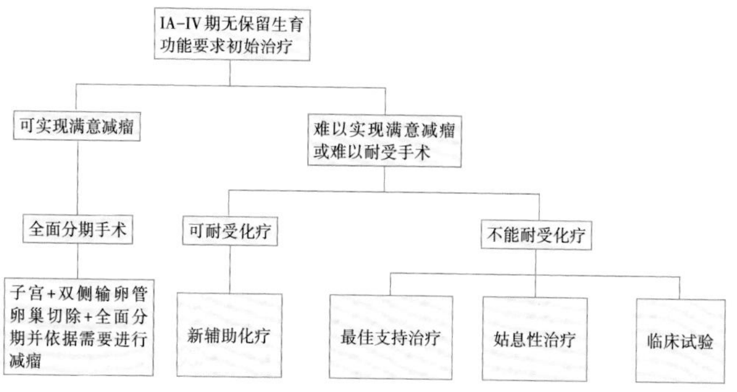

图6-10-3　ⅠA-Ⅳ期无保留生育功能要求初始治疗流程

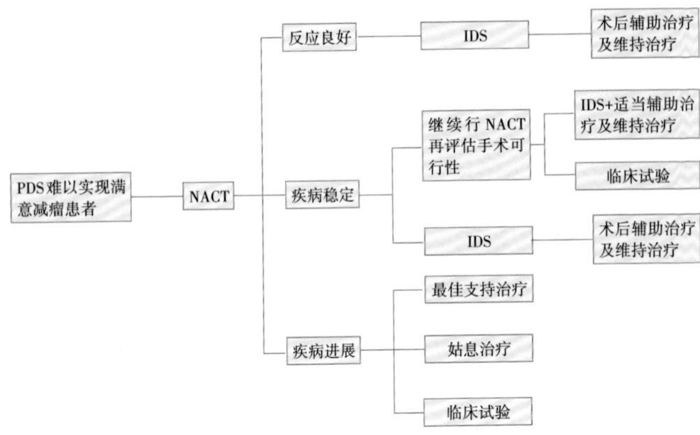

图6-10-4　NACT后治疗流程

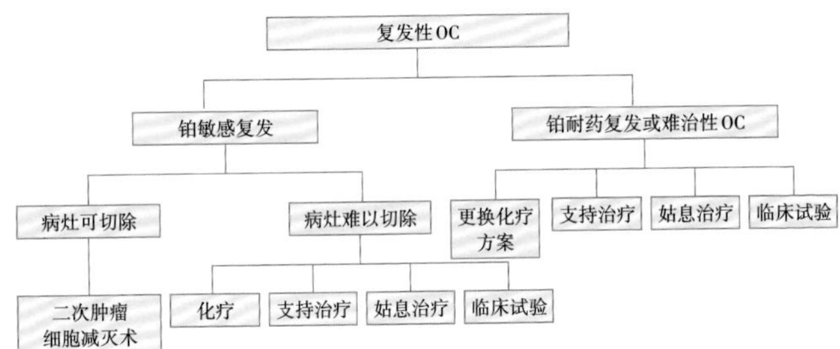

图6-10-5　复发性OC治疗

[1] MAVADDAT N，PEOCK S，FROST D，et al. Cancer Risks for BRCA1 and BRCA2 Mutation Carriers：Results From Prospective Analysis of EMBRACE[J]. JNCI：Journal of the National Cancer Institute，2013，105（11）：812-822.

[2] BUYS SS，PARTRIDGE E，BLACK A，et al. Effect of screening on ovarian cancer mortality：the Prostate，Lung，Colorectal and Ovarian（PLCO）Cancer Screening Randomized Controlled Trial[J]. JAMA：the Journal of the American Medical Association，2011，305（22）：2295-2303.

[3] Screening for testicular cancer：U.S. Preventive Services Task Force reaffirmation recommendation statement[J]. Annals of Internal Medicine，2011，154（7）：483-486.

[4] GROSSMAN D C，CURRY S J，OWENS D K，et al. Screening for Ovarian Cancer：US Preventive Services Task Force Recommendation Statement[J]. JAMA，2018，319（6）：588-594.

[5] MENON U，GENTRY-MAHARAJ A，BURNELL M，et al. Ovarian cancer population screening and mortality after long-term follow-up in the UK Collaborative Trial of Ovarian Cancer Screening（UKCTOCS）：a randomised controlled trial[J]. The Lancet（British edition），2021，397（10290）：2182-2193.

[6] 蔡三军，徐烨，蔡国响，等.居民常见恶性肿瘤筛查和预防推荐（2021年版）[J].肿瘤，2021，41（04）：296-308.

[7] DALY MB，PAL T，BERRY MP，et al. Genetic / Familial High-Risk Assessment：Breast，Ovarian，and Pancreatic，Version 2.2021，NCCN Clinical Practice Guidelines in Oncology [J]. J Natl Compr Canc Netw. 2021 Jan 6；19（1）：77-102.

[8] 王玉东，王颖梅，王建东，等.遗传性妇科肿瘤高风险人群管理专家共识（2020）[J].中国实用妇科与产科杂志，2020，

36（09）：825-834.

[9] BEREK J S，KEHOE S T，KUMAR L，et al. Cancer of the ovary，fallopian tube，and peritoneum[J]. International Journal of Gynecology & Obstetrics，2018，143：59-78.

[10] BROWN J，FRIEDLANDER M，BACKES F J，et al. Gynecologic Cancer Intergroup（GCIG）Consensus Review for Ovarian Germ Cell Tumors[J]. International Journal of Gynecologic Cancer，2014，24（Supp 3）：S48-S54.

[11] BRETT M. R，JENNIFER B. P，THOMAS A. S，et al. Epidemiology of ovarian cancer：a review[J]. Cancer Biology & Medicine，2017，14（1）：9-32.

[12] WHO Classification of Tumours Editorial Board. WHO classification of tumours：female genital tumours[M]. Lyon（France）：IARC Publications，2020：1-2632.

[13] MCCLUGGAGE W G，JUDGE M J，CLARKE B A，et al. Data set for reporting of ovary，fallopian tube and primary peritoneal carcinoma：recommendations from the International Collaboration on Cancer Reporting（ICCR）[J]. Mod Pathol，2015，28（8）：1101-1122.

[14] 卢珊珊，沈丹华. 第5版WHO女性生殖器官肿瘤分类的更新及解读[J]. 中华妇产科杂志，2021，56（08）：588-592.

[15] 张师前，刘从容，孙阳，等. 子宫外高级别浆液性癌原发部位判定的快速指南（2020年版）[J]. 中国实用妇科与产科杂志，2020，36（10）：957-958.

[16] MUTCH D G，PRAT J. 2014 FIGO staging for ovarian，fallopian tube and peritoneal cancer[J]. Gynecologic Oncology，2014，133（3）：401-404.

[17] 中国抗癌协会妇科肿瘤专业委员会. 卵巢恶性肿瘤诊断与治疗指南（2021年版）[J]. 中国癌症杂志，2021，31（06）：490-500.

[18] 樊代明. 整合肿瘤学，临床卷（全三卷）[M].北京：科学出

版社，2021：477-490.

[19] 卵巢癌诊疗规范（2018年版）[J]. 肿瘤综合治疗电子杂志，2019，5（02）：87-96.

[20] 杜鲁涛，靖旭，段伟丽. 妇科肿瘤标志物应用专家共识[J]. 山东大学学报（医学版），2018，56（10）：3-8.

[21] FÄRKKILÄ A，HALTIA U，TAPPER J，et al. Pathogenesis and treatment of adult-type granulosa cell tumor of the ovary[J]. Annals of medicine（Helsinki），2017，49（5）：435-447.

[22] MONTAGNANA M，DANESE E，GIUDICI S，et al. HE4 in ovarian cancer：from discovery to clinical application.[J]. Adv-Clin Chem. 2011；55：1-20.

[23] MOORE R G，JABRE-RAUGHLEY M，BROWN A K，et al. Comparison of a novel multiple marker assay vs the Risk of Malignancy Index for the prediction of epithelial ovarian cancer in patients with a pelvic mass[J]. American Journal of Obstetrics and Gynecology，2010，203（3）：221-228.

[24] TIAN Y，WANG C，CHENG L，et al. Determination of reference intervals of serum levels of human epididymis protein 4（HE4） in Chinese women[J]. Journal of Ovarian Research，2015，8（1）.

[25] TIMMERMAN D，PLANCHAMP F，BOURNE T，et al. ESGO/ISUOG/IOTA/ESGE Consensus Statement on pre-operative diagnosis of ovarian tumors[J]. International Journal of Gynecologic Cancer，2021，31（7）：961-982.

[26] Sørensen SS，Mosgaard BJ. Combination of cancer antigen 125 and carcinoembryonic antigen can improve ovarian cancer diagnosis.[J]. Dan Med Bull. 2011 Nov；58（11）：A4331.

[27] NCCN clinical practice guidelines in oncology-ovarian cancer including fallopian tube cancer and primary peritoneal cancer（Version1.2020）［DB/OL］.http：//www.nccn.org.

[28] RIM S H，HIRSCH S，THOMAS C C，et al. Gynecologic on-

cologists involvement on ovarian cancer standard of care receipt and survival[J]. World Journal of Obstetrics and Gynecology, 2016, 5 (2): 187.

[29] CHAN JK, KAPP DS, SHIN JY, et al. Influence of the gynecologic oncologist on the survival of ovarian cancer patients.[J]. Obstet Gynecol. 2007 Jun; 109 (6): 1342–1350.

[30] VERNOOIJ F, HEINTZ P, WITTEVEEN E, et al. The outcomes of ovarian cancer treatment are better when provided by gynecologic oncologists and in specialized hospitals: A systematic review[J]. Gynecologic Oncology, 2007, 105 (3): 801–812.

[31] WRIGHT A A, BOHLKE K, ARMSTRONG D K, et al. Neoadjuvant Chemotherapy for Newly Diagnosed, Advanced Ovarian Cancer: Society of Gynecologic Oncology and American Society of Clinical Oncology Clinical Practice Guideline[J]. Journal of Clinical Oncology, 2016, 34 (28): 3460–3473.

[32] COLOMBO N, SESSA C, du BOIS A, et al. ESMO - ESGO consensus conference recommendations on ovarian cancer: pathology and molecular biology, early and advanced stages, borderline tumours and recurrent disease[J]. Annals of Oncology, 2019, 30 (5): 672–705.

[33] NASIOUDIS D, KANNINEN T T, HOLCOMB K, et al. Prevalence of lymph node metastasis and prognostic significance of lymphadenectomy in apparent early–stage malignant ovarian sex cord–stromal tumors[J]. Gynecologic Oncology, 2017, 145 (2): 243–247.

[34] WRIGHT J D, SHAH M, MATHEW L, et al. Fertility preservation in young women with epithelial ovarian cancer[J]. Cancer, 2009, 115 (18): 4118–4126.

[35] NASIOUDIS D, MASTROYANNIS S A, LATIF N A, et al. Trends in the surgical management of malignant ovarian germ-

cell tumors[J]. Gynecologic Oncology, 2020, 157 (1): 89-93.
[36] AL HARBI R, MCNEISH I A, EL-BAHRAWY M. Ovarian sex cord-stromal tumors: an update on clinical features, molecular changes, and management[J]. International Journal of Gynecologic Cancer, 2021, 31 (2): 161-168.
[37] SATOH T, HATAE M, WATANABE Y, et al. Outcomes of Fertility-Sparing Surgery for Stage I Epithelial Ovarian Cancer: A Proposal for Patient Selection[J]. Journal of Clinical Oncology, 2010, 28 (10): 1727-1732.
[38] EARLE C C, SCHRAG D, NEVILLE B A, et al. Effect of Surgeon Specialty on Processes of Care and Outcomes for Ovarian Cancer Patients[J]. JNCI: Journal of the National Cancer Institute, 2006, 98 (3): 172-180.
[39] 袁航，张师前，李小平，等. 晚期上皮性卵巢癌新辅助化疗指征的快速指南（2021年版）[J]. 中国实用妇科与产科杂志，2021，37（04）：444-448.
[40] SUIDAN R S, RAMIREZ P T, SARASOHN D M, et al. A multicenter prospective trial evaluating the ability of preoperative computed tomography scan and serum CA-125 to predict suboptimal cytoreduction at primary debulking surgery for advanced ovarian, fallopian tube, and peritoneal cancer[J]. Gynecologic Oncology, 2014, 134 (3): 455-461.
[41] SUIDAN R S, RAMIREZ P T, SARASOHN D M, et al. A multicenter assessment of the ability of preoperative computed tomography scan and CA-125 to predict gross residual disease at primary debulking for advanced epithelial ovarian cancer[J]. Gynecologic Oncology, 2017, 145 (1): 27-31.
[42] GERESTEIN C G, EIJKEMANS M J, BAKKER J, et al. Nomogram for suboptimal cytoreduction at primary surgery for advanced stage ovarian cancer[J]. Anticancer Res, 2011, 31

(11): 4043-4049.

[43] FAGOTTI A, FERRANDINA G, FANFANI F, et al. A Laparoscopy-Based Score to Predict Surgical Outcome in Patients With Advanced Ovarian Carcinoma: A Pilot Study[J]. Annals of Surgical Oncology, 2006, 13 (8): 1156-1161.

[44] VERGOTE I, MARQUETTE S, AMANT F, et al. Port-site metastases after open laparoscopy: a study in 173 patients with advanced ovarian carcinoma[J]. Int J Gynecol Cancer, 2005, 15 (5): 776-779.

[45] VIZZIELLI G, COSTANTINI B, TORTORELLA L, et al. Influence of Intraperitoneal Dissemination Assessed by Laparoscopy on Prognosis of Advanced Ovarian Cancer: An Exploratory Analysis of a Single-Institution Experience[J]. Annals of Surgical Oncology, 2014, 21 (12): 3970-3977.

[46] BRUN J, ROUZIER R, UZAN S, et al. External validation of a laparoscopic-based score to evaluate resectability of advanced ovarian cancers: Clues for a simplified score[J]. Gynecologic Oncology, 2008, 110 (3): 354-359.

[47] WILSON M K, FONG P, MESNAGE S, et al. Stage I granulosa cell tumours: A management conundrum? Results of long-term follow up[J]. Gynecologic Oncology, 2015, 138 (2): 285-291.

[48] GERSHENSON D M. Current advances in the management of malignant germ cell and sex cord-stromal tumors of the ovary [J]. Gynecologic Oncology, 2012, 125 (3): 515-517.

[49] BOOKMAN M A, BRADY M F, MCGUIRE W P, et al. Evaluation of New Platinum-Based Treatment Regimens in Advanced-Stage Ovarian Cancer: A Phase III Trial of the Gynecologic Cancer InterGroup[J]. Journal of Clinical Oncology, 2009, 27 (9): 1419-1425.

[50] BOLIS G, SCARFONE G, RASPAGLIESI F, et al. Paclitax-

el / carboplatin versus topotecan / paclitaxel / carboplatin in patients with FIGO suboptimally resected stage III - IV epithelial ovarian cancer a multicenter, randomized study[J]. European Journal of Cancer, 2010, 46 (16): 2905-2912.

[51] du BOIS A, WEBER B, ROCHON J, et al. Addition of Epirubicin as a Third Drug to Carboplatin-Paclitaxel in First-Line Treatment of Advanced Ovarian Cancer: A Prospectively Randomized Gynecologic Cancer Intergroup Trial by the Arbeitsgemeinschaft Gynaekologische Onkologie Ovarian Cancer Study Group and the Groupe d'Investigateurs Nationaux pour l'Etude des Cancers Ovariens[J]. Journal of Clinical Oncology, 2006, 24 (7): 1127-1135.

[52] PIGNATA S, SCAMBIA G, FERRANDINA G, et al. Carboplatin Plus Paclitaxel Versus Carboplatin Plus Pegylated Liposomal Doxorubicin as First-Line Treatment for Patients with Ovarian Cancer: The MITO-2 Randomized Phase III Trial[J]. Journal of Clinical Oncology, 2011, 29 (27): 3628-3635.

[53] KATSUMATA N, YASUDA M, ISONISHI S, et al. Long-term results of dose-dense paclitaxel and carboplatin versus conventional paclitaxel and carboplatin for treatment of advanced epithelial ovarian, fallopian tube, or primary peritoneal cancer (JGOG 3016): a randomised, controlled, open-label trial[J]. The Lancet Oncology, 2013, 14 (10): 1020-1026.

[54] DEBORAH F BILLMIRE, JOHN W CULLEN, FREDERICK J RESCORLA, et al., Rodriguez-Galindo C, Frazier AL. Surveillance after initial surgery for pediatric and adolescent girls with stage I ovarian germ cell tumors: report from the Children's Oncology Group. [J]. J Clin Oncol. 2014 Feb 10; 32 (5): 465-470

[55] WILLIAMS S D, KAUDERER J, BURNETT A F, et al. Ad-

juvant therapy of completely resected dysgerminoma with carboplatin and etoposide：a trial of the Gynecologic Oncology Group [J]. Gynecologic Oncology，2004，95（3）：496-499.

[56] HALL M，GOURLEY C，MCNEISH I，et al. Targeted anti-vascular therapies for ovarian cancer：current evidence[J]. British Journal of Cancer，2013，108（2）：250-258.

[57] BURGER RA，BRADY MF，BOOKMAN MA，et al. Gynecologic Oncology Group. Incorporation of bevacizumab in the primary treatment of ovarian cancer.[J]. N Engl J Med. 2011 Dec 29；365（26）：2473-2483.

[58] PERREN TJ，SWART AM，PFISTERER J，et al. ICON7 Investigators. A phase 3 trial of bevacizumab in ovarian cancer.[J]. N Engl J Med. 2011 Dec 29；365（26）：2484-2496.

[59] 温灏，吴焕文.上皮性卵巢癌PARP抑制剂相关生物标志物检测的中国专家共识[J].中国癌症杂志，2020，30（10）：841-848.

[60]韩娜，石汉平.卵巢癌患者的营养治疗专家共识[J].肿瘤代谢与营养电子杂志，2020，7（04）：418-420.

[61] ARENDS J，BACHMANN P，BARACOS V，et al. ESPEN guidelines on nutrition in cancer patients[J]. Clinical Nutrition，2017，36（1）：11-48.

[62] 林洪生.恶性肿瘤中医诊疗指南[M].北京：人民卫生出版社，2014：448-464.

第七篇　妊娠滋养细胞肿瘤

前言

妊娠滋养细胞疾病（gestational trophoblastic disease，GTD）是一组来源于胎盘滋养细胞的疾病，包括良性葡萄胎及恶性滋养细胞肿瘤等。近年来，亚洲国家葡萄胎发生率有所下降，主要原因可能与经济发展、饮食结构改善以及生育率下降相关。胎盘部位滋养细胞肿瘤（Placental site trophoblastic tumor，PSTT）和上皮样滋养细胞肿瘤（Epithelioid trophoblastic tumor，ETT）比绒癌更罕见，发生率约占所有妊娠滋养细胞肿瘤（Gestational trophoblastic neoplasia，GTN）的2%~3%。GTN属于少见肿瘤，治疗方案和随访指导意见缺乏前瞻性、随机对照临床试验等高级别证据支持。

第一章

筛查

中国流行病学调查显示，葡萄胎发生率约为0.81‰（以千次妊娠计算），若以多次妊娠中一次葡萄胎计算，其发生率为1∶1238，葡萄胎在亚洲某些地区发病率为2/1000次妊娠；但在欧洲和北美通常小于1/1000次妊娠。葡萄胎的发生可能与多种遗传学及表观遗传学改变有关，并通过多种机制致病，目前尚无法完全阐明。因而对葡萄胎的筛查也很难实现。早孕期B超如果有特征性表型，可在典型症状出现前诊断葡萄胎。另外，对罕见的双亲来源的葡萄胎（BiCHM），患者本人尤其是生殖细胞的某些遗传缺陷是导致反复出现葡萄胎妊娠或妊娠失败的原因，这些患者多数存在*NLRP7*或*KHDC3L*基因突变。有相应病史的女性可行产前基因诊断，确诊患者只能靠借卵妊娠。

绒毛膜癌（绒癌）发病率低，临床上很多病例缺乏组织病理学证据，发生于葡萄胎后的绒癌与侵袭性葡萄胎（侵葡）难以区分，故其准确发生率难以估算，为1~9/40000次妊娠。GTN的早期发现有赖于葡萄胎清宫术后的正规随访。

第二章

诊断

第一节 详细询问病史

GTD是一组与妊娠相关的疾病，葡萄胎主要表现为异常子宫出血及其他症状。侵葡继发于葡萄胎后，绒癌可继发于正常或不正常妊娠之后，前次妊娠可为葡萄胎，也可为流产、足月产或异位妊娠。前次妊娠后至发病间隔时间不定，有的妊娠开始即可发生绒癌，有的间隔期可长达18年。PSTT和ETT可继发于各种类型妊娠，包括：足月产、流产、异位妊娠和葡萄胎等，也可和上述各种妊娠同时合并存在。

1 葡萄胎相关临床表现

典型葡萄胎表现为早中孕期异常子宫出血、60%的葡萄胎妊娠存在异常子宫出血。子宫明显大于孕周。随着早孕期B超诊断技术的进步，很多葡萄胎在早期得以诊断，因而既往常见的症状和很多并发症（如妊娠剧吐、子痫前期、甲亢）已不常见。

（1）异常子宫出血：葡萄胎最常见的临床表现为异常子宫出血，多发生在停经8~12周，开始为少量，逐渐增多，可反复出现。当葡萄胎快自然排出时（常在妊娠4个月左右）可发生大出血，处理不及时会导致病人休克甚至死亡。少数是在人工流产时意外发现，无阴道流血史。

（2）妊娠剧吐：出现时间一般较正常妊娠早且严重，持续时间长。常发生于高β-hCG（绒毛膜促性腺激β-亚单位，beta-human chorionic gonadotropin）水平及子宫异常增大的患者。随着诊断时间提前，需治疗的妊娠剧吐的发生率已由既往20%~26%降至8%。

（3）妊娠高血压病：在完全性葡萄胎中发生率为12%~27%，且大部分出现在高β-hCG水平以及子宫异常增大患者中，子痫罕见。随葡萄胎诊断时间提前，目前发生率明显降低。葡萄胎一经排出，妊娠期高血压症状迅即消失。

（4）甲状腺功能亢进：约7%患者可出现轻度甲状腺功能亢进，如心动过速、皮肤潮湿和震颤，但突眼少见。当葡萄胎排出后，所有症状及实验室检查迅速恢复正常。

（5）广泛肺栓塞和急性心力衰竭：这是葡萄胎中最危险的两种并发症，可立即致人死亡。这种情况常发生在葡萄胎尚未排出，子宫受外界压力（如妇科检查、手术切除子宫等，但更多是用催产素引产），将葡萄胎组织挤入子宫壁血窦，随血运侵入肺动脉，形成瘤栓。一般情况侵入量不大，病人可无明显症状或仅有胸部隐痛等不适。侵入量较大，有较多瘤栓在肺动脉内形成，加上周围血管痉挛，导致肺循环受阻，可出现急性右心扩大和急性右心衰竭症状，严重可致死亡。

2 GTN的临床表现

主要是异常子宫出血。在葡萄胎清空后、流产（包括宫外孕、人工流产、自然流产、稽留流产）或足月产后，阴道持续不规则出血，量多少不定。可在妊娠终止后持续不断，或断续出现，亦有病例可先有几次正常月经，然后出现闭经，再发生阴道流血。

3 其他GTD相关症状

有些症状在良性及GTN患者中均可以出现：

（1）卵巢黄素化囊肿（ovarian luteinizing cysts）：是一种由于大量β-hCG刺激卵巢，卵泡内膜细胞发生黄素化而形成的囊肿。多为双侧、多房，内含琥珀色或淡血性液体，直径常为6~12cm，也有20cm者。黄素化囊肿一般无症状，多由超声做出诊断。常在葡萄胎清除后2～4个月自行消退。在GTN中，由于hCG的持续作用，在葡萄胎排空、流产或足月产后，两侧或一侧卵巢黄素化囊肿可持续存在。

（2）腹痛：葡萄胎患者腹痛并不多见，葡萄胎自行排出时，可因子宫收缩而疼痛。在GTN中，一般无腹痛，当病变穿破子宫浆膜时可引起腹腔内出血及腹痛。若子宫病灶坏死继发感染也可引起腹痛及脓性白带。若黄素化囊肿发生扭转或破裂，也可引起急性腹痛。

4 GTN的转移症状

GTN主要经血行播散，转移发生早且广泛。最常见的转移部位是肺（80%），其次是阴道（30%），盆腔（20%）、肝（10%）和脑（10%）等。转移性GTN可同时出现原发灶和继发灶症状，但也有不少患者原发灶消失而转移灶发展，仅表现为转移灶症状。

（1）肺转移：多数无症状，仅靠影像学检查做出诊断，为浅淡小圆形阴影，分布在肺外带，个数不多。转移瘤较大或者广泛时可表现为胸痛、咳嗽、咯血及呼吸困难，常呈急性发作，也可呈慢性持续状态达数月之久。少数情况下，可因肺动脉滋养细胞瘤栓形成，造成急性肺梗死，出现肺动脉高压和急性肺功能衰竭。

（2）阴道转移：转移灶常位于阴道前壁下段及穹

窿，呈紫蓝色结节，阴道转移瘤破裂可发生阴道大出血。

（3）脑转移：预后凶险，为主要致死原因，也是GTN患者最常见的死亡原因。一般同时伴肺转移。脑转移的形成分为3个时期：①瘤栓期，表现为一过性脑缺血症状，如猝然跌倒、暂时性失语、失明等。②脑瘤期，即瘤组织增生侵入脑组织形成脑瘤，出现头痛、喷射样呕吐、偏瘫、抽搐直至昏迷。③脑疝期，因脑瘤增大及周围组织出血、水肿，造成颅内压进一步升高，脑疝形成，压迫生命中枢、最终死亡。

（4）肝转移：为不良预后因素之一，多同时伴肺转移，表现为上腹部或肝区疼痛，若病灶穿破肝包膜，可出现腹腔内出血，导致死亡。

（5）其他转移：包括脾、肾、膀胱、消化道、骨等，其症状视转移部位而异。脾转移可出现脾肿大及上腹闷胀或黄疸等，破溃时并可出现腹腔内出血，形成急腹症。消化道转移可出现呕血及柏油样大便，肾转移可以出现血尿等，严重者一出血即可致死亡。

第二节　全身体检

对于GTN患者，应行全面的查体，了解患者一般情况。

第三节 妇科检查

妇科检查中需注意有无阴道转移灶；明确子宫大小、形态及有否宫旁血管搏动；明确盆腔有无包块及包块位置。妇科查体可有如下阳性发现：

（1）子宫异常增大：葡萄胎临床检查常伴/不伴阴道血迹，子宫异常增大、质软；IM或CC妇科检查时，在合并出血的患者中，可见阴道有暗红色分泌物，双合诊子宫增大、柔软、形状不规则，有时可触及宫旁两侧子宫动脉有明显搏动，并可触到像“猫喘样”的血流漩涡感觉，这是宫旁组织内有转移瘤或动静脉瘘所致。怀疑宫旁动静脉瘘时，应考虑盆腔MRI评估病情，在临床处理时要警惕大出血可能。

（2）子宫复旧不全或不均匀性增大：葡萄胎患者常在葡萄胎排空后4~6周子宫恢复到正常大小。当发生侵葡时，子宫未如期恢复正常，质地偏软。子宫内病灶如已接近子宫浆膜面，检查时可感到该处子宫向外突出且质软，并有明显压痛。

第四节 组织病理学检查

1 清宫标本

组织学检查是葡萄胎最重要和最终的诊断依据。

葡萄胎每次清宫的刮出物必须全部送组织学检查，确保所有妊娠产物被送检以评估所有绒毛组织，只凭少数送检绒毛不能做出完全准确的组织学诊断。葡萄胎的大体表现多种多样。病理医生需从大体上判断绒毛是否有水肿等异常改变。如发现这类改变，病理医生需要决定这些改变是否符合葡萄胎或其他非葡萄胎性胎盘异常。对葡萄胎的组织学诊断和分级较困难，即使专门从事胎盘研究的病理医师之间也会有分歧。分歧主要在对部分性葡萄胎和水肿性流产的鉴别诊断上。必要时可借助辅助实验室检测，如染色体倍体分析、基因标记物印迹或其他分子学检查。如无常规应用这些技术，报告中可写明“可能诊断为”以及注明不确定的原因。病人可能需要hCG水平短期监测。在非葡萄胎性水肿性流产中，hCG水平常会在平均7周内迅速降低并继而恢复正常水平。对少量非葡萄胎性水肿性流产患者也进行hCG随访，可减少葡萄胎漏诊，进而避免延误诊断由此导致的GTN。

2 子宫切除术后病理诊断

在切除子宫标本中，侵葡的大体表现与侵袭部位相关。主要表现为宫腔及子宫肌层或邻近的子宫外组织出现多少不等的水泡伴有显著出血。而绒癌常表现为单个或多发界限清楚的出血结节，病灶可能位置较深，仅出现于子宫深肌层。二者之间鉴别诊断的要点在于有无绒毛，如被检查的部位　（子宫或子宫外）没有可辨认的绒毛，仅有高度异型增生滋养细胞，则诊断为绒癌更为恰当。因此，为避免错误归类，必须连续切片，尽可能确认病变组织是否存在绒毛结构。

3　胎盘的病理

产后绒癌可能来源于无症状的胎盘内绒癌。当病灶很小时，可能仅在晚期胎盘中被当成出血结节而意外发现，对母体和胎儿都不造成影响。接近半数病例可转移到母体。偶尔，可发生婴儿致命的绒癌。胎盘大体检查多无特异性改变或表现为类似胎盘梗死的病灶或出血块。组织学上，邻近绒癌灶的一些绒毛局部或完全被增生的滋养细胞覆盖。

4　肺、脑和肝脏的转移灶

肺、脑和肝是最常见的转移部位，如手术切除，应仔细检查转移肿瘤。

第五节　辅助检查

1　常规血化验检查

治疗前常规化验包括血常规、肝肾功能、凝血功能、甲状腺功能、血型等以及hCG测定。常用的hCG测定方法是放射免疫测定和酶联免疫吸附试验。为避免抗hCG抗体与其他多肽激素发生交叉反应，临床上也用抗hCG-β链单抗检测。正常妊娠，血清hCG测定呈双峰曲线，至妊娠70~80天达高峰，中位数多在10万mIU/mL以下，最高值可达20万mIU/mL。达高峰后迅速下降，34周时又略上升呈小高峰，至分娩后3周转为正常。增生的滋养细胞比正常滋养细胞产生更多的hCG，且在停经8 ~ 10周后仍继续持续上升。因此，葡萄胎患者血清hCG测定值常远高于正常妊娠，且持续较久。但也有少数葡萄胎，尤其部分性葡萄胎因绒毛退行性变，hCG升高不明显。因此血清hCG在葡萄胎和正常妊娠两者间有交叉，故hCG作为葡萄胎特异标记物的价值有限。GTN中，hCG在葡萄胎清除后四次测定血清hCG呈平台或升高，或在流产、足月产、异位妊娠终止4周后，血β-HCG持续在高水平，或曾一度下降后又上升。PSTT的合体滋养细胞很少，β-hCG主要由合体滋养细胞产生，因而这类肿瘤血β-hCG多数正常或轻度升高。

2 影像学检查

影像学检查包括盆腔B超、胸部CT/X线胸片，有些病人需进行头颅MRI及腹部CT。

（1）超声检查。B超是诊断葡萄胎重要辅助检查。推荐经阴道彩色多普勒超声检查，有助于鉴别葡萄胎、多胎妊娠或胎儿畸形。早孕期超声检查特征性表现如下：完全性葡萄胎包括孕5~7周息肉样肿块，孕8周后绒毛组织增厚囊性变及缺乏可识别的孕囊；部分性葡萄胎表现胎盘增大，回声杂乱。完全性葡萄胎和部分性葡萄胎诊断灵敏度分别为95%和20%。此外，回顾性研究提出其他超声软指标，包括胎盘内囊性间隙、胎囊横径与前后径之比>1∶1.5，增加这些指标，清宫前完全性葡萄胎及部分性葡萄胎的确诊率可达86.4%和41.4%。

在PSTT的诊断，B超能显示肿瘤浸润子宫肌层的程度，在一定程度上可预测疾病的侵袭和复发。PSTT在超声下可分两种：一种是富于血管型，表现为含有多个囊性或血管区域的肿块，应尽量避免刮宫术；另一种是相对乏血管型，表现为不含囊的实性肿块或未见明显异常，对此型肿瘤局限者可行保守性手术，保留其生育功能。

ETT的超声图像表现为子宫和（或）颈管肌壁内单发高度异质性回声结节，可凸向宫腔，多普勒血流信号值较低，与PSTT不同的是，ETT肿块边界清楚，不呈浸润性生长。

（2）盆腔动脉造影。葡萄胎造影表现：①子宫动脉增粗，血流增快；②宫腔内不规则造影剂滞留在血窦或绒毛间隙，可见圆形或类圆形充盈缺损；③静脉期提前显影；④病变不侵及子宫肌层。

侵葡与绒癌患者盆腔动脉造影常见表现有：①子宫动脉扩张、扭曲，子宫肌壁血管丰富，病灶部位出现多血管区；②子宫肌层动静脉瘘；③造影剂大量溢出血管外，形成边缘整齐均匀的“肿瘤湖”；④造影剂滞留，呈头发团样充盈，又称肿瘤着色。⑤卵巢静脉扩张。侵葡与绒癌的造影表现几乎很难区别，侵葡除上述表现外，肌壁血窦中有时可见圆形或半圆形充盈缺损，而绒癌中，如病变较大，则在多血管区中心出现无血管区，这是因为绒癌病灶主要由病变中心大片坏死组织和凝血块和周围滋养细胞所组成，病变中心的坏死组织内无血液进入之故。无论是侵葡，还是绒癌，如病变向外扩展而形成宫旁转移时，在子宫范围外可见多血管区或血窦造成的宫旁转移灶阴影。

（3）X线/CT。X线胸片是肺转移的重要诊断方法，肺转移最初胸片表现为肺纹理增粗，后发展为片状或小结节阴影，典型表现为棉球状或团块状阴影，若胸片未发现转移灶，一般建议行肺部CT检查。若影像学提示肺部转移灶（3cm或有多发转移），建议进一步行脑、肝等部位CT或MRI。CT对肺较小病灶和脑、肝等部位转移灶，有较高诊断价值。

（4）MRI。主要用于脑和盆腔病灶的诊断。对PSTT，MRI不是用于确诊，而能显示超声未能发现的病变，评估子宫外肿瘤播散、肿瘤血供，为保守性治疗提供依据。最常表现为宫腔内或肌层内强度不均肿物，绝大部分都显示有囊性区域和显著扩张血管，少数为境界清楚实性肿物。ETT表现为实性占位，强T2WI信号（长T2等T1，DWI增强），根据病灶大小不同可有出血、坏死、钙化等表现；肿瘤直径0.5~14.8cm不等，形状多样：可以呈子宫肌层的实性结节或凸向宫腔的分叶状，甚至剖宫产瘢痕处的不规则病变。

3 内镜检查

典型GTN通过临床病史、血hCG水平和影像学检查整合分析，常能确诊。不需内镜检查。对不典型病例，需要鉴别不全流产、胎盘残留及不典型的异位妊娠（输卵管妊娠、宫角妊娠、宫颈妊娠、子宫疤痕妊娠、肌壁间妊娠和子宫残角妊娠等）。这些疾病与GTN的治疗方案明显不同。推荐对可疑GTD而诊断证据不足，或其他妇科肿瘤临床表现不典型者，应尽量通过手术获取组织标本，以便及早确诊。术式依据病变部位可选择宫腔镜、腹腔镜或开腹手术，直观、准确地定位子宫表面、宫角、以及盆腹腔脏器病变，即可确诊，同时也可进行手术治疗取得组织标本，获得病理诊断。对转移部位的肿瘤，有条件及时获得组织标本得到病理诊断。

（1）腹腔镜检查：对宫角妊娠、输卵管妊娠、肌壁间妊娠，可在腹腔镜直视下看到子宫及输卵管的形态，妊娠部位，并取病理检查。

（2）宫腔镜检查：鉴别流产后宫腔残留或胎盘残留，宫腔镜可在直视下观察宫腔形态，明确占位性病变的解剖部位、大小及形态，并可同时在宫腔镜直视下或辅助定位下清除占位性病变送组织病理学检查，以明确诊断。

第六节　GTN的临床诊断

根据葡萄胎排空后或流产、足月分娩、异位妊娠后出现阴道流血和（或）转移灶及其相应症状和体征，应考虑GTN可能。GTN可以无组织学诊断，仅根据临床做出诊断，β-hCG水平变化是临床诊断的主要依据，影像学是重要的辅助诊断方法，但不是必需的。可获取组织时，应行组织学诊断，若在子宫肌层内或子宫外转移灶组织中见到绒毛或退化绒毛阴影，则诊断为侵葡，若仅见成片增生的滋养细胞浸润及出血坏死，未见绒毛结构，则诊断为绒癌。

1 葡萄胎后GTN诊断标准

①升高的血β-hCG水平呈平台（±10%）达4次（第1、7、14、21天），持续3周或更长；②血β-hCG水平连续上升（>10%）达3次（第1、7、14天）持续2周或更长；③组织学诊断为侵葡或绒癌。

2 非葡萄胎后GTN（绒癌）诊断标准

①流产、足月产、异位妊娠终止后4周以上，血β-hCG水平持续在高水平，或曾经一度下降后又上升，已排除妊娠物残留或排除再次妊娠；②组织学诊断为绒癌。

第三章

分类及分期

第一节 GTD的病理分类及描述

根据WHO2020年（第5版）女性生殖系统肿瘤病理分类标准，GTD在组织学上可分为：①GTN，包括绒癌、PSTT、ETT和混合性滋养细胞肿瘤。②葡萄胎，包括完全性葡萄胎、部分性葡萄胎和侵袭性/转移性葡萄胎。③肿瘤样病变（tumour-like lesions），包括超常胎盘部位反应和胎盘部位结节/斑块。④异常（非葡萄胎）绒毛病变。（见表7-3-1）。虽然WHO分类将侵袭性葡萄胎列为交界性或生物学行为不确定肿瘤，但在临床上仍将其归类于恶性肿瘤，并与绒癌同称为GTN。由于GTN独特的组织学来源及生物学行为，使其成为最早可能通过化疗治愈的实体肿瘤。

表7-3-1 妇科肿瘤WHO分型

组织学类型		ICD编码
GTN	绒毛膜癌	9100/3
	胎盘部位滋养细胞肿瘤	9104/1

续表

组织学类型		ICD编码
GTN	上皮样滋养细胞肿瘤	9105/3
	混合性滋养细胞肿瘤	9101/3
肿瘤样病变	超常胎盘部位反应	
	胎盘部位结节/斑块	
葡萄胎	完全性葡萄胎	9100/0
	部分性葡萄胎	9100/0
	侵袭性葡萄胎/转移性葡萄胎	9100/1
异常（非葡萄胎性）绒毛病变		

（1）葡萄胎（hydatidiform mole，HM）为良性疾病，是以胚胎发育异常、胎盘绒毛水肿增大伴滋养细胞增生为特征的异常妊娠。根据肉眼标本及显微镜下所见特点、染色体核型分析、细胞遗传特性及临床表现，可将良性葡萄胎分为完全性葡萄胎（CHM）及部分性葡萄胎（PHM）两种类型。CHM有以下特征：绒毛水肿增大，大小不等，多数绒毛可见中央水池；细胞滋养细胞和合体滋养细胞弥漫增生，在绒毛周围呈环状分布；绒毛间质一般无血管，但可见明显的核碎裂。PHM可见正常绒毛与水肿绒毛混合存在；水肿绒毛轮廓不规则，呈扇贝样，某些增大的绒毛可见中央水池；滋养细胞增生通常为局灶性，可见杂乱的增生滋养细胞簇从绒毛表面向外呈放射状排列；部分滋养细胞陷入绒毛间质内形成包涵体；同时可见胚胎发育

的证据，如胚胎组织或胎儿、绒毛间质血管内出现有核红细胞等。

染色体核型检查和免疫组织化学 $P57^{Kip2}$ 有助于完全性和部分性葡萄胎的鉴别诊断。CHM 的染色体核型为二倍体，PMH 通常为三倍体。$P57^{Kip2}$ 是一个父系印记母系表达基因，CHM 细胞滋养细胞和绒毛间质细胞呈 $P57^{Kip2}$ 核染色阴性；而 PMH 则相反，细胞滋养细胞和绒毛间质细胞呈 $P57^{Kip2}$ 核染色阳性。

（2）侵袭性葡萄胎（invasive mole，IM）又称恶性葡萄胎（Malignant Mole）。葡萄胎水肿绒毛不再局限于宫腔，而是进入肌层、血管或子宫以外的部位。葡萄胎组织的肌层侵蚀可是浅表的，也可蔓延到子宫壁，导致穿孔并累及韧带和附件。肉眼观察，病灶处可见局部出血或有水肿绒毛。镜下见胎盘绒毛和异型增生滋养细胞出现在子宫肌层、血管或远隔部位；绒毛水肿常不显著，滋养细胞增生程度也有较大差异。

（3）绒毛膜癌（choriocarcinoma，CC）简称绒癌，是一种高度恶性的滋养细胞肿瘤，其特点是滋养细胞失去原来的绒毛或葡萄胎结构，浸入子宫肌层，造成局部严重破坏，并可转移至其他脏器或组织，造成严重后果。绒癌大体标本上，肿瘤见于子宫不同部位，常位于子宫肌层内，也可突向宫腔或穿破浆膜，常为暗红色出血性肿块，伴不同程度坏死。极少数可原发于输卵管、宫颈、阔韧带及胎盘等部位。位于胎盘的绒癌病灶常很小，有时为多发性，位于母体面，就像普通梗死灶，很容易在取材时被忽略而漏诊。显微镜下，成片异型增生的滋养细胞浸润周围组织和血管，肿瘤细胞大多数呈双相分化，可见细胞滋养细胞和合体滋养细胞密切混合，并可见少许中间型滋养细胞。肿瘤中央出血坏死，仅在周边见瘤细胞存活。肿瘤缺乏新生血管，可见假性血管网，血池周围环绕滋养细胞。肿瘤内找不到绒毛组织。

（4）胎盘部位滋养细胞肿瘤（PSTT）：起源于胎盘种植部位的一种特殊类型的滋养细胞肿瘤，肿瘤几乎完全由中间型滋养细胞组成。是相对少见的GTD，多数不发生转移，预后良好。少数病例可发生子宫外转移，则预后不良。PSTT大体表现多样，息肉型呈突向宫腔的黄褐色、质软的息肉样组织。包块型局限于子宫肌层内，病变可与子宫肌层界限清楚或不清楚，呈弥漫性浸润至深肌层、甚达浆膜层或发生子宫外扩散。肿瘤切面呈黄褐色或黄色，有时见局限性出血和坏死。显微镜下：肿瘤几乎完全由中间型滋养细胞组成，无绒毛结构。瘤细胞是大的多角形绒毛外滋养细胞，细胞中等偏大、单核或多核、具轻度到明显的细胞核的非典型性，核仁明显、胞浆嗜酸到透明、散在核分裂象，偶尔可见核内包涵体。核分裂数目不定，大多数病例为1～2个/10HPF，最多可达50个/10HPF；这些瘤细胞以类似种植部位滋养细胞的方式穿透子宫肌层及血管，常见坏死；免疫组化见PSTT弥漫表达种植部位滋养细胞标记HPL、CD146等。

诊断需要与胎盘部位过度反应进行鉴别。后者组织学特征包括无明确肿块形成、存在正常绒毛和混合存在同等数量增殖的单核中间型滋养细胞和多核滋养细胞。

胎盘部位滋养细胞肿瘤与分化差的癌和肉瘤有时难以鉴别，特别是与上皮样平滑肌肉瘤、绒癌、黑色素瘤等。当冰冻切片仅表现为不确定的子宫内病变时，这便成为悬而未决的问题。对诊断有帮助的线索为：有血管侵袭及侵袭的瘤细胞和纤维素样沉积物将肌束分隔开，无绒毛结构。罕见有并存绒癌和胎盘部位滋养细胞肿瘤组织特征的滋养细胞肿瘤。

（5）上皮样滋养细胞肿瘤：是起源于绒毛膜型中间型滋养细胞的肿瘤，占整个GTN的1.39%~2%。2003年首次纳入WHO妇科肿瘤病理分类。ETT的诊断需靠组织病理学。肿瘤常在子宫形成结节状隆起，边界较清，局灶可见明显浸润。大体上，病灶位于子宫肌层深层、子宫下段或子宫颈管，甚至可转移至阴道，成实性、褐色或黄色肿块，可见灶性出血、坏死。镜下见相对单一的上皮样瘤细胞呈巢状、条索状或团块状排列，肿瘤内常见地图样坏死。无绒癌的双向混杂结构和PSTT的散在浸润性生长方式，也很少有血管浸润。免疫组化显示ETT弥漫表达P63，仅灶性表达HPL、CD146。

（6）胎盘部位过度反应。这种反应性病变，可见大量中间型滋养细胞有时还有合体滋养细胞广泛浸润胎盘种植部位的内膜和肌层。该病曾被命名为合体细胞性子宫内膜炎，现已不再用此名称。病变与正常妊娠、流产或葡萄胎有关。可见大量滋养细胞浸润子宫内膜和肌层但后二者结构无改变，也无融合性包块或坏死。滋养细胞偶尔可以侵入血管。滋养细胞核分裂罕见或缺如。

（7）胎盘部位结节（placental site nodule，PSN）和非典型胎盘部位结节（atypical placental site nodule，APSN）PSN或斑片偶尔发生在育龄期人群。多于因月经过多或不规则阴道出血进行子宫内膜诊刮，或抽吸的病人子宫内膜标本中意外发现。有时，可在因其他原因而切除的子宫标本中意外发现。结节可以单发或多发，边界清楚，伴广泛玻璃样变。细胞胞质多样，病变细胞有多量嗜双色性、嗜酸性细胞胞质或偶尔呈空泡状胞质。核形不规则。常无核分裂或少见。

多年来，PSN被认为是临床意义不大的良性中间型滋养细胞病变。伴或不伴非典型特征的PSN可与

PSTT或ETT混合存在，也可逐渐发展为PSTT或ETT。非典型PSN 10%～15%可能会进展为PSTT或ETT。对非典型PSN或局部病理不确定者，应对其组织病理进行集中复核。对已完成生育的非典型PSN在无转移性病灶情况下可考虑行子宫切除术。如希望保留生育功能，则需进一步咨询和检查。

第二节 GTN分期

1 FIGO临床分期与预后评分系统

国际滋养细胞肿瘤学会（ISSTD）于1998年提出GTN分期与预后评分意见，并提交FIGO讨论，FIGO于2000年审定并通过分期及预后评分标准（见表7-3-2、表7-3-3）该评分系统客观反映GTN的实际情况，在疾病诊断同时更加简明指出患者除分期外的疾病程度及预后危险因素。期别早者可能为高危患者，而期别晚者可能为低危者。值得强调的是，诊断时分期与评分系统的整合，更有利于治疗方案选择及预后评估。

表7-3-2 GTN解剖学分期标准（FIGO，2000年）

期别	定义
Ⅰ	病变局限于子宫
Ⅱ	病变超出子宫但局限于生殖器官（宫旁、附件及阴道）
Ⅲ	病变转移至肺伴或不伴生殖道转移
Ⅳ	病变转移至脑肝肠肾等其他器官

表 7-3-3　GTN 预后评分标准（FIGO，2000 年）

预后因素	计分			
	0	1	2	4
年龄（岁）	<40	≥40		
末次妊娠	葡萄胎	流产	足月产	
妊娠终止至化疗开始的间隔（月）	<4	4~6	7~12	≥13
HCG（IU/L）	$<10^3$	10^3~10^4	10^4~10^5	$\geq10^5$
肿瘤最大直径（cm）	<3	3~5	≥5	
转移部位	肺	脾、肾	胃肠道	脑、肝
转移瘤数目*		1~4	5~8	>8
先前化疗失败			单药化疗	两药或多药化疗
总计分　0–6 低危；≥7 高危				

*肺内转移瘤直径超过 3 cm 者或根据胸片可计数的予以记数；按照总计分分组：0~6 分为低危组，≥7 分为高危组

对中间型滋养细胞肿瘤，可采用FIGO分期中的解剖学分期，但预后评分系统不适用于PSTT和ETT。

2　TNM 分期系统

T指肿瘤原发灶。M指远处转移（通常是血行转移）。M1表示有远处转移，又进一步分为M1a和M1b。N指区域淋巴结受累情况。GTN中未对N进行定义。在此基础上，用TNM三个指标整合划出特定分期。（见表7-3-4）

表 7-3-4 分期系统

TNM	FIGO	
Tx		原发肿瘤无法评估
T0		无原发肿瘤的证据
T1	Ⅰ	肿瘤局限于子宫
T2	Ⅱ	肿瘤超过子宫到其他生殖器官： 阴道、卵巢、阔韧带、输卵管
M0		无远处转移
M1		远处转移
M_{1a}	Ⅲ	转移到肺
M_{1b}	Ⅳ	其他远处转移

第四章

治疗

葡萄胎一经诊断，应尽快予以清除。侵葡和绒癌的治疗原则以化疗为主，辅以手术和放疗等其他治疗手段。治疗方案的选择根据FIGO分期、预后评分、年龄、对生育的要求和经济情况等综合考虑，实施分层或个体化治疗。

第一节　手术治疗

1　葡萄胎的手术治疗

葡萄胎一经临床诊断，应尽快予以B超引导下清宫术，不推荐药物流产。2019年的一项Meta分析显示，对40岁以上、无生育要求的葡萄胎患者，可以直接行子宫切除术来替代吸宫术。但手术有一定难度，要求由有经验的医师完成，术后仍需密切随访。考虑到子宫切除并不减少远处转移可能性，因此，不建议作为葡萄胎吸宫术的首选替代方法。

1.1 葡萄胎清宫术的术前准备

详细了解患者一般情况及生命体征：完善术前检查，包括血常规、尿常规、血生化检查、甲状腺功能、血型、Rh阴性血型患者应准备抗D人免疫球蛋白。合并重度妊娠期高血压疾病或心衰者，应积极对症治疗，待病情平稳后予以清宫。此外，建立静脉通路：配血并保持静脉通路开放。

1.2 葡萄胎清宫术术中注意事项

（1）充分扩张宫颈，从小号扩宫棒依次扩张至8号以上，避免宫颈管过紧影响操作，进而减少损伤。术前用物理方法或前列腺素促进宫颈成熟不会增加进展为GTN的风险。

（2）尽量选用大号吸管，以免葡萄胎组织堵塞吸管影响操作，如遇葡萄胎组织堵塞吸头，可迅速用卵圆钳钳夹，基本吸净后再用刮匙沿宫壁轻刮2~3周。

（3）建议由有经验的医师进行以上操作。如术中出血多，可予缩宫素10 U，加至500mL葡萄糖/葡萄糖氯化钠中静滴。缩宫素应在充分扩张宫颈管和开始吸宫后使用，避免因宫口未开时子宫收缩，滋养细胞经挤压后由静脉系统扩散甚至导致肺栓塞。

（4）葡萄胎子宫极软，易发生穿孔，因此建议清宫术在B超引导下进行。目前主张对子宫大小<妊娠12周者，争取1次清净，若高度怀疑葡萄胎组织残留

则须再次清宫。此外，当清宫后临床疑似GTN时，也可行再次清宫。一项前瞻性Ⅱ期临床试验显示，这类患者行2次清宫术后有40%可避免化疗，且手术并发症低。

（5）对Rh阴性血型者，在清宫术后可预防性应用抗D免疫球蛋白。

1.3 葡萄胎清宫术的术后处理

仔细检查并记录清出物的质量（g）、出血量（mL）、水肿绒毛的直径（cm），观察术后阴道流血，生命体征及子宫收缩，将吸刮出物送病理检查，有条件可行葡萄胎组织亲源性检测。

1.4 子宫穿孔的处理

如吸宫开始不久即发现穿孔，应立即停止吸宫操作，同时行腹腔镜或开腹探查，根据患者年龄及对生育要求决定术式（如剖宫取胎、子宫修补或切除子宫等）。如在葡萄胎已基本吸净后发生穿孔，则应停止操作，严密观察。如无活动性子宫出血，也无腹腔内出血征象，可等待1~2周后复查超声决定是否再次清宫；如疑有内出血应行超选择性子宫动脉栓塞术或尽早手术探查。

2 黄素化囊肿的处理

葡萄胎清除后，大多数黄素化囊肿均能自然消退，无须处理。若发生囊肿扭转，需及时手术探查。如术中见卵巢血运尚可，可将各房囊内液穿刺吸出，使囊肿缩小自然复位，不需手术切除卵巢。如血运障碍甚至卵巢已有变色坏死，可复位后用温生理盐水湿敷15分钟以上，若色泽无改变，则应切除患侧卵巢。

3 侵葡和绒癌的手术治疗

手术治疗是辅助治疗，当发生肿瘤浸润导致致命性出血以及化疗耐药病灶等特定情况下应用。术式有子宫切除、病灶切除、肺叶切除术，以及急诊开颅手术等。

（1）子宫切除术

对大病灶、耐药病灶或病灶穿孔出血时，应在化疗基础上行手术。年轻女性应保留卵巢。对有生育要求者，若血β-hCG水平不高、耐药病灶为单个及子宫外转移灶已控制时，可考虑病灶切除术。

（2）保留生育功能的子宫病灶切除术

手术适应证：GTN患者，经多疗程化疗子宫内仍存在1~2个病灶，血中β-hCG水平不很高，子宫外病灶少或无，患者无法再耐受多疗程化疗，要求保留生育功能者，行子宫病灶剔除术。

（3）转移性GTN的手术治疗

1）肺叶切除术

对肺孤立的耐药病灶可考虑肺叶切除术。适应证包括：全身情况良好；子宫原发灶已控制；无其他转移灶；肺部转移灶为孤立性结节；β-hCG尽可能接近正常水平。术后化疗：术后第二天继续化疗，完成疗程。血hCG正常后继续巩固化疗2~3个疗程。

2）脑转移瘤手术

对某些选择性病例，如孤立耐药病灶，其他转移灶消退者，手术具有一定治疗价值。对颅内出血伴颅内压增高者，尤其是多发脑转移及巨大脑转移瘤，常伴有脑出血和水肿而致颅内压急剧升高，出现一系列神经系统症状和体征，经积极予以降颅压、镇静解痉及止血处理后，如在短期内效果不满意，尤其是出现昏迷及呼吸障碍时应当机立断，紧急行开颅去骨瓣减压及转移瘤切除术，开颅手术更具挽救生命的意义。

3）阴道转移灶的手术切除

阴道组织较脆、血管丰富，出现转移灶后，大出血风险很大。对阴道转移灶治疗，目前仍以化疗为主。除非考虑阴道病灶是唯一耐药病灶，否则手术切除应尽量避免，因为一旦大出血，很难控制。在化疗后病灶会缩小，此时切除，出血风险会降低。出现出血时，有必要通过缝合病灶或行病灶局部广泛切除以止血。

4）肝转移灶的手术切除

目前仍无肝转移的明确治疗方案，各中心常予这些患者整合治疗，包括手术切除孤立病灶、血管栓塞及局部放疗。同样，手术切除可能对控制急性出血及去除局灶性耐药病灶有作用。但是，因为通常大部分肝转移患者都合并其他部位的活跃性病变或肝部病变呈弥散性，所以很少患者以化疗耐药为适应证行肝孤立转移灶切除。

4 PSTT的手术治疗

相比于绒癌，PSTT对化疗敏感性差，手术是首选治疗。

（1）手术范围：为全子宫切除术。年轻妇女若病灶局限于子宫，卵巢外观正常，可保留卵巢。对非高危PSTT患者，手术后不必给予任何辅助治疗。淋巴结转移率目前无相关报道，是否在手术中行淋巴结活检需根据术前影像学检查及术中探查结果决定。

（2）保留生育功能的手术：对年轻、渴望生育、低危且病灶局限的PSTT患者，可在充分知情同意前提下，采用彻底刮宫、子宫病灶切除和（或）联合化疗等方法。病变弥漫者不适用保守治疗。保守治疗后若出现持续性子宫病灶和血β-hCG水平异常，则考虑子宫切除术。

5 ETT的手术治疗

手术是ETT主要的治疗手段

（1）手术范围：全子宫或广泛性全子宫切除，适用于局限于子宫的病灶，理论上认为该肿瘤并非激素依赖性疾病，卵巢转移发生率也不高，所以不考虑常规切除卵巢，是否切除卵巢可根据患者年龄决定。

（2）复发病灶：对复发患者，如能手术切除复发病灶，仍然认为是有效的治疗方式。不推荐常规淋巴结清扫，对术前影像学或术中探查有盆腔淋巴结增大者，可考虑淋巴结清扫术。

ETT具有较强的侵袭行为和对化疗不敏感，目前不常规推荐保留生育功能的手术治疗。

第二节 化学药物治疗

GTN是人类通过化疗获得治愈的第一个实体瘤。GTN对于化疗高度敏感。目前化疗分为葡萄胎预防性化疗和GTN的治疗性化疗。

1 葡萄胎预防性化疗

大多数葡萄胎可经清宫治愈，但仍有部分病例可发展为GTN。完全性葡萄胎恶变率约20%。当存在某些高危因素时，恶变率明显上升。

葡萄胎的预防性化疗不作常规推荐，对有恶变高危因素者，如规律随访困难，可予预防性化疗。恶性变相关高危因素有：①hCG>500000IU/L；②子宫明显大于停经孕周；③卵巢黄素化囊肿直径>6cm。另外，年龄>40岁和重复葡萄胎也被视为恶变高危因素。预防性化疗以单药为宜，可选用放线菌素D（Act-D）、甲氨蝶呤（MTX）（表7-4-1）。β-hCG正常后，不再需要巩固化疗。

2 侵葡和绒癌的化疗

在制订治疗方案以前，应做出正确的临床分期及预后评分，并评估对治疗的耐受性，治疗原则以化疗为主，辅以手术和放疗等其他治疗手段。治疗方案的选择根据FIGO分期、预后评分、年龄、对生育的要求和经济情况等整合考虑，实施分层或个体化治疗。

2.1 低危患者的化疗

（1）化疗方案的选择：对低危患者，可采用单药化疗。单药方案在下列患者中成功率更高：预后评分0~4分、末次妊娠为葡萄胎、病理诊断为非绒癌患者。常用一线药物有MTX和Act-D。常用单药方案。（见表7-4-1）。目前尚无推荐某种单药或哪种给药方案优于其他方案。荟萃分析显示，Act-D的5d方案、Act-D冲击方案及MTX多天方案相对疗效更好。对于预后评分5~6分或病理诊断绒癌的低危患者，一线采用单药化疗的失败风险明显增高，可参照预后评分高危患者的方案选择联合化疗。

（2）药物的更换：9%~33%的低危GTN首次单药

化疗后会产生耐药或对化疗方案不耐受。单药化疗耐药的定义：原发耐药指在开始应用单药化疗的前两个疗程即出现β-hCG升高或平台（下降<10%）；继发耐药指开始化疗时有效，随后β-hCG在两个疗程中呈现平台或升高。

当对第1种单药化疗有反应，但因毒性反应无法耐受时，可更换另一种单药。如出现单药耐药，β-hCG呈现平台且<300U/L，可改为另一种单药化疗。如β-hCG呈现平台且>300U/L，或β-hCG升高，或出现新病灶，或对两种单药化疗均反应不佳时，建议改为联合化疗。

（3）停止化疗适应证：β-hCG正常后巩固化疗2~3个疗程。对β-hCG正常而影像学异常者不建议继续化疗，因为β-hCG是反应肿瘤活性的可靠指标。

表7-4-1　常用单药化疗方案

药物名称	给药方案	疗程间隔	CR/%
MTX	1 mg/kg或50 mg，IM或IV，第1，3，5，7天； 四氢叶酸0.1 mg/kg，IM或PO，第2，4，6，8天	2周	74~90
	0.4 mg/kg或15 mg，IM或IV，连续5天	2周	87~93
	30~50 mg/m² IM	1周	49~74
	100 mg/m² IV，200 mg/m² IV 12 h，FA 15 mg Q12H IM×4次	2周	69~90
Act-D	1.25 mg/ m² IV（最大2 mg）	2周	69~90
	10~12μg/kg或0.5 mg IV，连续5d	2周	77~94

2.2 高危患者的化疗

高危GTN化疗方案首选EMA-CO方案或以5-氟尿嘧啶（5-FU）/氟尿苷（FUDR）为主的联合化疗方案。EMA-CO方案（依托泊苷、甲氨蝶呤、放线菌素D、环磷酰胺和长春新碱）初次治疗高危转移病例的CR及远期生存率均在90%以上，最常见不良反应为骨髓抑制，其次为肝肾毒性。由于G-CSF骨髓支持和预防肝肾毒性药物及止吐药物的支持，EMA-CO方案的计划化疗剂量强度已可得到保证。

中国GTN相对高发，在治疗高危病例方面也取得了丰富经验，以5-FU/FUDR为主的联合化疗方案包括FAV（5-FU/FUDR、放线菌素D和长春新碱）和FAEV（5-FU/FUDR、放线菌素D、依托泊苷和长春新碱），治疗高危和耐药GTN的CR达80%以上。由于不同地区医疗条件存在差异，其他化疗方案可依据各地医疗条件及可选择药物选择，常见联合化疗方案具体药物及剂量。（见表7-4-2）。停止化疗的适应证为β-hCG正常后再巩固化疗3~4个疗程。

2.3 极高危患者的化疗

指预后评分≥13分及伴肝、脑或广泛转移的高危病例。可直接选择EP-EMA等二线方案。这类患者如一开始就采用标准多药联合化疗，可能会造成严重骨髓抑制导致大出血、败血症，甚至多器官衰竭，可在标准化疗前先采用低剂量的诱导化疗，如EP方案（依托泊苷100 mg/m²和顺铂20 mg/m²，2d，每周1次共1~3周）或AE方案（Act-D 500μg和依托泊苷100 mg/m²，3d，疗程间隔2周），待病情缓解后，转为标准化疗方案。血β-hCG正常后巩固治疗3~4个疗程。

表7-4-2 常用联合化疗方案

1.FAV方案：（VCR+5-FU/FUDR+ Act-D） 6d为一个疗程，间隔17～21d			
用法：	VCR	2 mg + NS 20 mL	静脉注射，化疗前3 h，（第1天用）床旁化药
	5-FU 或FUDR	24～26 mg/（kg·d） 24mg/（kg·d）	静脉滴注，每日1次（匀速，8 h）
	5% GS	500 mL	
	Act-D	4～6 μg/（kg·d）	静脉滴注，每日1次（1 h）
	5%GS	250 mL	
2.FAEV方案：（VCR +5-FU/FUDR+ Act-D+VP-16） 5d为1个疗程，间隔17～21d			
用法：	VCR	2 mg + NS 20 mL	静脉注射，化疗前3 h（只用1 d）
	VP-16	100 mg/（m²·d）	静脉滴注，每日1次（1h）
	NS	500 mL	
	Act-D	200 μg/（m²·d）	静脉滴注，每日1次（1 h）
	5%GS	200 mL	
	5-FU 或FUDR	800～900 mg/（m²·d） 800 mg/（m²·d）	静脉滴注，每日1次（匀速，8 h）
	5% GS	500 mL	

3.EMA/CO 包括EMA及CO二部分			
EMA部分：			
第1天	Act-D	500 μg（体重小于40 kg用400 μg）	静脉滴注（1h）
	5% GS	250 mL	
	VP-16	100 mg/m^2	静脉滴注（1 h）
	NS	500 mL	
第1天	MTX	100 mg/m^2	静脉注射
	NS	30 mL	
	MTX	200 mg/m^2	静脉滴注（12 h）
	NS	1 000 mL	
	水化2 d，日补液总量2 500~3 000 mL，记尿量，尿量应>25 00 mL/d		
第2天	Act-D	500 μg	静脉滴注（1 h）
	5% GS	250 mL	
	VP-16	100 mg/m^2	静脉滴注（1 h）
	NS	500 mL	
	CVF	15 mg	静脉注射，每12 h一次（从静脉推MTX开始24 h后开始，共4次）
	NS	4 mL	
CO部分：			
第8天	VCR	2 mg+ NS 20 mL	静脉注射，化疗前3 h
	CTX	600 mg/m^2	静脉滴注（2 h）
	或IFO	1 600 ~ 1 800mg/m^2	
	NS	500 mL	
	注意事项：补液1 500~2 000mL（用CTX者不需大量补液）；IFO时用美司钠解救，用法：20%IFO的量（一般为400 mg），0、4和8 h		
第15天	重复下一疗程		

续表

<table>
<tr><th colspan="4">4.EMA/EP化疗</th></tr>
<tr><td colspan="4">EMA部分同EMA/CO方案，一般仅用第1天之药物，第二天不用化疗药物，仅使用CVF解救。</td></tr>
<tr><td rowspan="4">第8天EP</td><td>VP-16</td><td>150 mg/m²（最大剂量200 mg）</td><td rowspan="2">静脉滴注</td></tr>
<tr><td>NS</td><td>500 mL</td></tr>
<tr><td>DDP（水剂）</td><td>75 mg/m²最大剂量（100 mg）</td><td rowspan="2">静脉滴注</td></tr>
<tr><td>NS</td><td>500 mL</td></tr>
<tr><td>第15天</td><td colspan="3">重复下一疗程第1天</td></tr>
<tr><th colspan="4">5.TE/TP方案</th></tr>
<tr><td colspan="4">TE和TP两周交替，4周为一疗程</td></tr>
<tr><td rowspan="5">第1天</td><td>地塞米松</td><td>20 mg</td><td>口服，化疗前12 h，6 h</td></tr>
<tr><td>西咪替丁</td><td>30 mg+NS 100 mL</td><td>静脉注射 大于30 min</td></tr>
<tr><td>紫杉醇</td><td>135 mg/m²+NS 250 mL</td><td>静脉注射>3 h</td></tr>
<tr><td>10%甘露醇</td><td>500 mL</td><td>静脉注射>1 h</td></tr>
<tr><td>DDP</td><td>60 mg/m²（最大100mg）+NS 1 000 mL</td><td>静脉注射>3 h</td></tr>
<tr><td rowspan="2">第15天</td><td>紫杉醇</td><td>135 mg/m²+NS 250 mL</td><td>静脉注射>3 h</td></tr>
<tr><td>VP-16</td><td>150 mg/m²（最大200 mg）+NS 1 000 mL</td><td>静脉注射>1 h</td></tr>
</table>

3 PSTT的化疗

化疗作为高危患者子宫切除后辅助治疗，应选择联合化疗，可选方案包括FAEV、EMA-CO、EMA-EP和TP/TE等。实施化疗的疗程数同高危GTN。高危因素包括：存在子宫外病灶（即：FIGO Ⅱ~Ⅳ期），FIGO Ⅰ期但合并有其他不良预后因素（如：发病与前次妊娠终止间隔时间大于2年、脉管浸润、深肌层受累、高核分裂相等），术后血清β-hCG仍持续上升者。

4 ETT的化疗

对Ⅰ期ETT，如已行全子宫切除手术，术后β-HCG降至正常，可不行化疗。对Ⅱ-Ⅳ期及治疗后复发患者，术后化疗对转移病灶治疗有帮助，可考虑术后化疗。应直接选择联合化疗，方案包括：FAEV、EP-EMA、EMA-CO等。对有远处或广泛转移者，高强度化疗可能有一定作用。由于病例的异质性，无法推荐哪种方法更好，至于术后化疗的适应证，以及巩固化疗多少疗程亦无明确定论。

第三节 放疗

放疗作为化疗补充，主要用于脑转移和胸部、盆腔残存病灶或耐药灶的治疗。

1 放疗适应证

①脑转移，包括多发脑转移、症状性脑转移和脑部寡转移；②阴道、宫颈等转移灶急性出血，病灶广

泛，局部/介入止血无效，可考虑加用放疗；③胸部、盆腔团块转移灶化疗消退不满意者或化疗后残存病灶；④耐药灶且无法手术切除；⑤肿瘤压迫产生症状时，可行姑息性放疗缩小肿瘤，减轻症状。

2 放疗技术选择

包括调强放疗（IMRT）、容积调强放疗（VMAT）、螺旋断层放疗（TOMO）、立体定向放疗（SBRT）。常规放疗和三维适形放疗（3D-CRT）的使用正在逐渐减少。立体定向放疗包括射波刀、速锋刀等X刀技术；伽马刀技术的应用亦逐渐减少。

3 放疗方案

胸部病灶和盆腔病灶常用IMRT和VMAT，脑转移病灶根据病灶数量选择TOMO或SBRT。SBRT常用于脑部寡转移（1~5个病灶），TOMO可用于脑部寡转移病灶，亦可进行全脑放疗并同步给予肿瘤区域加量。在脑部放疗中，应同时采用脱水、止血及全身支持治疗，以利放疗顺利进行。待脑部转移灶控制后，及时行全身化疗根治肿瘤。对阴道及宫颈转移灶需放疗控制出血时，可用局部放疗配合全身化疗，尤其是阴道腔内±插植放疗，单次量高，数次后即可达到止血，肿瘤常迅速消退。对耐药灶的放疗，放疗野包括受累区域，给予高姑息剂量，可采用IMRT或VMAT。

第四节　介入治疗

选择性动脉栓塞：选择性动脉栓塞术可用于治疗GTN导致的腹腔内出血或子宫出血。动脉造影能很快明确出血部位，选择性动脉栓塞术可准确阻断出血部位血供，手术时间短，创伤小，对病情危重的肿瘤大出血是一种有效应急措施，使某些无法承受手术的患者可能获得治疗机会。对有生育要求妇女，既可达到保留子宫目的，也有利于随后化疗。此外，对肝脾转移瘤破裂导致大出血的患者，动脉栓塞术也是一种有效应急措施，使某些无法承受手术者可获治疗机会。

（1）常用栓塞剂

1）明胶海绵：是目前应用最多的一种栓塞剂，优点是安全无毒，取材方便。明胶海绵常在7~21天后吸收，被阻塞血管可再通。从栓塞时间看，是一种中效栓塞剂。

2）不锈钢圈：可制成不同大小以适合所要栓塞的血管。只能栓塞动脉近端，且易建立侧支循环，是一种长效栓塞剂。

3）无水乙醇：一种液态栓塞剂。栓塞机制是造成微小血管内膜损伤，血液中蛋白质变性，形成凝固混合物而起栓塞作用，是一种长效栓塞剂。由于是微血管栓塞，栓塞后不易建立侧支循环，因而是一种很好的治疗肿瘤的栓塞剂。但值得注意的是，酒精反流引起邻近器官梗死是一种严重并发症，在选用和操作时要谨慎。

4）聚乙烯醇：一种无毒、组织相容性好、在体内不被吸收的长效栓塞剂。

5）碘油乳剂：碘油乳剂可通过肝动脉注入，并滞留在肿瘤血管内，产生微血管栓塞。还可混合化疗药物或标记放射性核素，进行内放疗，是目前肝癌栓塞治疗中应用最广的一种栓塞剂。

6）微囊或微球微囊：可包裹化疗药物如MMC微囊，DDP微囊，MTX微囊以及5-FU微囊等进行化疗性栓塞。

各种栓塞剂有不同优缺点，使用时应根据不同情况做出适当选择：如为控制出血或术前栓塞，可采用短中效栓塞剂；如作为肿瘤的姑息性治疗则宜选用长效栓塞剂。另外，还应根据栓塞血管大小及栓塞部位和邻近器官，选择不同类型栓塞剂。

（2）栓塞方法：将导管插进肿瘤供血动脉，在栓塞前作动脉造影以了解血管分布及变异、肿瘤大小或局部出血及侧支循环等情况。然后根据具体情况及治疗目的选择栓塞剂。注入栓塞剂时要在电视监视下缓慢注入，导管头要尽量靠近靶血管，以防栓塞剂反流。另外对有较大盆腔动静脉瘘进行栓塞时，有可能造成栓塞物质游走致肺栓塞，因此选择较大不锈钢圈栓塞为宜。

第五章

高危耐药和复发GTN的处理

第一节 高危GTN的耐药和复发标准

（1）耐药标准：目前尚无公认耐药标准。对高危患者的联合化疗后，一般认为，化疗过程中出现如下现象应考虑为耐药：经连续2个疗程化疗后，血清β-hCG未呈对数下降或呈平台（下降<10%）甚至上升，或影像学检查提示肿瘤病灶不缩小甚至增大或出现新病灶。

（2）复发标准：治疗后血清β-hCG连续3次阴性3个月后出现血β-hCG升高（除外妊娠）或影像学检查发现新病灶。

第二节 耐药和复发GTN治疗方案选择

化疗前完善辅助检查（包括胸部及腹部CT，盆腔及脑部MRI），必要时可行PET/CT。治疗前需重新进行预后评分。可选择化疗方案包括FAEV、EMA-EP、ICE（依托泊苷、异环磷酰胺和卡铂）、VIP（依托泊苷、异环磷酰胺和顺铂)、TP/TE(紫杉醇、顺铂/紫杉醇和依托泊苷)、BEP等(博莱霉素、依托泊苷和顺铂),具体用法见表7-5-1。对多药耐药患者,可考虑选择大剂量化疗联合自体干细胞移植、靶向治疗及PD-1/PD-L1抗体(例如pembrolizumab)单独使用或联合化疗,新近研究显示,对复发耐药的高危GTN者,使用卡瑞利珠单抗联合甲磺酸阿帕替尼的ORR可达55%,是一种有效的治疗选择。动脉灌注化疗可提高耐药、复发患者的疗效。停止化疗适应证仍然为血β-hCG正常后再巩固化疗3~4个疗程。

表7-5-1 复发耐药病例用化疗方案

方案名称	方案内容	周期	注意事项
ICE	VP16: 100mg/m²/d(D1-3)+IFO:1.2g/m²/d(D1-3)+卡铂300mg/m²(D1)	每21天一周期	IFO时用mesna解救,水化2天
VIP	VP16:75mg/m²/d(D1-4) IFO:1.2g/m²/d(D1-4) DDP:20mg/m²/d(D1-4)	每21天一周期	IFO时用mesna解救,用法:20%IFO的量(一般为400mg),0h、4h、和8h
PEB	DDP(20mg/m²/d)(D1-5) VP16 100mg/m²/d(D1-5) 博莱霉素15mg/m²/d(D1-2)	每21天一周期	充分水化。博莱霉素应监测肺功能,尤其是弥散功能

第三节　手术治疗在耐药和复发GTN中的价值

手术治疗及手术时间选择在高危耐药和复发患者治疗中非常重要，强调手术治疗在高危耐药和复发患者治疗中的重要性，并慎重选择手术时机。耐药性GTN的手术适应证为：一般情况好，可耐受手术；转移灶为孤立可切除病灶；无手术切除部位以外活跃性转移灶；术前血清β-hCG应尽可能接近正常水平。

第六章

随访

葡萄胎病人作为高危人群，随访有重要意义。通过定期随访，可早期发现GTN并及时处理。葡萄胎随访目标是监测疾病，尽早发现恶变、尽早治疗。

对GTN，治疗后随访应规范，早期发现复发，及时给予干预。

第一节　葡萄胎清除后的随访

葡萄胎清除后，应每周检测血hCG或β-hCG，滴度应呈对数下降，一般在8~12周恢复正常。随访应包括：①hCG定量测定，葡萄胎清宫后每周1次，直至连续3次正常，然后每个月监测血β-hCG1次，至少持续6个月此后可每半年1次，持续至少1年，如出现异常，应提前复查。②每次随访时除必须做hCG测定外，应注意月经是否规则，有无异常阴道流血，有无咳嗽、咯血及其他转移灶症状，并做妇科检查，可定期作超声、X线胸片或肺CT检查。完全性葡萄胎的恶变率为10%~30%不等，部分性葡萄胎的恶变率为

0.5%~5.6%。

第二节 IM和CC化疗后的预后及随访

GTN在化疗结束后，应严密随访血hCG，第1次在出院后1个月，然后每1个月一次到1年，每3个月1次至2年，每6个月一次至3年，此后每年1次直至5年，然后可每2年1次。目前证据显示，高危患者治疗结束后5年再复发病例少见，因此建议至少随访5年。高危患者治疗后全身影像学检查可作为评估残留病灶或变化的方法，当出现疾病复发时，有助于转移病灶的定位及监测。在发现有效化疗药物之前，侵葡的死亡率可达25%，自20世纪50年代后期证实大剂量甲氨蝶呤能有效治疗该肿瘤及随后发现了一系列有效化疗药物之后，侵葡已基本无死亡病例发生。对于IM和CC，影响预后的主要因素有：年龄、终止妊娠至治疗开始的间隔时间、血β-hCG水平、FIGO分期及是否规范治疗等。

第三节 PSTT的预后及随访

一般认为，当出现下列情况之一者为高危PSTT，预后不良：①核分裂象>5个/10个HPF；②距前次妊娠时间>2年；③子宫外转移；④深肌层浸润、LVSI、弥漫坏死。也有报道，FIGO晚期、病程大于4年及出现胞浆透亮的瘤细胞是独立不良预后因素。

随访内容基本同GTN，应终身随访，尤其是接受保留生育功能治疗的患者。但由于血β-hCG水平多数正常或轻度增高，影像学检查更为重要。有条件的单位可选择增强MRI。

第四节　ETT患者的预后及随访

虽然ETT生长缓慢，但相比PSTT其恶性程度明显升高，一旦出现转移或复发，常疗效不好。不良预后因素包括：FIGO分期晚，存在子宫多发病灶，侵及子宫全层并累及浆膜层；细胞低分化，细胞异型、核分裂指数高或存在血管侵袭等。子宫外病灶要进一步区分，子宫外的盆腔种植性病灶的预后要好于经血行转移的病灶（如肺转移）。

随访内容基本同GTN，但由于血β-hCG水平多数正常或轻度增高，影像学检查更为重要。有条件单位可选择增强MRI。

第七章

其他问题处理

第一节　葡萄胎的良性转移问题

良性葡萄胎亦可发生阴道或肺转移，在葡萄胎清除后这些转移可以自然消失，不一定是恶性表现。Novak称“迁徙”（Deportation）或“生理性转移”。对肺出现转移小结节，但血清hCG持续下降，在有知情同意下，可不予化疗，密切随诊。

第二节　再次葡萄胎问题

单次葡萄胎后再次发生葡萄胎的风险较低，为0.6%~2%，有2次者发生第三次的机会可达28%。

第三节　残余葡萄胎

葡萄胎排出不净，部分残存宫内，可致子宫复旧不良及子宫持续异常出血，血清hCG下降不满意。再次刮宫，将残存组织刮净，所有症状迅即消失。称为“残存葡萄胎”。一般无严重后果。但长期流血易致宫内感染，处理应极为小心。这种情况易和葡萄胎发生恶变（侵入肌层）相混淆，诊断也应注意。

第四节　GTD后的妊娠问题

葡萄胎随访期间避孕应采用可靠方法，首选避孕套或口服避孕药。不建议选用宫内节育器，以免穿孔或混淆子宫出血原因。葡萄胎后如β-hCG自然降至正常，发生GTN的概率不足1%，故葡萄胎后6个月若β-hCG已降至正常者可以妊娠。即使发生随访不足6个月的意外妊娠，只要孕前β-hCG已恢复正常，无须终止妊娠。1次葡萄胎妊娠后再次葡萄胎妊娠的发生率为0.6%~2%，连续发生葡萄胎后再次发生葡萄胎的风险更高，因此，对葡萄胎后的再次妊娠，应在早孕期间行超声和β-hCG动态监测，以明确是否为正常妊娠，分娩后胎盘送病理检查，并随访β-hCG直至降至正常。

对IM和CC，目前研究显示，化疗后12个月内妊娠者，与普通人群相比，未增加流产、异位妊娠、再次葡萄胎和死产发生风险，与化疗12个月后妊娠相比，GTN的复发风险也无增加，但考虑到化疗药物的生殖毒性，建议随访期间严格避孕1年。如在血β-hCG正常后的随访期间短期内意外妊娠，需与患者充分沟通，权衡利弊，进行个体化处理。

第五节　双胎之一合并葡萄胎的管理

完全性葡萄胎与正常胎儿共存（Complete hydatidiform mole with co-existing fetus，CHMCF）是一种罕见情况，发生率为1/（22 000~100 000）次妊娠，发生率可随诱导排卵及辅助生育技术应用的增加而升高。细胞遗传学分析对诊断CHMCF至关重要。当无法鉴别CHMCF或单胎部分性葡萄胎时，应考虑行侵入性产前诊断检查胎儿染色体核型。若胎盘异常（如怀疑胎盘间质发育不良或异常），也应考虑行侵入性产前诊断。

CHMCF患者是否继续妊娠必须充分考虑到患者意愿、医疗条件及胎儿存活的可能性，应强调遵循个体化处理原则。如患者有强烈生育意愿，应充分告知围产期相关疾病发生风险可能增加；早期流产（40%）和早产（36%）的风险均增加；进展为GTN的风险也较高，从15%~20%增加到27%~46%。妊娠期间应加强产科并发症的监测。终止妊娠时，建议对胎盘行组织学检查，终止妊娠后还应密切随访血β-hCG水平。

第八章

营养治疗与中医论治

第一节 营养治疗

同其他恶性肿瘤一样，对GTN患者需关注营养治疗。需要定期评估患者的营养摄入、体重变化等。GTN的营养状态还与化疗有很大关系。几乎所有化疗药物都可导致营养相关不良反应。化疗可直接影响新陈代谢，或因引起恶心、呕吐、腹泻、口腔炎、味觉改变、胃肠道黏膜损伤、食欲减退及厌食而间接影响营养物质摄入。EMA/EP中的静脉用DDP为高致吐风险药物，EMA-CO方案中，CTX（600mg/m^2）和MTX属于中度致吐风险（呕吐发生率30%～90%），但由于GTN的FAV和FAEV均为联合方案，且化疗5~7天，患者在实际过程中，恶心呕吐仍然严重。氟尿嘧啶类药物（如5-FU）中比较常见的副反应是腹泻。

营养不良会降低患者对化疗的耐受程度，影响生活质量、治疗效果及预后。营养不良会影响中性粒细胞水平，致使患者在化疗药物作用的基础上白细胞下降更为明显，也会使血浆蛋白水平降低，化疗药物的吸收、分布、代谢及排泄出现障碍，明显影响化疗药物的药动学，化疗药物的不良反应也因此增加，机体耐受化疗能力降低，化疗有效反应显著降低。

当判断患者适宜进行营养治疗时应早期使用，才能发挥最大效果。存在下列情况可视为化疗营养治疗开始的适应证：①已存在营养不良；②预计每日摄入量<预计能量消耗的60%且持续时间>10天，或预计患者不能进食时间>7天；③对因营养摄入不足导致近期体重丢失>5%的患者。治疗途径选择遵循“只要肠道功能允许，首先使用肠道途径”的原则，优先选择肠内营养；符合营养治疗适应证，但不能耐受肠内营养，或存在消化道梗阻、化疗所致严重黏膜炎、肠道功能紊乱等情况，以及仅通过经口摄食和肠内营养途径，患者仍无法获得足够营养时，可给予静脉营养，一般为短期治疗。具体能量计算及制剂选择建议请营养科专科医生会诊。

第二节　中医论治

1　GTN中医历史沿革

中医古籍无GTD病名，根据其临床表现，归属于“鬼胎”“伪胎”等范畴。早在数千年前，古代医家就认识到了本病。但由于历史原因，认知及检测手段局限，对于本病的认识，多局限于表象描述，对于发生原因，又带有年代认知的烙印。作为独立疾病的提出，首见于隋代巢元方所著《诸病源候论·妇人妊娠病诸候下》。原文言："夫人腑脏调和，则血气充实，风邪鬼魅，不能干之。若荣卫虚损，则精神衰弱，妖魅鬼精，得入于脏，状如怀娠，故曰鬼胎也。"此后，历代医家沿用此病名，并不断丰富对鬼胎的描述及处治原则，南宋医家陈沂指出"妊娠腹内鬼胎者，由营卫虚损，精神衰耗，以致妖魅精气感入藏府。状如怀妊，腹大如抱一瓮，按之无凹凸，不动者，是鬼胎也。间下黑血或浊水等物，不可作安胎治之。"明代医家虞抟对隋以来的陈旧观点进行批判，并将本病命名为伪胎，认为"夫所谓鬼胎者，伪胎也，非实有鬼神交接而成胎也。古方有云，思想无穷，所愿不遂，为白淫白浊，流于子宫，结为鬼胎，乃本妇自己之血液淫精，聚结成块，而胸腹胀满，俨若胎孕耳。"明代医家孙一奎所著《赤水玄珠》中言"人由脏腑失调，血气不充，营卫虚损，则精神衰弱，而鬼魅之类得以乘之，亦如怀妊之状。"清代医家傅山在《傅青主女科》中提到的室女鬼胎和妇人鬼胎，有如下描述："妇人有腹似怀妊，终年不产，甚至二三年不生者，此鬼胎也。其人必面色黄瘦，肌肤消削，腹大如斗，厥所由来，必素与鬼交，或入神庙而兴云雨之思，或游山林而起交感之念，皆能召祟成胎"；"女子有在家未嫁，月经忽断，腹大如妊，面色乍赤乍白，六脉乍大乍小，人以为血结经闭也，谁知是灵鬼凭身乎？"可见即使清代著名中医大家傅山对本病的认知也带有深深的历史烙印。清代医家徐大椿在《妇科指要》中提到"妇人身感妖魅，腹怀异胎，疼痛攻绞，亦为鬼胎。"清代竹林寺僧所创《竹林寺女科》中认为："此由本妇质弱，或邪思蓄注，血随气结而不散，或卫任滞逆，脉道壅瘀而不行，是宫内因之病。"对本病的病机描述已非常详实。随着后世医家对本病认识的不断深入，《中医妇科学》"十二五""十三五"规划教材已沿用西医"葡萄胎"作为中医病名，将本病定义为：妊娠数月，腹部异常增大，隐隐作痛，阴道反复流血，或下水泡者，称为"葡萄胎"，亦称"鬼胎""伪胎"。

2 GTN中医病因病机

梳理历代医家对鬼胎病因、病机的认识，本病主要病因病机为素体虚弱，七情郁结，湿浊痰凝不散，损伤冲任，精血虽凝而终不成形。

2.1 肾脾两虚、水湿失运

素体禀赋不足，或肾气未充，过早交接；或多产房劳，损伤肾气，肾气渐衰；或素体脾胃虚弱、忧思伤脾，脾气亏虚；肾虚蒸腾气化失职，脾虚水湿运化不力，水湿聚集，致使孕后精血虽凝而终不成形，发为鬼胎。《医学心悟》言："凡人脏腑安和，血气充实，精神健旺，荣卫条畅，则妖魅之气，安得而乘之？惟夫体质虚衰，精神惑乱，以致邪气交侵，经闭腹大，如怀子之状。其面色青黄不泽，脉涩细，或乍大乍小，两手如出两人，或寒热往来，此乃肝脾郁之气，非胎也。"

2.2　寒湿阻滞、痰凝血瘀

孕妇久居湿地，或贪凉饮冷，寒湿客于冲任，寒湿伤肾，或因素体肾阳亏虚，命门火衰，温煦无力，气血、津液运行不畅，而生痰浊、瘀血，凝滞胞宫，腹大异常，寒湿生浊伤胎，发为鬼胎。《张氏医通》言："古人论鬼胎之说，皆由其人阳气不足，或肝气郁结，不能生发，致阴血不化而为患也。有因经时饮冷，停经而成者，有郁痰惊痰湿热，凝滞而成者，有因恚怒气食，瘀积互结而成者，故凡鬼胎之脉，必沉细弦涩，或有时虚浮，有时沉紧，皆阳气不充之验，其腹虽渐大，而漫起重坠，终与好胎不同"。

2.3　肝郁失疏、气滞血瘀

妇人素体抑郁，孕后情志不遂，肝失疏泄，气滞则胞脉阻滞，瘀阻脉道，血随气结，冲任损伤，精血凝集，瘀血结聚胞中，瘀伤胞脉则流血，发为鬼胎。《景岳全书·妇人规》中言："妇人有鬼胎之说，岂虚无之鬼气，果能袭人胞宫而遂得成形者乎？此不过由本妇之气质，盖或以邪思蓄注……盖即血气瘕之类耳"。吴谦在《医宗金鉴》中亦言："鬼胎者，因其人思想不遂，情志相感，自身气血凝结而成，其腹渐大如怀子形状。古云实有鬼神交接，其说似属无据。妇人石瘕，肠覃二证，亦俱如怀孕之状，由气血凝结而成，则可知其必无是理矣！"吴氏认为，状如怀孕之病多，如石瘕，肠覃，皆由气血相结而成，故此病亦是情志不遂，气血凝结，而非古云之鬼魅传说。

3 GTN中医辨证论治

根据患者停经、阴道流血情况，并结合全身症状、舌脉进行辨证。若停经后阴道不规则流血，量少，色淡红，舌淡，苔白，脉沉细弱者，多为肾脾两虚；若停经后阴道不规则流血，量少，色紫暗，有块，伴小腹冷痛，舌黯，苔白，脉沉紧，为寒湿瘀结；若停经后阴道不规则流血，量少，伴胸闷呕恶，舌淡胖，苔厚腻，脉滑者，为痰浊瘀结；若停经后阴道不规则流血，量时多时少，色黯红，夹血块，舌黯红有瘀斑，脉弦涩者，为气滞血瘀。

鬼胎一经确诊，应及时下胎益母，参照西医的治疗方法。中医治法以下胎祛瘀为主，佐以补肾健脾，温经散寒，利湿化痰，行气活血。

3.1 肾脾两虚证

主要证候：停经后阴道不规则出血，量少，色淡红，可有水泡状物排出；腹大异常，或腹部隐痛，无胎心胎动；腰膝酸软，倦怠乏力；舌质淡，苔薄白，脉沉细弱。

证候分析：素体禀赋不足，或肾气未充，过早交接，或多产房劳，损伤肾气，肾气渐衰；或素体脾胃虚弱、忧思伤脾，脾气亏虚；肾虚蒸腾气化失职，脾虚水湿运化不力，水湿停聚，孕后精血虽凝而终不成形，故致本病，妊娠而无胎心胎动，可有水泡状物排出；脾肾两虚生化无源，摄纳无力，故阴道流血，量或多或少，色淡；胞脉失养故腹痛隐隐；腰膝酸软，倦怠乏力，舌质淡，苔白，脉沉细弱均为肾脾两虚之征。

治法：补肾健脾，运化水湿。

方药：救母丹（《傅青主女科》）。

方药组成：人参、当归、川芎、益母草、赤石脂、芥穗（炒黑）。

3.2 寒湿瘀结证

主要证候：停经后阴道不规则出血，量少，色紫暗，有块；小腹冷痛，腹大异常，无胎心胎动；形寒肢冷；舌淡苔白，脉沉紧。

证候分析：贪凉感寒，寒湿伤肾，或素体肾阳亏虚，命门火衰，温煦无力，致使下焦寒湿与血结聚胞中，孕后精血虽凝而终不成形，故腹大异常，无胎心、胎动；瘀伤胞脉，故阴道流血，量少，色紫暗，有块；寒凝胞宫、冲任，故小腹冷痛；寒邪阻遏阳气，故形寒肢冷；舌淡苔白，脉沉紧均为寒湿瘀结之征。

治法：温经散寒，逐水化瘀。

方药：芫花散（《妇科玉尺》）加味。

方药组成：芫花、吴茱萸、秦艽、白僵蚕、柴胡、川乌、巴戟天。

3.3 痰浊瘀结证

主要证候：停经后阴道不规则出血，量少，夹血块或夹水泡状胎块；腹大异常，无胎心胎动；头晕胸闷，呕吐痰涎；舌淡胖，苔厚腻，脉滑。

证候分析：孕后痰湿互结，阻滞气机，瘀阻胞络，湿浊痰凝不散，损伤冲任，精血虽凝而终不成形，故致本病，妊娠而无胎心胎动，可有水泡状物排出；络损血溢，故阴道流血，量少；痰湿阻滞，清阳不升，故头晕；气机阻滞，升降失调，故胸闷，呕吐痰涎；舌苔腻，脉滑为湿浊痰结之征。

治法：祛湿化浊，涤痰逐瘀。

方药：苍附导痰丸（《叶天士女科诊治秘方》）加芒硝、当归、川芎、牛膝。

方药组成：茯苓、半夏、陈皮、甘草、苍术、香附、胆南星、枳壳、生姜、神曲、芒硝、当归、川芎、牛膝。

3.4 气滞血瘀证

主要证候：停经后阴道不规则出血，量时多时少，色黯红，夹血块或水泡状物，呕吐频作；腹大异常，或时有腹部胀痛，拒按，无胎心胎动，胸胁胀满，烦躁易怒；舌黯红有瘀斑，脉弦或弦涩。

证候分析：素体抑郁，孕后情志不遂，肝失疏泄，气滞则胞脉阻滞，血随气结，损伤冲任，精血凝而不能成形，故致本病。妊娠而无胎心胎动，可有水泡状物排出；气滞血瘀，血不循经，故阴道流血，时多时少，夹血块；瘀血结于胞中，故腹大异常；气机阻滞，不通则痛，故腹部胀痛，拒按；气机升降失常，胃气上逆，故呕吐；情志抑郁，气滞不宣，故胸胁胀满，烦躁易怒；舌黯红有瘀斑、脉弦涩为气滞血瘀之征。

治法：疏肝理气，活血祛瘀。

方药：膈下逐瘀汤（《医林改错》）。

方药组成：当归、川芎、赤芍、桃仁、枳壳、延胡索、五灵脂、丹皮、乌药、香附、甘草。

4　GTN手术及放化疗后常见并发症的中医特色调治

4.1　外治疗法

（1）口腔溃疡

①口腔含漱：中药五味子5g，蒲黄10g，生黄芪4g泡水含漱。

②药粉外搽：柳花散：黄柏末30 g，青黛9g，肉桂3 g，冰片0.6g研磨细粉局部外用。

③药膜外贴：中药珍珠30 g，白及30g，青黛15 g，冰片10g、儿茶10 g等制成药膜贴敷患处。

（2）便秘

①针灸：可选取天枢（双侧）、神阙、足三里（双侧）、上巨虚（双侧）、殷门（左侧）行针施灸。

②穴位贴敷：生大黄粉、厚朴粉、冰片研磨细粉，加蜂蜜调匀制成敷贴，贴神阙穴。

③中药灌肠：大黄15g（后下），芒硝10 g（冲），厚朴20g，枳实20 g，桃仁15g，红花6 g水煎100mL灌肠。

（3）恶心呕吐

①针刺：选取中脘、胃俞、内关、足三里为主穴。根据辨证选取配穴。寒吐者，加上脘、公孙；热吐者，加商阳、内庭；脾胃虚寒者，加脾俞、神阙；

胃阴不足者，加脾俞、三阴交、阴陵泉；食滞者，加梁门、天枢、上巨虚；痰饮者，加膻中、丰隆；肝气犯胃者，加肝俞、太冲、合谷、章门、阳陵泉；泛酸者，加建里、公孙。

②隔姜灸：选取上脘、中脘、下脘、神阙为主穴，根据伴随症状选取配穴，腹胀者加关元、气海，腹泻者加大横。

③耳穴贴压：选取胃、脾、贲门为主穴，操作配穴选取肾上腺、内分泌、神门、食管、交感等。

④穴位注射：选取足三里、内关为主穴，配穴选取三阴交。穴位注射的药物可选用甲氧氯普胺（20mg/穴，10 mg/穴），氟哌利多（1.25mg/穴），维生素 B_6（50 mg/穴），地塞米松（5mg/穴），异丙嗪（25 mg/穴）等。

⑤穴位贴敷：选取神阙、足三里、中脘为主穴，药物选用公丁香、砂仁、半夏各20g，碾成细末，取鲜姜50 g打成姜汁后调和诸药，用文火熬成膏行穴位贴敷。

⑥手指点穴：选取内关、足三里手指按压。

（4）腹泻

①针刺：选取中脘、内关、足三里为主穴，配穴选取天枢、上巨虚、阴陵泉。

②灸法：施灸穴位选取关元、神阙、足三里

（双侧）。

③穴位贴敷：选取神阙穴，药物选用诃子10g，肉豆蔻15 g，炒艾叶10g，肉桂、吴茱萸各6 g，公丁香10g，碾成细末，取鲜姜50 g打成姜汁后调和诸药贴敷。

4.2 饮食调理

谢孟志在《傅青主女科发挥》一书中提到食疗治疗鬼胎有如下四法：①山豆根末3~6g，黄柏、黄芩各6g，牡蛎30g，甘草3g，白糖适量，研末于白糖同服，每日一剂，连服10~15天为一疗程。②槐树菌适量，6~10g水煎服，每天一剂，常服。③薏米30g，菱角60g，每日一剂，浓煎内服，30天为一疗程。④生地15g，旱莲15g，淮山15g，白花蛇舌草30g，草河车30g，蔗糖适量，煎水去渣，兑蔗糖冲服，每日一剂，20~30天为一疗程。

邱锡坚中医食疗方减轻侵袭性葡萄胎患者化疗不良反应。具体做法如下：取芪枣汤处方中的黄芪30g，大枣17枚，枸杞子30g，阿胶5g，制首乌15g，另加上排骨100g，龟甲250g，以上材料除阿胶外，其余材料一起放进瓦煲内加1500~2000mL水，大火煮开后再调小火慢煎约90min，将汤汁浓缩至700~1000mL，分2~3次在1天内服完，阿胶在第一餐服完。每2天进食此汤1次，于化疗前3天开始食用，化疗期间及化疗间歇期均按此法服用。

附录

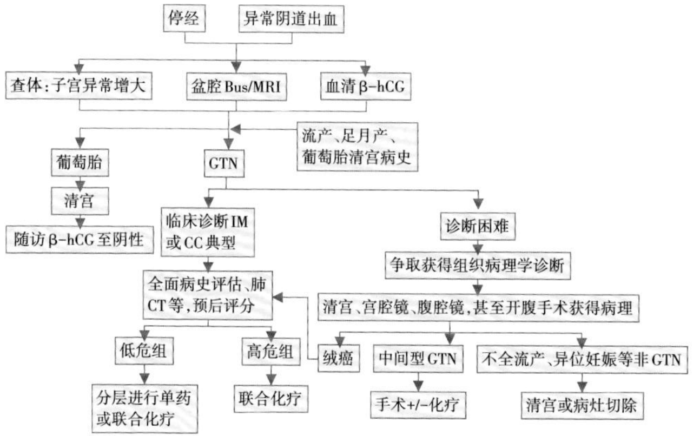

图7-9-1　GTD的诊治流程图

参考文献

[1] 向阳.宋鸿钊滋养细胞肿瘤学（第4版）[M].北京：人民卫生出版社，2020.

[2] SAVAGE J L，MATUREN K E，MOWERS E L，et al. Sonographic diagnosis of partial versus complete molar pregnancy：A reappraisal [J]. Journal of clinical ultrasound：JCU，2017，45（2）：72–78.

[3] JAUNIAUX E，MEMTSA M，JOHNS J，et al. New insights in the pathophysiology of complete hydatidiform mole [J]. Placenta，2018，62：28–33.

[4] BENSON C B，GENEST D R，BERNSTEIN M R，et al. Sonographic appearance of first trimester complete hydatidiform moles [J]. Ultrasound in obstetrics & gynecology：the official journal of the International Society of Ultrasound in Obstetrics and Gynecology，2000，16（2）：188–191.

[5] NGAN H Y S，SECKL M J，BERKOWITZ R S，et al. Update on the diagnosis and management of gestational trophoblastic disease [J]. Int J Gynaecol Obstet，2018，143 Suppl 2：79–85.

[6] WHO Classification of Tumours（5th Edition）Female Genital Tumours. 2020.

[7] RONNETT B M. Hydatidiform Moles：Ancillary Techniques to Refine Diagnosis [J]. Archives of pathology & laboratory medicine，2018，142（12）：1485–1502.

[8] KAUR B，SHORT D，FISHER R A，et al. Atypical placental site nodule（APSN）and association with malignant gestational trophoblastic disease；a clinicopathologic study of 21 cases [J]. International journal of gynecological pathology：official journal of the International Society of Gynecological Pathologists，2015，34（2）：152–158.

[9] ELIAS K M, BERKOWITZ R S, HOROWITZ N S. State-of-the-Art Workup and Initial Management of Newly Diagnosed Molar Pregnancy and Postmolar Gestational Trophoblastic Neoplasia [J]. Journal of the National Comprehensive Cancer Network: JNCCN, 2019, 17 (11): 1396-1401.

[10] ZHAO P, LU Y, HUANG W, et al. Total hysterectomy versus uterine evacuation for preventing post-molar gestational trophoblastic neoplasia in patients who are at least 40 years old: a systematic review and meta-analysis [J]. BMC cancer, 2019, 19 (1): 13.

[11] FLAM F, LUNDSTRöM V, PETTERSSON F. Medical induction prior to surgical evacuation of hydatidiform mole: is there a greater risk of persistent trophoblastic disease? [J]. European journal of obstetrics, gynecology, and reproductive biology, 1991, 42 (1): 57-60.

[12] OSBORNE R J, FILIACI V L, SCHINK J C, et al. Second Curettage for Low-Risk Nonmetastatic Gestational Trophoblastic Neoplasia [J]. Obstetrics and gynecology, 2016, 128 (3): 535-542.

[13] ZHAO J, LV W G, FENG F Z, et al. Placental site trophoblastic tumor: A review of 108 cases and their implications for prognosis and treatment [J]. Gynecologic oncology, 2016, 142 (1): 102-108.

[14] WOLFBERG A J, BERKOWITZ R S, GOLDSTEIN D P, et al. Postevacuation hCG levels and risk of gestational trophoblastic neoplasia in women with complete molar pregnancy [J]. Obstetrics and gynecology, 2005, 106 (3): 548-552.

[15] LAWRIE T A, ALAZZAM M, TIDY J, et al. First-line chemotherapy in low-risk gestational trophoblastic neoplasia [J]. The Cochrane database of systematic reviews, 2016, 2016 (6): Cd007102.

[16] LI J， LI S， YU H， et al. The efficacy and safety of first-line single-agent chemotherapy regimens in low-risk gestational trophoblastic neoplasia： A network meta-analysis [J]. Gynecologic oncology， 2018， 148（2）：247-253.

[17] LOK C， VAN TROMMEL N， MASSUGER L， et al. Practical clinical guidelines of the EOTTD for treatment and referral of gestational trophoblastic disease [J]. European journal of cancer （Oxford， England： 1990）， 2020， 130： 228-240.

[18] GOLDSTEIN D P， BERKOWITZ R S， HOROWITZ N S. Optimal management of low-risk gestational trophoblastic neoplasia [J]. Expert review of anticancer therapy， 2015， 15 （11）： 1293-1304.

[19] BOLZE P A， RIEDL C， MASSARDIER J， et al. Mortality rate of gestational trophoblastic neoplasia with a FIGO score of ≥ 13 [J]. American journal of obstetrics and gynecology， 2016， 214（3）： 390.e391-398.

[20] CYRIAC S， RAJENDRANATH R， SRIDEVI V， et al. Etoposide， cisplatin-etoposide， methotrexate， actinomycin-D as primary treatment for management of very-high-risk gestational trophoblastic neoplasia [J]. Int J Gynaecol Obstet， 2011， 115 （1）： 37-39.

[21] ALIFRANGIS C， AGARWAL R， SHORT D， et al. EMA/CO for high-risk gestational trophoblastic neoplasia： good outcomes with induction low-dose etoposide-cisplatin and genetic analysis [J]. J Clin Oncol， 2013， 31（2）： 280-286.

[22] KONG Y， YANG J， JIANG F， et al. Clinical characteristics and prognosis of ultra high-risk gestational trophoblastic neoplasia patients： A retrospective cohort study [J]. Gynecologic oncology， 2017， 146（1）： 81-86.

[23] FRIJSTEIN M M， LOK C A R， SHORT D， et al. The results of treatment with high-dose chemotherapy and peripheral blood

stem cell support for gestational trophoblastic neoplasia [J]. European journal of cancer（Oxford，England：1990），2019，109：162-171.

[24] MAPELLI P，MANGILI G，PICCHIO M，et al. Role of 18F-FDG PET in the management of gestational trophoblastic neoplasia [J]. European journal of nuclear medicine and molecular imaging，2013，40（4）：505-513.

[25] YAMAMOTO E，NIIMI K，FUJIKAKE K，et al. High-dose chemotherapy with autologous peripheral blood stem cell transplantation for choriocarcinoma：A case report and literature review [J]. Molecular and clinical oncology，2016，5（5）：660-664.

[26] YAMAMOTO E，NIIMI K，FUJIKAKE K，et al. Erratum：High-dose chemotherapy with autologous peripheral blood stem cell transplantation for choriocarcinoma：A case report and literature review [J]. Molecular and clinical oncology，2017，7（3）：510.

[27] 程红燕，杨隽钧，赵峻，等. PD-1抑制剂治疗耐药复发妊娠滋养细胞肿瘤的初步探讨 [J]. 中华妇产科杂志，2020，55（06）：390-394.

[28] GHORANI E，KAUR B，FISHER R A，et al. Pembrolizumab is effective for drug-resistant gestational trophoblastic neoplasia [J]. Lancet（London，England），2017，390（10110）：2343-2345.

[29] CHENG H，ZONG L，KONG Y，et al. Camrelizumab plus apatinib in patients with high-risk chemorefractory or relapsed gestational trophoblastic neoplasia（CAP 01）：a single-arm，open-label，phase 2 trial [J]. The Lancet Oncology，2021，22（11）：1609-1617.

[30] SEBIRE N J，FOSKETT M，SHORT D，et al. Shortened duration of human chorionic gonadotrophin surveillance following

complete or partial hydatidiform mole: evidence for revised protocol of a UK regional trophoblastic disease unit [J]. Bjog, 2007, 114 (6): 760–762.

[31] GADDUCCI A, CARINELLI S, GUERRIERI M E, et al. Placental site trophoblastic tumor and epithelioid trophoblastic tumor: Clinical and pathological features, prognostic variables and treatment strategy [J]. Gynecologic oncology, 2019, 153 (3): 684–693.

[32] ZHANG X, Lü W, Lü B. Epithelioid trophoblastic tumor: an outcome–based literature review of 78 reported cases [J]. Int J Gynecol Cancer, 2013, 23 (7): 1334–1338.

[33] SHEN X, XIANG Y, GUO L, et al. Analysis of clinicopathologic prognostic factors in 9 patients with epithelioid trophoblastic tumor [J]. Int J Gynecol Cancer, 2011, 21 (6): 1124–1130.

[34] DEICAS R E, MILLER D S, RADEMAKER A W, et al. The role of contraception in the development of postmolar gestational trophoblastic tumor [J]. Obstetrics and gynecology, 1991, 78 (2): 221–226.

[35] SHEN Y, WAN X, XIE X. A metastatic invasive mole arising from iatrogenic uterus perforation [J]. BMC cancer, 2017, 17 (1): 876.

[36] SCHMITT C, DORET M, MASSARDIER J, et al. Risk of gestational trophoblastic neoplasia after hCG normalisation according to hydatidiform mole type [J]. Gynecologic oncology, 2013, 130 (1): 86–89.

[37] BRAGA A, MAESTá I, MATOS M, et al. Gestational trophoblastic neoplasia after spontaneous human chorionic gonadotropin normalization following molar pregnancy evacuation [J]. Gynecologic oncology, 2015, 139 (2): 283–287.

[38] WILLIAMS J, SHORT D, DAYAL L, et al. Effect of early

pregnancy following chemotherapy on disease relapse and fetal outcome in women treated for gestational trophoblastic neoplasia [J]. The Journal of reproductive medicine，2014，59（5-6）：248-254.

[39] JIANG F，YANG K，WAN X R，et al. Reproductive outcomes after floxuridine-based regimens for gestational trophoblastic neoplasia：A retrospective cohort study in a national referral center in China [J]. Gynecologic oncology，2020，159（2）：464-469.

[40] LIN L H，MAESTá I，BRAGA A，et al. Multiple pregnancies with complete mole and coexisting normal fetus in North and South America：A retrospective multicenter cohort and literature review [J]. Gynecologic oncology，2017，145（1）：88-95.

[41] SEBIRE N J，FOSKETT M，PARADINAS F J，et al. Outcome of twin pregnancies with complete hydatidiform mole and healthy co-twin [J]. Lancet（London，England），2002，359（9324）：2165-2166.

[42] 隋.巢元方.诸病源候论 [M]. 北京：中国医药科技出版社，2011：236-237.

[43] 明.虞抟.医学正传 [M]. 北京：中国医药科技出版社，2011.

[44] 明.孙一奎.赤水玄珠 [M]. 上海：著易堂石印本，1914.

[45] 清.傅山.傅青主女科 [M]. 北京：中国医药科技出版社，2011：12-13，20-22.

[46] 清.徐大椿.女科指要 [M]. 山西：山西科学技术出版社，2012：215-216.

[47] 清.竹林寺僧.竹林寺女科 [M]. 太原：山西科学技术出版社，2012：58.

[48] 清.程国彭.医学心悟 [M]. 北京：人民卫生出版社，2006.

[49] 清.张璐.张氏医通 [M]. 北京：人民卫生出版社，2006.

[50] 明.张景岳.景岳全书 [M]. 山西：山西科学技术出版社，

2010.
[51] 清.吴谦.医宗金鉴 [M]. 北京：人民卫生出版社，2006.
[52] 谢萍.中医妇科外治法 [M]. 成都：四川科学技术出版社，2018.10，313-341.
[53] 谢孟志.傅青主女科发挥 [M]. 北京：中国中医药出版社，1994：31-32.
[54] 邱锡坚，黄亦武，许美华.中医食疗对侵蚀性葡萄胎化疗患者的影响 [J]. 护理学报，2011，18（11）：63-65.
[55] 樊代明.整合肿瘤学·临床卷[M]. 北京：科学出版社，2021.
[56] 樊代明.整合肿瘤学·基础卷[M]. 西安：世界图书出版西安有限公司，2021.

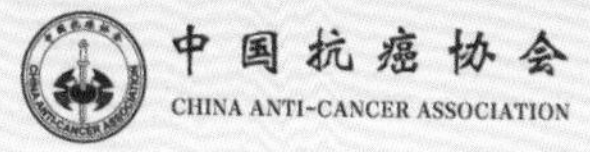

妇科肿瘤

中国肿瘤整合诊治指南（CACA）

CACA GUIDELINES FOR HOLISTIC INTEGRATIVE MANAGEMENT OF CANCER

2022

丛书主编 ◎ 樊代明

主　　编 ◎ 吴小华

天津出版传媒集团

天津科学技术出版社

图书在版编目(CIP)数据

中国肿瘤整合诊治指南．妇科肿瘤．2022／樊代明丛书主编；吴小华主编．-- 天津：天津科学技术出版社，2022.5

ISBN 978-7-5576-9993-2

Ⅰ．①中… Ⅱ．①樊… ②吴… Ⅲ．①妇科病－肿瘤－诊疗－指南 Ⅳ．①R73-62

中国版本图书馆CIP数据核字(2022)第064614号

中国肿瘤整合诊治指南．妇科肿瘤．2022

ZHONGGUO ZHONGLIU ZHENGHE ZHENZHI ZHINAN. FUKE ZHONGLIU.2022

策划编辑：方　艳

责任编辑：胡艳杰

责任印制：兰　毅

出　　版：天津出版传媒集团 / 天津科学技术出版社

地　　址：天津市西康路35号

邮　　编：300051

电　　话：(022)23332390

网　　址：www.tjkjcbs.com.cn

发　　行：新华书店经销

印　　刷：天津中图印刷科技有限公司

开本 787×1092　1/32　印张 17.125　字数 390 000

2022年5月第1版第1次印刷

定价：161.00元

妇科肿瘤编委会

丛书主编

樊代明

主　编

吴小华

宫颈癌

主　编

周　琦

副主编

盛修贵

编　委（姓氏笔画排序）

王纯雁　王　莉　田小飞　龙行涛　刘乃富
刘开江　孙蓬明　张国楠　李雨聪　李隆玉
邹冬玲　陈月梅　陈　刚　陈　锐　周　琦
巫恒棵　柯桂好　赵秀娟　夏百荣　郭红燕
康　山　盛修贵　黄　奕　黄曼妮　蔡红兵
玛依努尔·尼牙孜　古扎丽努尔·阿不力孜

卵巢癌

主　编

吴小华

副主编

张师前

编　委（姓氏笔画排序）

于　浩　孔为民　尹如铁　王　冬　王建东

王　珂　王　莉　刘淑娟　孙　力　孙立新

朱觅青　张国楠　李玉芝　李庆水　李　莉

李　斌　杨宏英　陈友国　胡元晶　唐　洁

袁　航　高春英　曹冬焱　温　灏

子宫内膜癌

主　编

刘继红

副主编

吴令英　陈晓军

编　委（姓氏笔画排序）

王　冬　王建六　邓　婷　丘惠娟　冯艳玲

叶文峰　生秀杰　石少权　曲芃芃　张楚瑶

李从铸　李　宁　李　虎　李　政　李　凌

李艳芳　李珺芸　杨宏英　周　云　周怀君

林　安　姜　洁　娄　阁　淘光实　黄永文

黄绮丹　黄　鹤　樊晓妹

外阴癌

主　编

林仲秋

副主编

王　静

编　委（姓氏笔画排序）

尹如铁　王　莉　田小飞　白　萍　曲芃芃
朱根海　吴　强　张　燕　杨英捷　陆安伟
陈　勍　黄　奕　谢　榕　韩丽萍　蔡红兵
魏丽春

秘　书

卢淮武　谢玲玲

阴道癌

主　编

王丹波

副主编

李　力

编　委（姓氏笔画排序）

王丹波　王建六　王　莉　孙　丽　阳志军
佟　锐　吴绪峰　张　晶　李　力　李长忠
李秀敏　李　斌　杨佳欣　杨英捷　迟志宏
陆安伟　娄　阁　赵卫东　郝　敏　唐　郢
徐惠成　郭瑞霞　隋　龙　黄曼妮

子宫肉瘤

主　编

朱觅青

副主编

高雨农

编　委（姓氏笔画排序）

王长河　王纯雁　田小飞　刘文欣　张　翔
杨心凤　杨慧娟　沈丹华　陈仲波　陈雅卿
易　萍　郑　虹　柯晓慧　段　微　康　山
程静新　谢　榕　颜笑健

妊娠滋养细胞肿瘤

主　编

向　阳

副主编

尹如铁

编　委（姓氏笔画排序）

万希润　张国楠　张　新　李小平　李秀琴
李清丽　杨开选　杨隽钧　姜　洁　钱建华
鹿　欣　程晓东　谢　幸　谢　萍

秘　书

蒋　芳

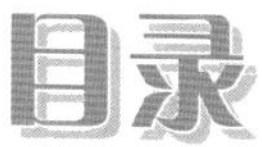

目录

第一篇　宫颈癌

第二篇 外阴癌

第三篇　阴道癌

第一篇　宫颈癌

第一章

概述

宫颈癌（Cervical Carcinoma，CC）发病率位列女性癌症第4位，女性生殖系统恶性肿瘤第2位。2020年全球新发CC约60.4万人，占女性总体癌症的6.5%，发病率为15.6/10万，死亡率排女性癌症第4位，死亡人数34.2万。HPV疫苗接种和CC筛查普及率高的国家，其发病率明显下降。而在全球欠发达国家的发病率和死亡率分别是发达国家的1.7倍与2.4倍。CC是我国最常见的女性生殖道恶性肿瘤，2015年中国肿瘤发病登记报告显示：CC新发病11.1万，发病率16.56 / 10万，死亡病例3.4万 。在我国，特别是中西部地区，晚期CC发病率仍较高，是导致CC患者死亡的主要原因。CC发生主要由HPV感染引起。因此，CC有效的一级预防和筛查是预防浸润性CC的重要策略。治疗方法主要有手术治疗和放疗，化疗广泛用于与手术、放疗联合的整合治疗以及晚期复发性CC的治疗。目前靶向治疗、免疫治疗及其联合治疗可用于复发或转移CC的全身系统性治疗。

第二章

宫颈癌预防

第一节 预防策略

1 一级预防

一级预防包括HPV疫苗和健康教育，是CC最有效的预防措施。目前，尚无任何一种方法可以替代HPV疫苗预防HPV感染相关CC，已有的经验表明，9~14岁女孩接受HPV疫苗接种效率更高。HPV疫苗不满足需求、公众健康意识不足及价格因素是导致我国疫苗接种率低的重要原因。

2 二级预防

CC筛查是CC重要的二级预防措施，宫颈细胞学筛查及HPV检查的CC筛查是发现CC癌前病变的重要手段。我国开展农村妇女CC免费检查，十余年间不断累积经验，优化技术与筛查管理流程，逐步扩大受益人群覆盖范围并取得良好效果。但国内大多数地区妇女仍只接受机会性筛查。

3　三级预防

可分为宫颈上皮内病变治疗与管理和CC治疗，规范化的宫颈上皮内病变诊疗和随访管理是影响其转归的重要因素，CC癌前病变分为高级别和低级别病变，根据HPV感染型别或有无HPV感染进行分类管理、治疗与随访。各期浸润性CC规范化治疗是影响患者预后的重要因素，在确定患者治疗及随访方案时，应充分考虑患者年龄、婚育状况、阴道镜及病理学检查结果、随诊条件、治疗条件等，避免治疗不足或过度治疗。

第二节　预防方法

1　一级预防

主要包括对适龄人群接种HPV疫苗，以及进行性健康教育。

为预防CC接种HPV疫苗，应该遵照国家说明书规定的接种年龄范围，从9~45岁均可选择HPV疫苗接种。疫苗接种强调按我国批准的适龄女性进行。9~14岁女性，在未感染HPV前接种HPV疫苗可获得最好的效果。自2016年来，中国依次有2价（希瑞适

®)、4价（佳达修®）及9价（佳达修9®）HPV疫苗。首个国产HPV疫苗（馨可宁®）2019年12月获批上市。

过早性生活、不洁性行为、多个性伴侣或性伴侣有其他性伴侣者，发生HPV感染的可能性更高。此外，吸烟，感染艾滋病病毒或其他导致免疫功能低下的疾病感染HPV病毒可能性更高。因此，应教育女性避免过早性生活、不洁性行为、多性伴侣，提倡健康生活方式。

接种CC疫苗的女性，应与未接种女性同法进行CC筛查。

2　二级预防

CC筛查是重要的二级预防措施，包括宫颈细胞学、人乳头瘤病毒（HPV）、生物标志物、阴道镜检查等。其中以宫颈细胞学检测、HPV检测及阴道镜检查为主。目前，我国CC筛查策略在参考欧美国家CC筛查指南基础上结合我国具体实践开展。美国癌症协会（ACS）2020年首次将HPV检测作为CC初筛首选，提出25~65岁女性首选每5年进行一次主要HPV检测（FDA批准的HPV高危类型），次选每5年1次联合检测（细胞学及HPV DNA检测）或每3年1次细胞学检查（高级证据、1类，推荐）。鉴于我国HPV检测试剂多样，HPV疫苗尚未普及，CC筛查认知度不高，推荐中国女性HPV检测可作为初筛的一种选择，有条件仍然提倡细胞学及HPV DNA联合筛查作为初筛。

2.1 筛查起始及终止年龄

CC筛查指使用最简单、有效、经济方法对无症状人群进行普查。CC筛查的起始年龄各国略有不同，WHO推荐为30岁。鉴于我国CC发病情况，结合国际指南推荐，中国女性筛查起始年龄为25岁。对于超过65岁的女性，若既往25年内无CIN2+病史，且10年内CC充分筛查阴性，可终止筛查。充分筛查阴性指连续3次细胞学结果阴性，或连续2次细胞学联合HPV检查阴性，且最近一次检查是3~5年内。终止筛查前要做好充分检查及记录，减少宫颈病变漏诊率。

2.2 筛查分流

宫颈细胞学初筛分流管理，见图1-2-1；

高危型HPV初筛分流管理，见图1-2-2；

细胞学及HPV联合筛查分流管理，见图1-2-3；

CC筛查不同初筛异常者分流管理，参考[7]。

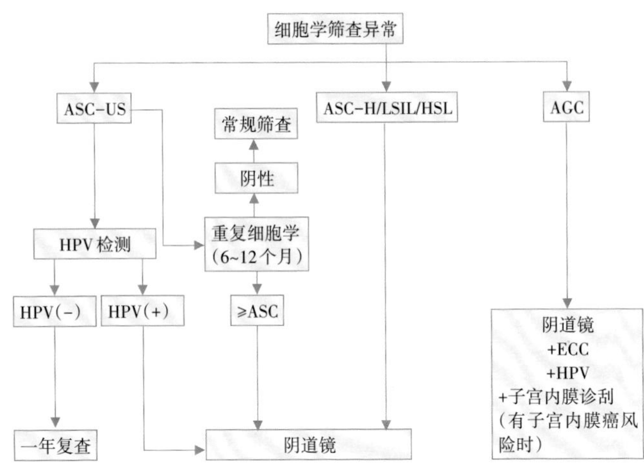

图1-2-1 宫颈细胞学初筛分流管理

注：ASC-US 意义不明的非典型鳞状细胞；ASC 非典型鳞状细胞；ASC-H 非典型鳞状上皮细胞不除外高度鳞状上皮内瘤变；LSIL 低级别鳞状上皮内瘤变；HSIL 高级别鳞状上皮内瘤变；AGC 非典型腺细胞；HPV 人乳头瘤病毒；ECC 宫颈管搔刮

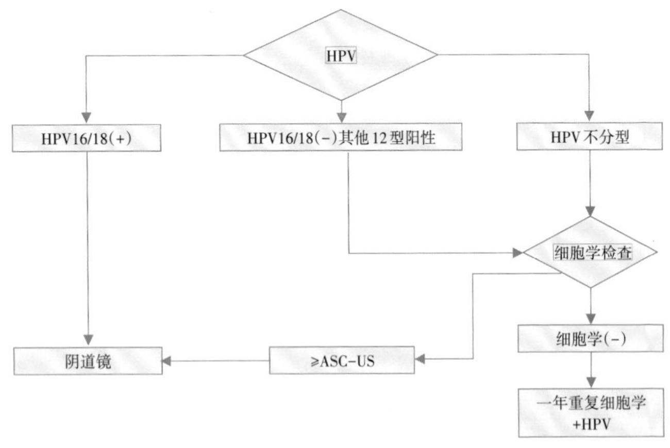

图1-2-2 高危型HPV初筛分流管理

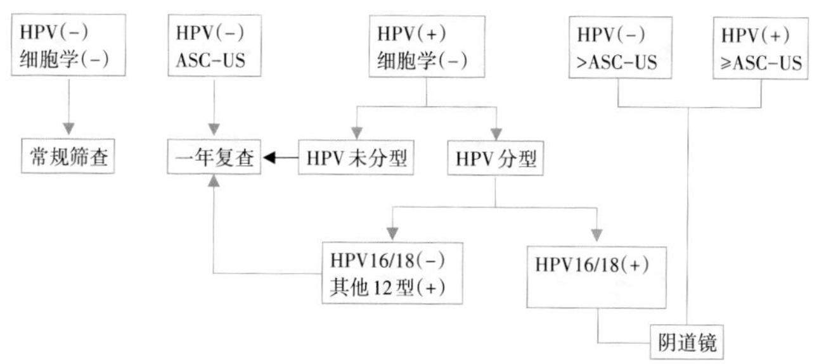

图1-2-3 细胞学及HPV联合筛查分流管理

3 特殊人群筛查

3.1 高危人群

高危人群定义为存在患CC高危险因素的妇女，如过早性生活、CC家族史、获得性免疫缺陷综合征(HIV)、免疫抑制、宫内己烯雌酚暴露、既往诊断≥CIN2接受过治疗的女性等。感染HIV女性患宫颈恶性肿瘤的概率较一般人群高。高危人群的筛查，建议每年1次细胞学检查和妇科检查，必要时阴道镜检查，并缩短筛查间隔时间，初始筛查年龄可提前至25岁以下。

3.2 25岁以下人群

25岁以下女性感染HPV后自然缓解率高，极少数进展为CC。随着HPV疫苗普及，预计25岁以下宫颈病变的总体发生风险将显著降低，故针对25岁以下女性仅对高危人群进行筛查。临床应减少对无症状25岁以下女性的过度检查及治疗。

3.3 妊娠期女性

妊娠不是CC筛查的禁忌证，仍遵循“三阶梯”原则，应避免进行侵入性操作。1年内未行CC筛查的女性，孕前或初次产检需CC筛查，推荐联合检测。若为阴性，可继续备孕或妊娠，妊娠期无须筛查，产后3~5年再行筛查。联合检测阴性但妊娠期出现阴道不规则出血、宫颈增生等，需排除产科异常出血后必要时行阴道镜检查：①非HPV16/18感染而细胞学阴性的孕妇建议产后6周进行联合复查；②HPV16/18（+）但细胞学阴性的孕妇可立即转诊阴道镜，也可推迟至产后6周行阴道镜检查。妊娠期宫颈上皮内病变产后自然缓解率高。

高危型HPV阴性的ASC-US孕妇，建议产后6周联合复查；高危型HPV阳性的ASC-US孕妇和LSIL孕妇（无论是否感染HPV）可行阴道镜检查，也可推迟至分娩后6周再行阴道镜检查。对宫颈筛查结果持续异常（≥12个月）且产后无法随访者，推荐妊娠期完成阴道镜检查。妊娠期细胞学和阴道镜检查均提示低度病变者一般不需活检；但镜下低度病变范围较大者需活检，以排除宫颈隐匿性高度病变。妊娠期阴道镜下怀疑高度病变者于病变最明显处行多点活检。妊娠期禁止行宫颈管搔刮。

3.4 全子宫切除术后

无子宫者，术前25年内无宫颈病变≥CIN2者女性可终止筛查。

3.5 HPV疫苗接种女性

HPV疫苗接种女性：与未接种女性筛查方式一致。

4 上皮内瘤病变管理

4.1 低级病变（LSIL）

包括CINⅠ及CINⅡ免疫组化P16阴性者，此类LSIL多为HPV高危亚型一过性感染，60%病变可自然消退，30%持续存在，仅有约10%2年内进展为高级别病变（HSIL）。原则上不需治疗，随诊观察。ASC-CP最新指南，不再使用阴道镜转化区类型，而主要评估宫颈的可见性和鳞柱交接的可见性，结合我国情况，建议仍按转化区Ⅰ、Ⅱ、Ⅲ型判断。

LSIL建议12月重复细胞学和HPV联合检查，两次检查均阴性，转为常规筛查；任何一项检查异常均推荐阴道镜检查，并按组织病理学结果进行相应管理。

4.2 高级病变（HSIL）

包括既往三级分类法的CINⅡ、CINⅡ/Ⅲ和CINⅢ。

（1）CINⅡ/P16阳性者按HSIL管理，CINⅡ/P16阴性者按LSIL管理。

（2）CINⅡ为干预治疗阈值。年轻女性有生育要求且经医生评价具有生育能力（无明确年龄限定），如组织病理学明确为CINⅢ，建议治疗。

（3）组织病理学为CINⅡ或者没有明确指出级别者，可每6月行细胞学检查和阴道镜再评价。观察中如CINⅡ、CINⅡ/Ⅲ病变持续24月，或阴道镜检查为Ⅲ型转化区、病变面积增大或阴道镜评价较前加重，应给予治疗。

HSIL治疗后建议用细胞学联合HPV检测随诊20年。经质量控制的术后病理诊断切缘有HSIL病变，建议宫颈锥形切除，术后4~6月复查并阴道镜评估后采取医疗干预。若切缘阴性建议术后6~12个月行细胞学联合HPV检测，若未发现病变持续存在迹象，建议12个月再次重复检查，连续2次检查未见异常者，可每3年复查。复查过程中发现异常，按流程管理。随访中发现组织学确诊为CINⅡ、CINⅡ/Ⅲ或CINⅢ的病变，建议再行切除术，不能重复性切除者可考虑全子宫切除术。

对妊娠期女性，宫颈低级病变或高级病变管理主要目标是排除CC。妊娠女性若无浸润癌证据，可每10~12周复查细胞学或阴道镜观察，产后6~8周进行。

4.3 原位腺癌（AIS）

是宫颈腺癌的癌前病变，特点为：

（1）现有的CC筛查方法对 AIS不敏感。

（2）AIS病变阴道镜下改变常无特异性。

（3）病灶多位于宫颈管内，不在阴道镜检查范围。

（4）AIS 病变部分呈多中心或跳跃性特征。故对AIS的临床处理原则是积极治疗，不建议观察。可行全子宫切除术，或行宫颈锥切术并长期随访。

总之，对于组织病理学确诊的 HSIL和 AIS应进行治疗，方法包括切除性治疗和消融性治疗。切除性治疗包括LEEP或大环电切术（LLETZ）、CKC锥切术等，消融性治疗包括冷冻、激光、电凝、冷凝等。所有治疗必须有完整规范记录，LEEP/CKC锥切标本应能满足12点连续病理切片的要求。对于术后病理证实为浸润癌者，应转诊妇科肿瘤医师进一步管理。

第三章 宫颈癌诊断

第一节 临床症状

早期CC常无症状，大部分CC患者表现为阴道分泌物增多或阴道流血，性交接触性出血为主要表现，晚期可同时表现骨盆疼痛、下肢水肿、肠道或膀胱压迫等症状，其表现形式和程度取决于临床期别、组织学类型、肿块大小和生长方式等。

第二节 体检

1 妇科专科检查

妇科专科检查对疾病诊断必不可少，决定临床分期。包括：窥阴器缓慢暴露宫颈，暴露阴道穹隆及阴道壁全貌，观察宫颈外形和病灶位置、形态、大小及有无结节、溃疡和空洞等。阴道指诊用手指触摸全部阴道壁至穹隆部及宫颈外口，进一步了解病灶质地、形状、侵及范围等，部分内生型肿瘤的宫颈外观无异常，或仅表现为宫颈肥大或宫颈管增粗。

触诊：双合诊，了解子宫体位置、活动度、形状大小和质地，以及双附件区域、宫旁结缔组织有无肿块和结节状增厚；部分老年或阴道狭窄妇女无法通过扩阴器暴露，因而触诊极为关键；三合诊，是明确CC临床期别不可缺少的临床检查，主要了解宫旁组织及阴道旁及后壁有无肿瘤病灶浸润。

2　全身检查

全身检查，有无贫血，浅表淋巴结（包括锁骨上、腹股沟淋巴结有无肿大以排除全身转移）。

同时评估患者营养状况，进行营养及体能状态评分，可采用ECOG评分和KPS评分。

第三节　辅助检查

1　常规检测

通常包括血、尿和大便三大常规，肝、肾功能，电解质等，育龄期做血液HCG检测。

2　肿瘤标志物

CC相关肿瘤标志物的联合和动态检测，对于CC的早期筛查、辅助诊断、预后判断以及疾病的复发监控等均有重要意义。鳞状细胞癌常规检测 SCC-Ag、CEA、CA19-9等，其中 SCC-Ag是从宫颈鳞状上皮中分离出来的鳞状上皮细胞相关抗原 TA-4 的亚单位，是宫颈鳞癌较特异的肿瘤标志物，现已被广泛用于临床；腺癌常规检测：CA125、CEA、CA19-9、CA153等；其他病理类型：NSE在宫颈神经内分泌瘤中常有升高，有一定预后及复发监测的价值。肿瘤标志物必须结合其他临床证据判断实际病情。

3 生殖内分泌功能检测

年轻CC患者及要求保留生育功能的患者，治疗前后卵巢功能评估非常重要。常见的血液指标包括雌/孕激素、FSH 、LH 、FSH/LH比值。此外，抗苗勒管激素、彩超监测窦卵泡也能有效反映卵巢储备水平。

4 影像学检查

CC治疗前必须完善影像学检查，MRI是目前CC影像学检查中最推荐的方法，盆腔影像常规检查选择MRI。对妊娠患者，MRI也可作为诊断方法。对放置节育环或不能配合MRI的患者，可行增强CT代替。上腹、中腹及盆腔选择增强CT检查，胸部可选择CT平扫。PET-CT具有较高特异度，推荐应用于ⅠB1期及以上CC患者，国内PET-CT设备普及率低，费用昂贵，目前多用于复发、晚期患者。部分患者可行核医学肾图检查了解肾脏代谢功能。

5 内镜检查

CC Ⅲb期/Ⅳa/Ⅳb期需常规肠镜和/或膀胱镜检查。当镜下活检提示膀胱黏膜或直肠黏膜有肿瘤累及，则可判断为Ⅳa期，仅影像学诊断的膀胱或直肠黏膜侵犯不足以作为分期依据。

第四节 病理诊断

1 宫颈活检

从宫颈上夹取组织送病理检查，可在阴道镜引导下进行，可以是单点或多点，是诊断CC金标准，送检组织需标注活检位置。部分患者病灶位于宫颈管，需行宫颈管搔刮明确诊断。

2 宫颈锥切

主要用于宫颈细胞学检查多次异常而宫颈活组织学结果为阴性，或活组织学结果为癌前病变但不能排除浸润癌者。宫颈锥切不仅能有助确诊，同时能治疗早期病变。

3 病理类型

遵照妇科肿瘤WHO分类（2020版），具体见表1-3-1。

表1-3-1 子宫颈癌主要病理类型及分类原则（2020 WHO）

病理类型及分类
鳞状上皮肿瘤（squamous epithelial tumours）
低级别鳞状上皮内病变（low-grade squamous intraepithelial lesion）
宫颈上皮内瘤变，1级（cervical intraepithelial neoplasia, grade 1）
高级别鳞状上皮内病变（high-grade squamous intraepithelial lesion）
宫颈上皮内瘤变，2级（cervical intraepithelial neoplasia, grade 2）
宫颈上皮内瘤变，3级（cervical intraepithelial neoplasia, grade 3）
鳞状细胞癌，HPV相关（squamous cell carcinoma，HPV-associated）
鳞状细胞癌，非HPV相关（squamous cell carcinoma，HPV-independent）
鳞状细胞癌，非特指（squamous cell carcinoma，NOS）
腺体肿瘤及前驱病变（glandular tumours and precursors）
原位腺癌，非特指（adenocarcinoma in situ，NOS）
原位腺癌，HPV相关（adenocarcinoma in situ，HPV-associated）
原位腺癌，非HPV相关（adenocarcinoma in situ，HPV-independent）
腺癌，非特指（adenocarcinoma，NOS）
腺癌，HPV相关（adenocarcinoma，HPV-associated）

续表

病理类型及分类
腺癌，非HPV相关，胃型（adenocarcinoma，HPV-independent，gastric type）
腺癌，非HPV相关，透明细胞型（adenocarcinoma，HPV-independent，clear cell type）
腺癌，非HPV相关，中肾管型（adenocarcinoma，HPV-independent，mesonephric type）
腺癌，非HPV相关，非特指（adenocarcinoma，HPV-independent，NOS）
内膜样腺癌，非特指（endometrioid adenocarcinoma，NOS）
癌肉瘤，非特指（carcinosarcoma，NOS）
腺鳞癌（adenosquamous carcinoma）
黏液表皮样癌（mucoepidermoid carcinoma）
腺样基底细胞癌（adenoid basal carcinoma）
未分化癌，非特指（carcinoma，undifferentiated，NOS）
混合性上皮-间叶肿瘤（mixed epithelial and mesenchymal tumours）
腺肉瘤（adenosarcoma）

注：NOS：Non otherwise-specified，非特指

第五节　分期

1　分期规则

CC分期采用国际上统一使用的国际妇产科联盟（FIGO）2018年临床分期，影像学及病理结果也纳入分期。TNM分期作为参考，目前采用AJCC 2021第九

版（表1-3-2）。FIGO 2018年CC分期与2009年分期相比，主要有以下不同：①因存在取材和病理“伪影”误差，微小浸润癌的分期不再考虑病变宽度。②ⅠB期根据子宫颈病变的最大直径细分为ⅠB1、ⅠB2和ⅠB3期。③由于淋巴结受累预后更差，所有伴淋巴结转移病例归为ⅢC期，若仅有盆腔淋巴结阳性，则为ⅢC1期；若腹主动脉旁淋巴结阳性，则为ⅢC2期，分期规则还指出，添加符号标明影像学评估为“r”，已获得病理学确诊的为“p”。因此，FIGO 2018年CC分期规则为临床结合影像学及病理学诊断的分期。

表1-3-2 CC FIGO 2018与TNM分期对照表

原发肿瘤（T）		
T类	FIGO分期	FIGO描述
TX		原发肿瘤无法评估
T0		无原发肿瘤证据
T1	I	病灶局限在宫颈（是否扩散至宫体不予考虑）
T1a	IA	仅在镜下可见浸润癌，最大浸润深度≤5mm
T1a1	IA1	间质浸润深度≤3mm
T1a2	IA2	间质浸润深度>3mm且≤5mm
T1b	IB	浸润癌最大浸润深度>5mm（超出IA期），病灶局限于宫颈并测量肿瘤最大径
T1b1	IB1	间质浸润深度>5mm，癌灶最大径线≤2cm
T1b2	IB2	浸润癌最大径>2cm且≤4cm

续表

原发肿瘤（T）		
T类	FIGO分期	FIGO描述
T1b3	IB3	浸润癌最大径>4cm
T2	Ⅱ	肿瘤超出子宫，但未达阴道下1/3或骨盆壁
T2a	ⅡA	肿瘤侵犯阴道上2/3，无宫旁浸润
T2a1	ⅡA1	浸润癌最大径≤4cm
T2a2	ⅡA2	浸润癌最大径>4cm
T2b	ⅡB	有宫旁浸润，但未达骨盆壁
T3	Ⅲ	肿瘤累及阴道下1/3和（或）延伸到盆壁和（或）引起肾盂积水或肾无功能和（或）累及盆腔和（或）主动脉旁淋巴结
T3a	ⅢA	肿瘤累及阴道下1/3，但未达到骨盆壁
T3b	ⅢB	肿瘤延伸到盆壁和（或）引起肾盂积水或肾无功能（除非已知是由其他原因引起）
T4	ⅣA	邻居器官转移（T描述：活检证实侵犯膀胱或直肠黏膜或肿瘤扩散至临近器官，大疱性水肿病例不列为ⅣA期）
区域淋巴结(N)		
N类	FIGO分期	N描述
NX		区域淋巴结无法评估
N0		无区域淋巴结转移
N0(i+)		区域淋巴结见孤立肿瘤细胞（最大径≤0.2mm）或在单个淋巴结切片检查中见单个肿瘤细胞或见≤200个成团肿瘤细胞
N1	ⅢC1	仅盆腔淋巴结转移
N1mi	ⅢC1	盆腔区域淋巴结转移（最大径>0.2mm，≤2.0mm）

续表

原发肿瘤（T）		
T类	FIGO分期	FIGO描述
N1a	ⅢC1	盆腔区域淋巴结转移（最大径>2.0mm）
N2	ⅢC2	腹主动脉旁淋巴结转移，伴或不伴盆腔淋巴结转移
N2mi	ⅢC2	腹主动脉旁淋巴结转移（最大径>0.2mm，≤2.0mm），伴或不伴盆腔淋巴结转移
N2a	ⅢC2	腹主动脉旁淋巴结转移（最大径>2.0mm），伴或不伴盆腔淋巴结转移
远处转移（M）		
M类	FIGO分期	M描述
M0		无远处转移
cM1	ⅣB	远处转移（包括腹股沟淋巴结转移、腹腔内病灶、肺、肝或骨转移；不包括盆腔或主动脉旁淋巴结或阴道转移）
pM1	ⅣB	显微镜下证实远处转移（包括腹股沟淋巴结转移、腹腔内病灶、肺、肝或骨转移；不包括盆腔或主动脉旁淋巴结或阴道转移）

注：1.cM，临床转移分类；pM，病理转移分类

2.可利用影像学和病理学结果（如果有），对临床检查的肿瘤大小和侵犯范围进行补充用于分期。病理学结果可取代影像学和临床检查结果。

3.淋巴脉管间隙浸润不改变分期，不再考虑病灶浸润宽度。

4.FIGO2018 ⅢC分期添加“r（影像）”和“p（病理）”标注，用于表明将病例归为IIIC期的证据。例如：如果是影像学发现的盆腔淋巴结转移，则分期为IIIC1r，如果是经病理检查确诊，则分期为IIIC1p，影像学检查方式或病理技术应始终记录在案。

2 分期前检查

CC治疗前分期很重要，同时应全面检查评估患者病情及身体状态，避免遗漏转移病灶，以下检查应为常规检查：

（1）子宫颈活检。判定镜下浸润，必要时行子宫颈锥切及子宫颈管搔刮术，以明确组织病理学诊断及病变范围。

（2）妇科检查仍是临床分期主要依据。

（3）分期为ⅡB期以上或有相关临床症状或必要时，需行肾图、膀胱镜、肠镜检查。

（4）对子宫颈鳞癌行血清鳞状上皮细胞癌抗原（SCC-Ag）检测，对子宫颈腺癌行糖类抗原125（CA125）检测。

（5）胸CT平扫、上下腹（含腹主动脉旁）平扫+增强CT、盆腔增强MRI或CT平扫+增强。建议ⅠB1行期以上有条件者选择PET/CT。

（6）子宫颈HPV定性或定量检测。

（7）肿瘤相关基因检测可选择。

3 临床分期

遵照FIGO 2018年分期原则，CC FIGO临床分期见表1-3-2，TNM分期用AJCC第9版。临床分期是基础，影像和手术后可改变分期。临床分期需注意4点：①需2名及以上高年资医师共同查体明确临床分期，有条件最好在麻醉下行盆腔检查。②分期有分歧时以分期较早为准。③允许影像学和病理学检查结果用于分期。④微小浸润癌诊断必须根据子宫颈锥切标本由有经验的病理科医师做出诊断。

4 影像分期

FIGO 2018年分期将影像学检查结果纳入分期，盆腔和（或）腹主动脉旁淋巴结受累，无论宫颈肿瘤大小与范围（采用r标记），ⅢC1r表示只有盆腔淋巴结转移，ⅢC2r表示腹主动脉旁淋巴结转移，转移淋巴结以肿瘤淋巴结评价为基础，即阳性淋巴结判定以短径≥10mm。对ⅠB3、ⅡA2-ⅣA期的CC患者，采用影像学分期尤为重要，根据影像学评估肿瘤大小和淋巴结是否阳性，指导下一步治疗方案。

5 手术分期

对ⅠB3、ⅡA2~ⅣA期CC患者也可采用手术病理学分期，不论宫颈肿瘤大小与范围（采用p标记），ⅢC1p表示只有病理学证实的盆腔淋巴结转移，ⅢC2p表示病理学证实的腹主动脉旁淋巴结转移。对ⅢC1r期的CC患者影像学分期提示盆腔淋巴结阳性，腹主动脉旁淋巴结阴性，也可选择采用腹主动脉旁淋巴结切除手术病理学分期，有利于治疗方案选择，流程图见图1-3-1。

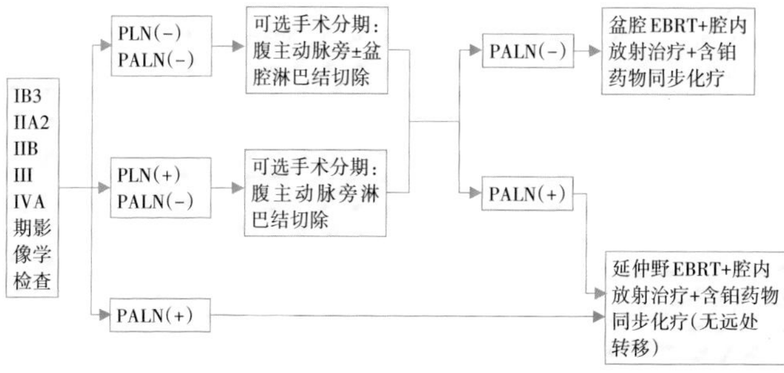

图1-3-1 局部晚期CC手术分期流程图

注：PLN 盆腔淋巴结；PALN 腹主动脉旁淋巴结。淋巴结切除上界至肠系膜下动脉水平，ⅢC2p期患者建议分期术后再行影像学检查明确淋巴结是否充分切除，同时需行全身检查排除远处转移。

对早期（Ⅰa2-Ⅰb2、Ⅱa1期）CC，若术中探查发现阳性淋巴结（术中快速病理），可仅行手术分期，淋巴结切除上界至肠系膜下动脉水平，不建议行盆腔淋巴结系统性切除，根据术后手术病理分期结果确定术后放疗野，此方式在欧洲有临床研究证实可行，国内仍属于探索阶段，多个妇科肿瘤中心在开展前瞻性研究。

第四章

宫颈癌治疗基本原则

CC治疗主要有手术治疗、放疗和化疗，手术适于ⅠA、ⅠB1、ⅠB2、ⅡA1分期的CC，放疗适于所有分期的CC，化疗广泛用于与手术、放疗配合的整合治疗和晚期复发性CC的全身治疗。

靶向治疗、免疫治疗及其整合治疗可用于复发或转移CC的全身系统性整合治疗。

CC整合治疗不是几种方法盲目叠加，而是有计划地分步骤实施，根据患者一般状况、分期治疗推荐及患者治疗意愿选择。手术治疗根据病理诊断结果和病理危险因素及时补充治疗，减少肿瘤未控或复发，放疗应根据肿瘤消退情况及时予以调整治疗计划。

早期CC以手术治疗为主，局部晚期CC以同步放疗为主。

手术治疗适于ⅠA期、ⅠB1、ⅠB2、ⅡA1患者，ⅠB3期及ⅡA2期首选同步放化疗，放疗资源缺乏地区可选择手术，术后根据病理危险因素及时补充放疗或化疗，无放疗条件及时转诊。

对未绝经患者，特别是年龄小于40岁，放疗可引起盆腔纤维化和阴道萎缩狭窄，早于ⅡB期、无手术禁忌证者可选择手术治疗。手术入路推荐开腹手术或经阴道手术，对ⅠA1期无脉管侵犯可选腹腔镜微创手术。

放疗适于各期CC，外照射可采用前后对穿野、盆腔四野、三维适形、调强放疗。适形放疗和调强放疗已广泛用于临床，由于CC后装腔内放疗的剂量学特点，具有不可替代性。

以顺铂为基础的联合化疗或单用顺铂化疗，主要适于同步放化疗、姑息化疗和新辅助化疗，CC新辅助化疗仅推荐用于保留生育功能患者和临床研究。

全身系统性治疗的二线治疗，可选用化疗联合靶向治疗或免疫治疗。PD-L1阳性或微卫星高度不稳定（MSI-H）/错配修复缺陷（dMMR）的患者可选择PD-1抑制剂（如派姆单抗）。NTRK基因融合者可选用拉罗曲替尼或恩曲替尼。

治疗方式选择取决于本地区现有设备与技术条件，妇科肿瘤医师的技术水平及患者一般状况、年龄、愿望、肿瘤分期和肿瘤标志物检测结果。

治疗前应进行充分的医患沟通。

第一节 手术治疗

1 手术分类与分型

CC手术治疗包括子宫颈锥切术、子宫颈根治性切除术、子宫根治性切除术。

保留生育功能宫颈锥切术是治疗CC前病变确定有无浸润的治疗方法，也是治疗性诊断，为达到准确判断疾病程度，对宫颈锥切要求：①锥切切缘至少有3mm的阴性距离（切缘阴性是指无浸润性病变或高级别鳞状上皮内病变）；②治疗性锥切推荐冷刀锥切，切除深度至少为10mm，已生育者可增加到18~20mm（如评估能达到足够切缘，也可采用LEEP术）；③应尽量整块切除，保持标本完整性；④切除组织的形状和深度需与术前评估的病灶大小、形状和病变部位相适应；⑤子宫颈管的可疑浸润性腺癌与原位腺癌，锥切应设计成一个窄长锥形，延伸至子宫颈内口以避免遗漏子宫颈管病变；⑥推荐在锥顶上方的子宫颈管单独取样以评估残断是否切尽。

不保留生育功能手术，推荐采用Querleu-Morrow（QM）分型，包括筋膜外子宫切除术（A型）、改良根治性子宫切除术（B型）、根治性子宫切除术（C型）和超根治性子宫切除术（D型）。C型手术又分为保留膀胱神经（C1型）和不保留膀胱神经（C2型），根治性子宫切除手术方式推荐经腹开放性手术，QM分型见表1-4-1。也可采用Piver分型，其手术分型特点为明确子宫动脉结扎的部位，主韧带切除的宽带，阴道切除的长度及淋巴结切除范围，标明不同术式适应分期，便于学习和掌握，Piver分型型见表1-4-2。两种分型均被广泛应用与临床，CC手术记录应写明采用的手术方式及分型，便于资料统计分析。

盆腔廓清术，包括前盆腔廓清术、后盆腔廓清术和全盆腔廓清术。通常应用于放疗后盆腔中心性复发或病灶持续存在，可选择在放疗结束3个月进行。手术前充分全面评估，除外远处转移，评估手术风险、患者生存获益和术后并发症处理。

关于盆腔淋巴结的处理，根据病期可选择双侧盆腔淋巴结切除或前哨淋巴结显影。

非根治性手术主要用于出现肿瘤并发症的患者（如大出血、梗阻、肠瘘、尿瘘等），主要术方式包括肠造瘘、输尿管支架置入，膀胱造瘘、输尿管膀胱种植等。

表 1-4-1 Querleu-Morrow（QM）分型

QM分型	术式
A型	有限的根治性子宫切除术，在输尿管和子宫颈之间切断侧方子宫旁组织，腹侧和背侧子宫旁组织贴近子宫切除，约切除5 mm，切除阴道<10 mm。适用于：IA1期不伴淋巴血管侵犯
B型	改良式根治性子宫切除术，在输尿管隧道处切断侧方子宫旁组织，不切除下腹下神经，在子宫直肠反折腹膜处切除背侧子宫旁组织，切除部分腹侧子宫旁组织。在子宫颈或肿瘤下方10 mm处切除阴道，也称B1型手术；B2型手术是B1+子宫颈旁淋巴结切除。适应证：IA1期伴淋巴血管侵犯或IA2期
C型	经典的根治性子宫切除术，于髂内血管内侧切除侧方子宫旁组织；近直肠水平切断骶韧带、近膀胱水平切断膀胱子宫颈韧带、膀胱阴道韧带，完全游离输尿管，根据阴道受侵的范围调整阴道切除的长度。适用于深肌层受侵的ⅠB1期、ⅠB2~ⅡA期或偏早的ⅡB期CC
C1型	保留神经的根治性子宫切除术，分离出背侧的自主神经后切除背侧子宫旁组织；暴露下腹下神经丛，在切除侧方子宫旁组织时仅切除盆丛的子宫支；膀胱阴道韧带内的盆丛的膀胱支予以保留，故只切除腹侧子宫旁组织的内侧，暴露输尿管下方的下腹神经，保留膀胱支
C2型	不保留自主神经的根治性子宫切除术，在直肠侧方切断下腹下神经丛、骶内脏神经；分离出尿管后，近膀胱壁处切除腹侧子宫旁组织（膀胱阴道韧带），不保留下腹神经丛里的膀胱支；切除侧方子宫旁组织时沿着髂内血管的内侧至盆壁。在骶骨水平切除背侧子宫旁组织。该型仅适用于因解剖原因不能保留盆腔自主神经者
D型	侧盆扩大切除术，D1型近盆壁切除所有的子宫旁组织，包括下腹、闭孔血管。可适用于ⅡB期CC；D2型即盆腔脏器廓清术（LEER术），范围包括D1+临近的筋膜/肌肉组织。适用于侧方复发的肿瘤

表 1-4-2　piver 分型

Piver 分型	子宫动脉	主韧带	宫骶韧带	阴道	淋巴结	适应证
Ⅰ型	子宫颈筋膜外侧	子宫颈筋膜外侧	子宫颈筋膜外侧	子宫颈筋膜外侧	不切除	ⅠA1期
Ⅱ型	与输尿管交汇处结扎	从中间切断	靠近子宫切断	切除上1/3	选择性切除肿大的淋巴结	ⅠA2期
Ⅲ型	髂内动脉起始部结扎	全部切除	近骶骨处切断	切除上1/2	常规行盆腔淋巴结清扫术	ⅠB1/ⅠB2/ⅡA1期
Ⅳ型	必要时于盆壁结扎髂内动脉	全部切除	近骶骨处切断	切除3/4	常规行盆腔淋巴结清扫术	中央型复发
Ⅴ型	结扎髂内动脉	全部切除	近骶骨处切断	切除3/4	常规行盆腔淋巴结清扫术	中央型复发累及远端输尿管或膀胱

2　前哨淋巴结（Sentinel lymph nodes，SLN）显影及前哨淋巴结切除

推荐在早期病例中应用，针对部分病例为避免系统的盆腔淋巴结切除时，在肿瘤直径<2.0cm时阳性检测率和显影效果最好。前哨淋巴结显影推荐用于经选择的临床影像分期为Ⅰ期CC。

具体操作步骤：在子宫颈3和9点或3、6、9、12

点位置注射染料或放射性胶体^{99m}Tc。注射染料采用肉眼观察有色染料，注射^{99m}Tc采用γ探测器，吲哚菁绿（ICG）采用荧光摄像。

病理镜下SLN检查，进行超分期，可提高微小转移检出率。ICG能识别出比蓝色染料更多SLN。

第二节　放疗

各期CC都适合放疗，包括各种病理学类型，对患有内科疾病不能耐受手术的CIN Ⅲ也可选择单纯腔内放疗。但对年轻早期CC患者，考虑对卵巢功能的保护，主要采用手术治疗或卵巢移位后的盆腔放疗。

1　放疗一般原则

CC放疗包括远距离体外照射和近距离放疗，两者针对的靶区不同，对CC治疗的作用也不同，外照射主要针对CC癌原发灶和盆腔蔓延及淋巴转移区域，近距离放疗主要照射CC的原发病灶区域。放疗应有足够剂量以保证疗效，同时也需最大限度保护邻近正常组织，减少放疗并发症，提高生存质量。

根据患者一般状况、肿瘤范围（分期）及治疗单位放疗设备条件、患者意愿选择放疗方式。

体外放疗可选择前后二野传统照射技术，或精确放疗技术如三维适形放疗（3D-CRT）、适型调强放疗

（IMRT）、容积调强放疗（VMAT）、螺旋断层放疗（TOMO）等。腔内照射可选择二维、三维，有条件可以选用四维技术，外照射不能取代后装治疗在CC根治性放疗中的作用。

CC的放疗剂量根据分期不同有所差别，A点总剂量为盆腔体外照射联合后装治疗换算后的总的生物等效剂量，对早期（ⅠA期及病灶小于1.0 cm的ⅠB1期）子宫颈局部肿瘤小的患者，也可以单独接受后装腔内治疗，特别是对外照射放疗（EBRT）有相对禁忌证者。A点通常给予60~65 Gy的等效剂量。EBRT与腔内近距离放疗（ICRT）联合方案也是这类患者的一种选择。局部肿瘤大或晚期患者A点总剂量≥85 Gy[常规2 Gy分次放射的生物等效剂量（EQD_2）]。

治疗剂量应根据治疗过程中的患者症状、盆腔检查及影像学检查等获得的肿瘤变化及时调整，采用个体化放疗方案。根治性放疗应尽量在8周内完成。无化疗禁忌患者，放疗过程中需要接受铂类药物为基础的同步化疗。

2 体外照射

体外照射主要针对CC原发灶和盆腔蔓延及淋巴转移区域，要求在5~6周内完成，尽量避免放疗时间延长。强调不能以任何体外照射方式替代后装放疗。CC

放疗靶区的设定应根据妇科检查情况和影像学检查（如CT、MRI、PET/CT）确认，应包括子宫体、宫颈、宫旁和上1/3阴道（或距阴道受侵最低点下2.0 cm，ⅢA期包括全部阴道）以及盆腔淋巴引流区，如闭孔、髂内、髂外、髂总、骶前；如果腹股沟区淋巴结、腹主动脉旁淋巴结转移，该区域也应包括在照射野内。照射野设定采用X线模拟定位机或CT、MRI模拟定位机定位。

（1）盆腔等中心照射

包括下腹及盆腔，设前后野等中心垂直照射。上界在L4~L5间隙，下界在闭孔下缘或肿瘤下界以下至少2.0 cm，侧界在真骨盆最宽处向外1.5~2.0 cm，同时，应用铅块［有条件者用多叶光栅技术（MLC）］遮挡正常器官，减少危及器官受量。每次盆腔中平面处方剂量为1.8~2.0 Gy，每周4~5次。盆腔等中心照射可分两阶段完成，第1阶段为全盆腔等中心照射，DT量为20~30 Gy，2~3周完成；第2阶段建议行影像学复查，可根据情况重新定位，中间遮挡照射，全盆腔中间遮挡4.0 cm×（8.0~12.0）cm，以降低危及器官膀胱和直肠的受量，给后装治疗提供剂量空间，DT量为20~25 Gy（EQD_2），2~3周完成。

（2）四野箱式照射

即盆腔前后两野照射加两个侧野照射，主要适于特别肥胖患者以增加子宫旁或淋巴引流区的剂量。上界在L4~L5间隙，下界在闭孔下缘或肿瘤下界以下至少2.0 cm，侧界在真骨盆最宽处向外1.5~2.0 cm。两侧野前缘达耻骨联合（包括髂外淋巴引流区），后缘在S2–S3骶椎交界水平（包括骶前淋巴引流区），如子宫颈原发灶大，宫骶韧带受累，后缘可达S3–S4骶椎水平，应用铅块或MLC技术遮挡正常器官。每天四野同时照射，一般给予B点DT量为45~50 Gy（EQD_2），4~5周完成。

（3）腹主动脉旁野（延伸野）照射

髂总或主动脉旁淋巴结转移时需延伸野照射，照射野宽度一般为6.0~8.0 cm，长度据淋巴结转移范围予个体化设计。建议DT量为40~45 Gy，4~5周，每天1次，1.8~2.0 Gy，照射时注意保护肾脏和脊髓。对腹主动脉旁淋巴引流区，建议采用适形或调强精确放疗技术。

根据所用放疗技术、照射野数及医疗机构设备、防护条件而选择射线。射线能量越高，穿透能力越强，需要防护条件越高，前后二野照射可选择10~15 MV X射线，多野照射可选择6~10 MV X射线。

精确放疗技术实施均基于靶区精确定位，包括靶区准确定义、针对治疗中靶区变化和器官移动的应对、摆位及质量控制，其中合理靶区勾画是治疗成败的关键，也直接影响放疗并发症的发生。建议行MRI或PET/CT以保证照射靶区覆盖受侵子宫旁及转移淋巴结组织，同时最大限度保护直肠、小肠、膀胱等危及器官。CC的靶区包括大体肿瘤区（GTV）、临床靶区（CTV）和计划靶区（PTV）。确定PTV是确保临床靶区得到规定的治疗剂量。PTV应包括CTV、照射中器官运动和由于日常摆位、治疗中靶位置和靶体积变化等因素引起的扩大照射范围。CC体外照射由CTV外放一定距离形成PTV，目前无统一标准。盆腔原发肿瘤区对未行子宫切除者包括肿瘤、全子宫（宫颈+宫体）、部分阴道、子宫旁或阴道旁软组织；对已行子宫切除者包括残存肿瘤、阴道残端、上段阴道（3.0~4.0 cm）、阴道旁或瘤床软组织。淋巴引流区包括闭孔、髂内、髂外、髂总±腹主动脉旁淋巴结引流区。对影像学诊断子宫颈间质受侵的患者，应包括骶前淋巴引流区；如髂总淋巴结、腹主动脉旁淋巴结有转移则需行腹主动脉旁淋巴引流区照射，其靶区上界要求达肾血管水平；如转移淋巴结超过肾血管水平，则根据受侵淋巴结范围决定上界；肿瘤侵及阴道下1/3时，靶区需包括全阴道及双腹股沟淋巴引流区。

需要特别指出的是，应建立考虑膀胱体积变化的内靶区（ITV），若在制订计划时发现直肠过度扩张，应考虑再次行CT、MRI模拟定位。处方剂量：外照射处方剂量约45~50 Gy（高级别，对于转移淋巴结可采用同步加量照射或后程加量，根据转移淋巴结大小，增加剂量10~15 Gy，总剂量可达55~65 Gy。加量照射时需保护临近正常组织。

3 近距离放射

主要照射CC的原发区域，在CC治疗中占有重要地位。据情况选择传统二维后装或图像引导的三维后装治疗。

3.1 二维后装治疗

治疗剂量换算与原则：剂量率按ICRU89号报告分为三个级别，低剂量率（<1Gy/h，Low Dose Rate，LDR）、中剂量率（1~12Gy/h，Middol Dose Rate，MDR）和高剂量率（>12Gy/h，High Dose Rate，HDR），目前，国内多使用HDR后装治疗机。A点剂量以传统剂量分割及HDR近距离治疗为依据，对近距离放疗，设定为一个4~7 Gy/h HDR。近距离放疗应依据线性二次方程的HDR剂量转换为生物学上等效的LDR剂量换算，即转化成相当于常规2Gy分次放射“等效生物剂量（equivalent dose in 2Gy/f，EQD_2）”的A点剂量。如30 Gy HDR的A点剂量被分割为5次照射，等同于用EQD_2的A点40 Gy剂量（剂量率换算参考第4版《肿瘤放射治疗学》)。

近距离照射剂量应与体外照射剂量统筹考虑，近距离一般予高剂量率A点总剂量20~42 Gy，联合体外照射总剂量（EQD_2）大于75 Gy，每次5~7 Gy，每周1次，腔内后装治疗当天不行体外照射，若体外放射治疗结束可一周给予两次治疗。体外照射联合腔内治疗A点的EQD_2因期别而异，ⅠA2期应达75~80 Gy（EQD_2），ⅠB1、ⅠB2和ⅡA1期达80~85 Gy，ⅠB3、ⅡA2和ⅡB-ⅣA期≥85Gy（EQD_2），采用不同剂量率后装机治疗时，应行生物剂量转换（腔内剂量以体外常规分割等效生物剂量换算），同时注意对膀胱及直肠剂量的监测，避免膀胱及直肠过高受量。直肠、膀胱剂量限制在处 方剂量的60%~70%以下，最高不能>80%。

近距离治疗时机通常在外照射的中后程加入，预估肿瘤病灶处于二维剂量曲线包绕范围内，若宫颈病灶较小可与体外放射治疗同步开始，避免后期宫颈萎缩置管困难及正常组织受量过高。总的放疗疗程尽量控制在7周内，最好不要超过8周。

3.2 三维后装治疗

CC近距离治疗采用图像引导的三维治疗计划有明显优势，可提高局控率、肿瘤特异性生存率和总生存率。采用CT或MRI定位，扫描范围从髂前上棘（或子宫底上3.0 cm）至坐骨结节下缘，层厚3 mm。对无法行MRI定位的单位，可行CT扫描定位，但需参照定位前MRI扫描图像。靶区、危及器官（organ at risk，OAR）勾画，参考ICRU89号报告和IBS-GEC ESTRO-ABS联合推荐的基于CT定位近距离靶区勾画指南：以MRI-T2加权像上的高信号及灰色信号加上妇科查体病灶确定为GTV。CTV分3类：肿瘤高危临床靶区（CTV-THR），包括整个子宫颈和后装治疗时残留的可见肿瘤及查体和MRI确定的残留病变组织。

肿瘤中危临床靶区（CTV-TIR），包括GTV-Tinit的范围映射在近距离治疗时影像上的区域，及CTV-THR基础上外扩的总和。肿瘤低危临床靶区（CTV-TLR）代表来自原发肿瘤潜在的连续或非连续的具有临床上病灶扩散的危险区域。建议以D90、D100评估CTV-THR和CTV-TIR剂量，以V150、V200评估高剂量体积；以D1cc、D2cc评估OAR的耐受剂量。A点剂量仍需报告，作为评价靶区剂量的参考。以CTV-THR确定处方剂量，至少达到80 Gy，对肿瘤体积大或退缩不佳病灶，应≥87 Gy。OAR限定剂量为：直肠2 cc≤65~75 Gy；乙状结肠2 cc≤70~75 Gy；膀胱2 cc≤80~90 Gy。当腔内近距离治疗无法满足上述剂量时，可考虑联合组织间插植放疗。

3.3 特殊情况后装治疗

对子宫切除术后患者（尤其是阴道切缘阳性或肿瘤近切缘者），可采用阴道柱状施源器、多通道阴道施源器或插置针等施源器提供适形剂量，作为体外放疗的补充。以阴道黏膜表面或阴道黏膜下5 mm处为参照点，高剂量率192Ir剂量为20~24 Gy（EQD_2）。对子宫颈外生型大肿瘤，特别是出血较多者，体外放疗前可先给予后装治疗消瘤止血，肿瘤表面出血多采用阴道施源器，以源旁1cm为参考点，一次性给予10~12 Gy。

4 危及器官（Organ at Risk，OAR）的耐受剂量

CC放疗邻近器官的耐受剂量：CC放疗的OAR包括膀胱、直肠、结肠、骨髓、皮肤、小肠、输尿管等，一般用$TD_{5/5}$表示最小放射耐受量，表示在治疗后5年内，预计严重并发症发生率不超过5%。

5 根治性放疗时间控制

CC放疗包含体外照射和腔内照射，总时间应控制在7~8周内。

6 术后放疗

CC术后放疗包括CC根治术后补充放疗和单纯性全子宫切除术后意外发现的CC的放疗。

由于术后肠管活动度变差，容易导致肠道局部受量过大，推荐调强放疗等立体照射技术，盆腔剂量45~50 Gy，建议术后8周内完成。

放射野可根据术后病理学检查结果来确定。有髂总或腹主动脉旁淋巴结转移者，腹主动脉旁淋巴引流区也应给予（50±5）Gy的照射剂量，阴道切缘阳性或近切缘者，应增加后装近距离治疗，推荐柱状施源器阴道黏膜下0.5 cm 5.5 Gy×2次，或阴道黏膜面6.0 Gy×3次（中级别证据，推荐）。

第三节 化疗

CC化疗以顺铂为基础联合化疗或单用顺铂化疗为主。目前主要适用于同步放化疗、姑息化疗和新辅助化疗（保留生育功能或部分特殊情况下）。

同期放化疗一般采用顺铂单药或含铂联合化疗，不能耐受顺铂者可采用卡铂。

新辅助化疗主要用于保留生育功能的术前辅助治疗，缺乏放疗设备地区的ⅠB3或ⅡA2期，即肿瘤直径≥4.0 cm的局部晚期CC术前化疗，一般2~3个疗程。

局部晚期CC新辅助化疗后不能改善CC的预后，术后病理学危险因素易被掩盖，原则上不推荐使用。

建议诊断为局部晚期的CC，如放疗设备缺乏，建议转诊至有CC放疗设备的医疗机构治疗。

晚期及复发性CC全身治疗初始化疗，首选含铂类药物联合化疗+贝伐珠单抗的联合方案，如顺铂/卡铂+紫杉醇/紫杉醇脂质体+贝伐珠单抗，也可选择顺铂+紫杉醇/紫杉醇脂质体、拓扑替康+紫杉醇/紫杉醇脂质体等联合化疗方案。针对PD-L1阳性也可以加帕博丽珠单抗治疗或有CC适应证的PD-1。推荐参加临床试验。

接受化疗或化疗后疾病进展的，对于PD-L1阳性或MSI-H/dMMR患者首选派姆单抗治疗。派姆单抗也可用于无法切除或转移性的高肿瘤突变负荷（TMB-H）肿瘤。而拉罗替尼、恩曲替尼用于NTRK基因阳性肿瘤治疗。

主要化疗方案推荐见表1-4-3。

表 1-4-3　鳞癌、腺癌或腺鳞癌

放化疗	复发或转移性疾病		
	一线联合治疗	可选的一线单药治疗	二线或以上治疗
首选方案 顺铂 卡铂（如果不能耐受顺铂）	首选方案 帕博利珠单抗+顺铂/紫杉醇±贝伐珠单抗（适用于PD-L1阳性肿瘤） 帕博利珠单抗+卡铂/紫杉醇±贝伐珠单抗（适用于PD-L1阳性肿瘤） 顺铂/紫杉醇/贝伐珠单抗 卡铂/紫杉醇/贝伐珠单抗	首选方案 顺铂	首选方案 帕博利珠单抗（适用于PD-L1阳性或MSI-H/dMMR的肿瘤） 纳武利尤单抗(适用于PD-L1阳性肿瘤)
	其他推荐方案 顺铂/紫杉醇 卡铂/紫杉醇（推荐先前用过顺铂治疗的患者） 拓扑替康/紫杉醇/贝伐珠单抗 拓扑替康/紫杉醇 顺铂/拓扑替康	其他推荐方案 卡铂 紫杉醇	其他推荐方案 贝伐珠单抗 白蛋白结合型紫杉醇 多西他赛 氟尿嘧啶 吉西他滨 异环磷酰胺 伊立替康 丝裂霉素 培美曲塞 拓扑替康 长春瑞滨 Tisotumab vedotin-tftv

放化疗	复发或转移性疾病		
	一线联合治疗	可选的一线单药治疗	二线或以上治疗
			用于特定情况的方案 帕博利珠单抗（适用于TMB－H的肿瘤） Larotrectinib或entrectinib（适用于NTRK基因融合的肿瘤）

备注：选择合适的治疗方案时应慎重考虑费用和毒性；推荐用于肿瘤表达PD-L1（CPS≥1，经FDA批准的检测方法）的患者；必要时紫杉醇脂质体可替代紫杉醇

第四节　各期治疗选择

1　ⅠA1期

应根据患者是否有生育要求选择治疗方法。

无生育要求者可选择：

（1）ⅠA1期不伴脉管受侵，行子宫颈锥切术，确认锥切切缘阴性，若不能耐受子宫切除手术，可选择观察。耐受手术，无保留生育功能要求，推荐行筋膜外子宫切除；切缘阳性可考虑重复锥切活检以更好评估浸润深度以排除ⅠA2/ⅠB1期病变或直接行筋膜外

或改良根治性子宫切除术（B型）+盆腔淋巴结切除术（切缘为癌阳性时推荐行淋巴切除或SLN显影）。

（2）ⅠA1期伴脉管受侵，行改良根治性子宫切除术（B型）+盆腔淋巴结切除术（或SLN显影）。不耐受手术或拒绝手术可选择体外照射+近距离治疗。根据正常组织的耐受性、放疗分割方法和靶区大小调整方案。A点/或HR-CTV D90剂量75~80Gy Gy（EQD_2）。治疗流程见图1-4-1。

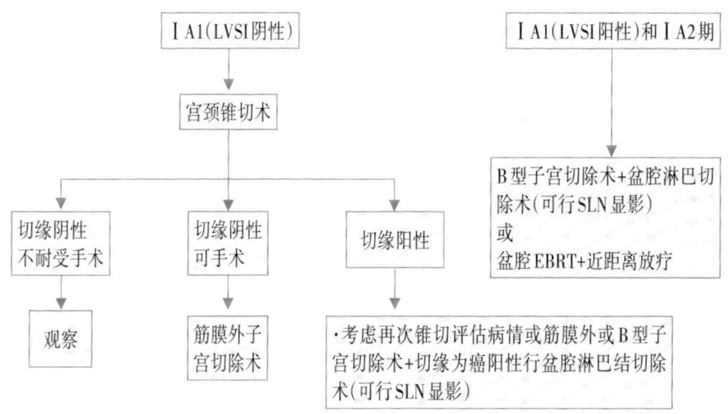

图1-4-1　ⅠA1、ⅠA2期CC不保留生育功能治疗流程图

注：LVSI：淋巴血管间隙浸润；EBRT：外放疗

2　ⅠA2期

ⅠA2期CC治疗仍可根据是否有生育要求选择。

无生育要求者：行改良根治性子宫切除术（B型）+盆腔淋巴结切除术，年龄小于45岁者可切除输卵管、保留双侧卵巢。不能耐受手术或拒绝手术患者可选择体外照射+近距离治疗。根据正常组织耐受性、放疗分割方法和靶区大小调整方案。A点/或HR-CTV D90剂量为75~80Gy（EQD_2 D90）。

3 ⅠB1、ⅠB2及ⅡA1期

无生育要求者可选择：

根治性子宫切除术（C型）+盆腔淋巴结切除（高级别证据，推荐）±主动脉旁淋巴结切除（中级别证据，推荐），可考虑行SLN显影。绝经前如双侧卵巢正常，45岁前，可保留双侧卵巢。根治性子宫切除术的标准术式是开腹（高级别证据，推荐）。有手术禁忌证或拒绝手术者，可行盆腔外照射+阴道近距离放疗±含铂药物的同期化疗，治疗流程示意见图1-4-2。

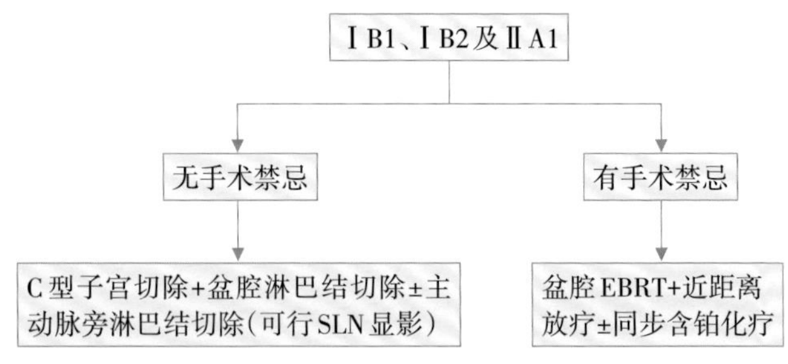

图1-4-2 ⅠB1、ⅠB2及ⅡA1期CC不保留生育功能治疗流程示意图

4 ⅠB3和ⅡA2期

依次可选择：

（1）盆腔外照射+近距离治疗+含顺铂方案的同步化疗（传统方法为75~80 Gy至总A点）［A点的EQD_2≥85 Gy（EQD_2）］。对阴道侵犯明显患者，必要时可加用阴道塞进行后装腔内放疗，黏膜下0.5 cm处予20~30 Gy（EQD_2）。治疗根据正常组织耐受性、分割和靶体积大小调整。

（2）根治性子宫切除术（C型）+盆腔淋巴结切除±主动脉旁淋巴结切除（中级别证据，建议）。先行盆腔淋巴结切除术，如淋巴结阴性，行根治性子宫切除术。如淋巴结阳性，选择手术分期及放化疗。不推荐术前以铂类药物为基础的新辅助化疗。

（3）盆腔外照射+含顺铂方案的同步化疗+近距离治疗+选择性子宫切除术（根治性放疗后子宫颈病灶残存）。

初次放化疗后是否推荐辅助子宫切除术存在争议，目前仅3类证据推荐。放疗后辅助子宫切除术能改善盆腔控制，但不能改善总生存率。对于因疾病范围或子宫解剖学关系不能充分覆盖近距离放疗患者，可考虑采用此方法，治疗流程见图1-4-3。

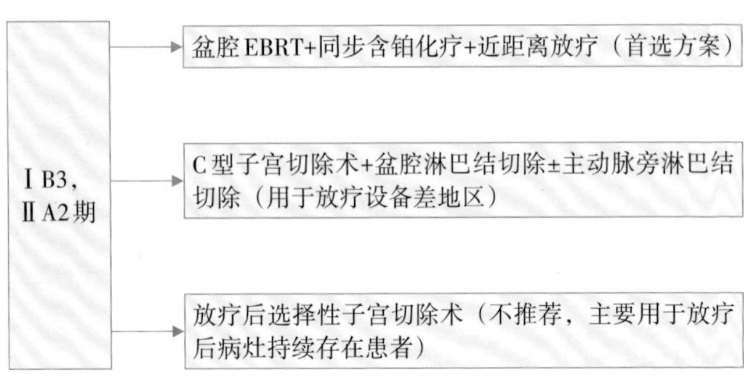

图1-4-3　Ⅰ B3、Ⅱ A2期CC治疗流程示意

5　Ⅱ B~ⅣA期

同步放化疗作为首选，化疗用铂类单药或联合（见第四章第三节同步化疗推荐），放疗包括外放疗+腔内放疗。常规放疗剂量：肿瘤直径≥4.0 cm，A点应达到85 Gy（EQD_2）及以上。对盆壁受侵明显，必要时可适形缩野局部盆腔加量10~15 Gy。对阴道侵犯明显者，建议采用三维后装放疗。放疗范围包括已知及可疑肿瘤侵犯部位。

放疗中至少应有2~3次临床和影像学疗效评估，必要时重新定位，以确定个体化治疗剂量。

治疗结束后评估进入随访；若局部病灶持续存在或局部复发，考虑全身治疗（化疗、靶向治疗、免疫治疗）、姑息性支持治疗、子宫切除术或盆腔廓清术，参加临床试验。肿瘤残存的手术治疗推荐在放疗后3个月，应全面评估，无远处转移，MDT讨论，充分知情后进行。

6 ⅣB期

寡转移病灶，若适合局部治疗，可考虑局部切除±个体化放疗，或局部消融治疗±个体化放疗，或个体化放疗±全身系统性治疗，也可考虑整合治疗。

在行盆腔局部放疗同时，应加强以铂类药物为基础的联合化疗，并对转移灶行个体化治疗，加强对症、营养、止痛，以控制病情进展，改善生存质量。

全身广泛转移者，应全身系统性治疗及最佳支持治疗，鼓励参加临床试验。靶向治疗药物在ⅣB期中得到广泛应用，以贝伐珠单抗及其生物类似药为代表。可用于复发晚期CC，常与铂类药物/紫杉醇或铂类药物/拓扑替康等联合，用前仔细评估胃肠道/泌尿生殖系统毒性风险，通常需要参加MDT，治疗由妇科肿瘤专科医生决定。推荐参加临床试验。

第五节 根治术后辅助治疗

CC根治术后应根据病理学高危/中危因素选择放疗或同步放化疗。根治性子宫切除术后有病理学高危因素（淋巴结转移，子宫旁或手术切缘受累），首选同步放化疗，在术后6周内完成。CC根治术后，序贯化放疗较同步放化疗及单纯放疗更能延长PFS，序贯化放疗较单纯放疗降低死亡风险。对于我国放疗资源紧张地区可以选择该方案或用于临床研究。

（1）术后病理学检查结果显示存在高危因素

CC根治术后存在淋巴结阳性、切缘阳性或子宫旁阳性任一个高危因素均需补充放疗。术后补充盆腔放疗+铂类同步化疗（高级别证据推荐）±阴道近距离放疗，无髂总或腹主动脉旁淋巴结转移，仅行盆腔照射；髂总、腹主动脉旁淋巴结转移，照射需包括腹主动脉旁淋巴引流区，如果盆腔淋巴结多枚阳性，腹主动脉旁淋巴结清扫阴性，可不延伸放射野，如未做腹主动脉旁淋巴结清扫，可选择延伸放射野；如有腹主动脉旁淋巴结转移者，还需进一步明确有无其他部位的远处转移。

（2）术后病理学检查结果显示存在中危因素

病理学类型和肿瘤浸润范围是重要因素，鳞状细胞癌，可参考FIGO指南推荐具有2个中危因素补充术后单纯放疗（包括肿瘤直径≥4 cm、淋巴脉管浸润、宫颈深肌层浸润）。也可参考Sedlis标准决定是否行辅助治疗，见表1-4-4。

（3）任何病理学类型，病灶近切缘应当考虑辅助放疗

ⅠB~ⅡA期CC患者行根治性子宫切除术后补充放疗或放化疗者，腺癌预后更差。因此，腺癌或腺鳞癌

患者术后是否补充治疗应参照“四因素模式”，如肿瘤≥3.0 cm、浸润子宫颈外1/3、间质脉管间隙见癌栓、腺癌/腺鳞癌，术后病理学因素中，有以上4个中危因素中的2个以上，应当辅助治疗。

表1-4-4 Sedlis标准

淋巴脉管间质浸润（LVSI）	宫颈间质浸润	肿瘤大小（cm）
+	深1/3	任意肿瘤大小
+	中1/3	≥2
+	浅1/3	≥5
–	中或深1/3	≥4

第六节 复发宫颈癌治疗

对复发性CC治疗，尽量针对复发病灶活检以明确复发或PET/CT证实复发。复发性CC疗效差，治疗前推荐参加MDT，建议二代基因测序，或参加临床试验。

1 局部复发的治疗

局限于子宫颈或阴道的CC局部复发，可针对复发部位行以临床治愈为目标的治疗。

1.1 既往无放疗史或复发灶位于既往放疗野外

可手术切除病灶，手术后再行个体化外照射治疗±含铂联合化疗±近距离放疗。

不能耐受手术者或不接受手术者，外照射放疗±同步化疗和（或）近距离放疗+靶向。

对初始治疗后短期复发患者，以全身系统性治疗为主，按复发性CC系统治疗选用化疗，鼓励参加临床试验和做相关基因检测。治疗后再复发者，做相关基因检测，选择化疗、靶向治疗、支持治疗、免疫治疗，参加临床试验。

1.2 既往有放疗史或复发灶位于既往放疗野内

（1）中心性复发可选择手术治疗，手术应以临床治愈为目的。最可能从手术中获益患者：盆腔中央复发，无侧盆壁固定或相关肾积水；无病间期较长；复发肿瘤直径小于3.0 cm。① 盆腔廓清术（前盆腔、后盆腔、全盆腔）±术中放疗（无术中放疗条件者可考虑放射性粒子植入放疗，应同时进行盆底重建，术后制订有关社会心理学及性心理学的康复计划。② 复发灶直径<2.0 cm并经仔细评估的病例，可行子宫切除术或近距离放疗。

（2）不适合手术切除的患者，可予插植放疗等。

（3）非中心性复发治疗：

1）针对肿瘤局部放射治疗±化疗。

2）切除肿瘤±术中放射性粒子植入放疗。

3）以铂类药物为基础的联合化疗，联合贝伐珠单抗。

4）PD-1/PD-L1单抗（单用或联合化疗+/-贝伐珠单抗）。

5）支持治疗。

6）参加临床试验。

（4）治疗后再复发者可采用全身系统性治疗、支持治疗、免疫治疗和参加临床试验。

2　远处转移复发的治疗

复发灶为多病灶或无法切除者，选择化疗、免疫治疗（PD-1/PD-L1单抗，单用或联合化疗）、放疗。

病灶可切除者选择：

（1）病灶切除+放疗+/-化疗。一线化疗推荐以铂类药物为基础的联合治疗，首选顺铂+紫杉醇加用血管生成抑制剂贝伐珠单抗。

（2）一线治疗后疾病进展及不适合联合化疗患者，用单药治疗联合贝伐珠单抗（见第四章第二节复发性CC化疗）。

（3）PD-1/PD-L1单抗治疗或卡铂+紫杉醇+帕博丽珠单抗（PD-L1+）+/-贝伐珠单抗。

（4）参加临床试验。

第七节　营养状态评估及治疗

CC患者大多需要经历手术和或放化疗，肿瘤治疗导致的消化道不良反应及肿瘤本身的消耗，均可使患者的营养状况恶化。应对CC患者治疗前进行营养评估，及时发现营养不良风险，早期识别营养不良，纠正贫血，在治疗过程中采取适当营养支持措施，对于疾病康复至关重要。

常见的营养评估量表采用欧洲肠外肠内营养学会和中华医学会肠外肠内营养学分会推荐的营养评估量表营养风险筛查2002（NRS-2002），分为：①营养状况受损评分（0~3分）；②疾病严重程度评分（0~3分）；③年龄评分（0~1分）。三项评分相加为最后总分。若临床营养筛查总分≥3分，表明有营养风险，应结合临床状况，制定营养支持治疗计划。若总分<3分，表明目前无营养风险，应每周重复进行筛查。

除营养风险筛查2002（NRS-2002）外，常见的营养评估量表还包括主观整体营养状况评量表（PG-SGA），该量表是一项肿瘤特异性的营养状态评分方法，广泛用于各种肿瘤营养状况评估。PG-SGA分为体重丢失评分、疾病状态评分、代谢应激评分、体格检查部分评分及PG-SGA总体评估分级五个项目的评分，根据各项目的总和给予患者营养建议。0~1分：目前不需要营养支持，在未来治疗中常规再评估。2~3分：营养师、护士或其他医护人员依据症状调查与实验室检查，对患者及家属进行药物治疗指导。4~8

分：需要营养师进行营养支持，依据症状调查表与护士或医师联系。≥9分：急切需要改善不适应证和/或营养支持治疗。

肿瘤合并营养不良，可引起贫血、影响机体免疫功能，增加术后并发症发生率，延长住院时间，增加医疗费用。采取合理的营养支持措施，能明显改善恶性肿瘤患者的营养状况，改善预后，减少因营养不良所致的额外治疗费用。因此，对患者在治疗前后实施营养评估，及时发现营养不良状况并加以纠正，可对治疗起到事半功倍的效果。

第八节　传统中医药治疗

祖国传统医学在CC的中医治疗，以“扶正祛邪”为基本原则，中医药治疗贯穿疾病全过程，早期以攻邪为主，中晚期攻补兼施。手术阶段促进正气恢复，放化疗阶段减轻副作用、增强抗癌效果，不能手术及放化疗患者中医治疗能改善症状、提高生活质量。可辅助缓解CC患者手术后并发症，以及放、化疗不良反应，提高生活质量，对无法耐受前文所述治疗方案的特殊患者，如高龄、体质较差、肿瘤终末期患者，中药的合理运用，与手术、放疗和化疗的配合可在一定程度上辅助治疗。

关于中医药对CC的抗肿瘤机制正在探索之中，有研究认为能调节细胞凋亡、病毒基因转录和翻译、细胞信号转导途径和免疫功能。

1 手术后辅助治疗

中医认为，手术耗气伤血，可致气血、阴阳、脏腑、经络受损，从而出现相关症状。

（1）气血亏虚证

症见：神疲乏力，少气懒言，面色㿠白，头晕，心悸，食欲不振，伤口愈合差，舌质淡，脉细弱。治法：补气养血。主方：归脾汤合八珍汤加减。常用药：人参、白术、茯苓、熟地、阿胶、当归、白芍、山药、大枣、炙甘草等。

（2）阴虚火旺证

症见：时有低热，手足心热，乏力，气短，自汗、盗汗，头晕耳鸣，少寐多梦，口干、口渴，大便秘结，小便黄少，舌质红，苔少，脉细数。治法：补气滋阴，清热生津。主方：竹叶石膏汤合天王补心丹加减。常用药：麦冬、人参、西洋参、生地、天冬、当归、玄参、淡竹叶、石膏、五味子、酸枣仁、柏子仁等。

（3）脾胃虚弱证

症见：脘腹痞闷，时缓时急，不知饥，不欲饮食，时有呕恶，身倦乏力，面白少华，大便溏泄，舌质淡，苔白，脉濡弱。治法：益气健脾，和胃降逆。主方：香砂六君子汤加减。常用药：人参、白术、茯苓、砂仁、木香、陈皮、半夏、黄芪、扁豆、山药、大枣、炙甘草等。

2 放疗的辅助治疗

中医认为，放射线属“火热之毒”，进入身体后会耗伤气血津液，引起相关不良反应。

（1）肠道湿热证（放射性肠炎）

症见：大便频频，里急后重，便如稀水或黏稠如胶冻，肛门灼热，或泻下鲜血，小便短赤，淋漓不尽，口干、口渴，舌质红，苔黄腻或燥，脉弦滑数。治法：清热利湿，解毒凉血。主方：白头翁汤合地榆散加减。常用药：白头翁、黄连、黄芩、黄柏、葛根、当归、白芍、地榆、茜草、槐角、薏苡仁、滑石、白茅根、甘草等。中药灌肠方：白及、地榆炭、侧柏叶炭、乌贼骨、白头翁、槐花、秦皮、仙鹤草、蛋黄油、薏苡仁、败酱草等。常用针刺：足三里、上巨虚、下巨虚、阴陵泉、公孙、太白等。

（2）下焦热盛证（放射性膀胱炎）

症见：小便黄赤，灼热刺痛，尿血鲜红，少腹拘急胀痛，心烦口渴，或大便秘结，口干、口渴，大便秘结，小便黄少，舌质红，苔黄，脉滑数。治法：清热利湿，通淋止血。主方：八正散合小蓟饮子加减。常用药：木通、车前子、萹蓄、瞿麦、滑石、小蓟、生地、藕节、栀子、甘草、淡竹叶等。常用针刺：石门、水道、归来、横骨、关元、中极等。

(3) 肝肾阴虚证（骨髓抑制）

症见：头晕耳鸣，手足心热，颧红口干，潮热盗汗，腰背酸痛，肢体麻木，两足痿弱，急躁易怒，大便秘结，小便涩痛，舌质红，苔少，脉弦细。治法：滋阴清热，化瘀解毒。主方：左归丸合二至丸加减。常用药：熟地、山茱萸、菟丝子、枸杞、龟板、牛膝、山药、鹿角胶、女贞子、旱莲草、丹皮、泽泻、白芍、知母、黄柏等。常用针刺：大椎、足三里、血海、关元、中极等。

3　化疗的辅助治疗

3.1　化疗中的辅助治疗

(1) 实证：痰湿内阻

症见：胃脘痞满，闷塞不舒，恶心呕吐，纳呆厌食，打嗝吞酸，大便或溏或结，口淡不渴，小便不利，舌体胖大，边有齿痕，苔白厚腻，脉沉滑。治法：除湿化痰，理气宽中。主方：二陈汤合保和丸加减。常用药：苍术、半夏、厚朴、陈皮、茯苓、山楂、神曲、麦芽、莱菔子、甘草。

（2）虚证：脾胃虚弱

症见：呕吐时有发作，脘腹痞闷，纳呆，身倦乏力，面白少华，大便溏泄，舌质淡，苔白，脉濡弱。治法：益气健脾，和胃降逆。主方：香砂六君子汤加减。常用药：人参、白术、茯苓、砂仁、木香、陈皮、半夏、黄芪、扁豆、山药、大枣、炙甘草等。常用针刺：足三里、内关、阴陵泉、膻中、公孙、太白等。

3.2 化疗后的辅助治疗

（1）气血亏虚证

症见：神疲乏力，少气懒言，脱发，面色㿠白，头晕，心悸，食欲不振，大便稀溏，小便不利，舌质淡，脉细弱。治法：补气养血。主方：归脾汤合八珍汤加减。常用药：人参、白术、茯苓、熟地、阿胶、鸡血藤、女贞子、当归、白芍、山药、大枣、炙甘草等。

（2）脾肾阳虚证

症见：精神疲惫，面色苍白或萎黄，畏寒肢冷，颜目浮肿，腰背酸痛，纳少乏味，大便溏薄或五更泄泻，小便清长，崩中漏下，舌淡胖，苔白，脉沉细弱。治法：健脾温肾，填精益髓。主方：右归丸合六君子汤加减。常用药：附子、肉桂、杜仲、山茱萸、菟丝子、鹿角胶、人参、山药、黄芪、当归、白术、猪苓、茯苓、陈皮、半夏、炙甘草等。

第五章

宫颈癌康复

第一节 围手术期快速康复

1 术前准备

（1）宣教：术前由麻醉医生、手术医生及护士三方完成，内容：重点介绍麻醉、围术期诊疗过程，缓解其焦虑、恐惧及紧张情绪。

（2）营养状态及全身情况评估：术前营养科医师全面筛查病人营养状态。麻醉医生评估心肺功能及基础疾病，必要时请相关科室会诊给予对症治疗，以降低围术期严重并发症发生率。

（3）术前肠道准备：不涉及肠道手术可不行灌肠等肠道准备。

（4）术前禁饮、禁食：术前禁饮2小时，禁食6小时，术前2小时可口服含碳水化合物饮品150~200mL，须是无渣清亮饮料（营养科提供，糖尿病人除外）。

（5）术前备皮：手术当日。

（6）术前麻醉用药：不应常规给予长效镇静和阿片类药物，如必须，术前失眠，首选短效镇静药物。

2 术中管理

（1）麻醉方法与药物选择：全部患者均实施气管插管全身麻醉，手术结束后病人快速苏醒，早期拔管。药物以中短效阿片类镇痛药及肌松药联合丙泊酚为首选。

（2）术中液体管理：均实施以目标导向液体治疗的理念及措施指导液体治疗，避免输液过度或不足。

（3）术中体温管理 术中常规监测体温直至术后，辅助暖风保暖设备，维持中心体温不低于36℃。

（4）缩短手术时间，减少术中出血量。

3 术后管理

（1）术后疼痛管理；推荐采用神经阻滞+NSAIDs方案，术毕于苏醒前由同一麻醉师在超声引导下行双侧腹直肌鞘阻滞，药物为0.25%罗哌卡因10mL每侧，氟比洛芬酯50mg为单次补救剂量。

（2）术后：全部患者术后补充液体总量控制。

（3）术后尿管管理：尽早拔出尿管及引流管。

（4）术后饮食管理：麻醉清醒后2h开始进少量流

质饮食和水，若无呛咳可开始进少量半流质饮食。可口服肠内营养辅助制剂（营养科提供），术后6 h内指导适当床下活动。

第二节　治疗后康复

1　健康咨询

包括健康生活方式、肥胖、营养、运动、性健康、激素替代疗法及潜在治疗相关影响等。应鼓励患者戒烟。

2　健康教育

针强疾病认知，选择合理治疗方案，与患者共同讨论治疗选择的利弊，尊重患者选择。

提倡健康生活方式，改变不良生活习惯，适度运动，增强疾病预防能力。

鉴于CC的患者生存期延长，接受放疗者越来越多，这一人群中存在HPV感染和吸烟等癌症危险因素，因此CC患者有高继发性肿瘤风险。CC患者继发与HPV相关癌症（咽部、生殖部位和直肠/肛门）和吸烟相关癌症（咽部、气管/支气管/肺、胰腺和膀胱）的风险均较普通人群显著升高。接受放疗的CC患者，与一般人群女性相比，在结肠、直肠/肛门、膀胱、卵巢和生殖器部位的所有继发性肿瘤和癌症的风险均增加。因此，要强调患者治疗后随访，进行相关癌症预防监测。

CC放疗可能出现阴道狭窄和干燥，应接受有关性健康和阴道健康的教育。告知患者应定期阴道性交和/或使用阴道扩张器、阴道保湿剂/润滑剂（如雌激素霜）。阴道扩张器可用于预防或治疗阴道狭窄，可在放疗后2~4 周开始使用，且可无限期使用。

3　神经源性膀胱功能障碍康复

CC治疗后常合并不同程度的神经源性膀胱，主要表现储尿和排尿功能障碍。CC根治术后神经源性膀胱患者常规采用留置导尿2~3周，以缓解暂时性排尿障碍。临床上常用经尿道导尿方式主要有留置导尿与间歇导尿（IC）两种。IC 指不将导尿管留置于膀胱内，仅在需要时插入膀胱，排空后即拔除，也是国际尿控协会推荐的治疗神经源性膀胱的首选方法和金标准。目前临床上最常用的IC为自我清洁间歇导尿（CISC），即由患者自己或家属完成导尿操作。具体方法如下：用物准备：导尿管，润滑剂、肥皂、速干洗手液、量杯，镜子。环境准备：卫生间或床旁。个人准备：患者或其家属。操作流程：准备导尿用品—自行排尿—放置量杯—洗手—选择体位—会阴及尿道口清洁—洗手—插入导尿管—固定放尿—排尿彻底—拔除导尿管—洗手。

尿潴留的中医治疗（辩证为中气不足，肾阳衰惫）。治法：温阳利水，益气补肾。主方：补中益气汤合《济生》肾气丸加减。常用药：黄芪、柴胡、升麻、当归、白术、附子、肉桂、茯苓、人参、陈皮、半夏、山茱萸、山药、熟地、泽泻、牛膝等。常用针刺：足三里、三阴交、关元、气海、照海、委中、膀胱俞、秩边、合谷、太冲等。常用灸法：关元、气海等。

4 治疗后淋巴水肿康复管理

手术或放疗导致的淋巴管损伤，淋巴回流通路受阻，大量淋巴液进入组织间隙，严重者导致下肢水肿。淋巴水肿如不能及时治疗将导致生活质量严重下降。下肢淋巴水肿是一种进行性慢性疾病，可造成肢体肿胀和功能障碍，不仅严重影响日常生活和工作，而且会带来焦虑、抑郁等心理问题，严重影响身心健康和生活质量。包括皮肤护理、手法淋巴引流、绷带包扎及功能锻炼四部分。

（1）皮肤护理

绷带或弹力袜，会给皮肤角质层很大机械压力，且会吸收皮肤脂肪和汗液导致皮肤干燥、开裂、脆弱，如不做好皮肤护理，很容易导致感染发生。要指导使用中性（pH7）的清洁剂清洗皮肤，清洗完后将皮肤仔细擦干。洗完澡、穿压力服之前、脱掉压力服后可用赛肤润、杏仁油、胡萝卜油、花生油等涂擦，特别干燥的皮肤可增加使用次数。

（2）手法淋巴引流

手法引流综合消肿治疗（CDT）是近年来最先进、使用最广、疗效较好的淋巴水肿治疗方法。每天行手法淋巴引流治疗1次，每次约40min，治疗前嘱患者排空膀胱，协助患者取平卧位，治疗时可播放舒缓的音乐利于患者放松。治疗顺序一般为先健侧后患侧，先躯干后肢体，先对区域淋巴结（锁骨上窝、腋窝及腹股沟）进行按压，再按引流区域的淋巴管走向作引流，以促进患侧淋巴液通过淋巴通路回流，达到减轻和消除患肢水肿作用。行手法淋巴引流时喷涂适量润滑油进行皮肤润滑与保护。

（3）绷带包扎

手法淋巴引流结束后采用多层低弹性绷带加压包扎，对组织疏松、活动度大的部位，加用U型泡胶绷带；对纤维化部位，采用高密度泡沫衬垫，提高疗效。

（4）功能锻炼

深呼吸可增强肢体和生殖器淋巴水肿的静脉和淋

巴回流，无论患者处于什么体位或身处何地均可进行深呼吸锻炼。可用不同速度原地踏步、爬楼梯、瑜伽、太极、步行、骑自行车、游泳、滑雪等方式进行功能锻炼，但必须在使用压力绷带或穿戴淋巴水肿压力袜的基础上进行，建议每天1小时，分多次进行。

（5）中医淋巴水肿（饮停瘀阻）康复治疗

利水蠲饮，活血化瘀。主方：柴苓汤合补阳还五汤加减。常用药：柴胡、黄芩、人参、黄芪、当归、白术、猪苓、茯苓、陈皮、半夏、桃仁、地龙、红花、赤芍等。常用针刺：足三里、阴陵泉、三阴交、外关、合谷、太冲。

5　康复期中药维持治疗

中医认为CC的发病与肝脾肾及冲任二脉密切相关，故康复期CC的中医治疗，尽量防止肿瘤复发，以调节肝脾肾三脏及冲任功能失调为原则，根据兼证不同用不同方药。

基本证型：肝郁脾虚，冲任不调，症见精神不振，或情志郁闷，或心烦易怒，或多思忧虑，少寐健忘，潮热盗汗，心悸胸闷。纳呆，大便或溏或结，小便不利或失禁，舌质淡，苔白，肝脉弦，寸尺弱。治法：疏肝健脾，调理冲任。主方：逍遥散合二仙汤加减。若挟瘀滞，可加膈下逐淤汤或鳖甲煎丸；若挟痰湿，可加二陈汤或实脾饮；若挟气血不足，可加八珍汤或六君子汤等。常用药：柴胡、当归、白术、茯苓、香附、赤芍、白芍、仙茅、仙灵脾、淫羊藿、胆南星、莪术、仙鹤草、白茅根、茜草、乌贼骨、半枝莲、白花蛇舌草、穿山甲等。

随访

肿瘤随访时间及频次：随访间隔，治疗结束后2年，每3~6个月随访1次，结束3~5年，每6~12个月随访1次。根据患者疾病复发风险进行年度复查。

随访内容包括：全身体检、妇科检查、鳞癌抗原、细胞角蛋白等肿瘤标志物检测和子宫颈或阴道残端细胞学、人乳头瘤病毒检查。必要时行阴道镜及活检，每6个月或必要时胸部CT、盆腔MRI、超声、全身浅表淋巴结超声检查。

根据症状、体征怀疑复发或血清肿瘤标志物可行相关实验室、影像学检查，如血常规、血尿素氮、肌酐等。根据检查结果，必要时行阴道镜检查及活检、胸片、胸部CT、盆腔MRI、超声、全身浅表淋巴结超声检查。

— 第七章 —

特定情况与特殊类型宫颈癌治疗

第一节 保留生育功能宫颈癌治疗

1 保留生育功能适应证

（1）宫颈鳞癌、腺癌或腺鳞癌。

（2）病灶最大径≤2cm。

（3）肿瘤直径为2.0~4.0 cm保留生育功能者，告知相关预后风险，推荐行经腹根治性子宫颈切除术。

（4）有生育意愿及生殖功能。

（5）充分评估病灶位置及阴道侵犯程度（如无宫颈内口侵犯）。

（6）对神经内分泌小细胞癌、胃型腺癌或恶性腺瘤病理类型，不支持保留生育能力。

2 ⅠA1期保留生育功能治疗

无淋巴脉管浸润，可采用子宫颈锥切术，切缘至少达3mm阴性，如切缘阳性，则推荐再次锥切或行子宫颈根治性切除术。保留生育功能宫颈锥切术要求是锥切切缘至少有3mm的阴性距离，切缘阴性是指无浸润性病变或高级别鳞状上皮内病变。推荐冷刀锥切，切除深度至少为10mm，已生育者可增加到18~20mm。如评估能达足够切缘，也可以用LEEP术。应尽量整块切除，保持标本完整性。切除组织形状和深度需与病灶大小、形状和病变部位相适应。位于子宫颈管的可疑浸润性腺癌与原位腺癌，锥切应设计成一个窄长锥形，延伸至子宫颈内口以避免遗漏子宫颈管病变。推荐在锥顶上方的子宫颈管取样以评估残留病灶。

有淋巴脉管浸润时，首选子宫颈根治性切除术+盆腔淋巴结切除术（或SLN显影），手术先行盆腔淋巴结切除，送快速冷冻切片病检。有淋巴结转移者，应改行改良根治性子宫切除术（B型）；无转移者，行根治性子宫颈切除术。次选子宫颈锥切+盆腔淋巴结切除（或SLN显影），锥切切缘至少有3 mm的阴性距离，如切缘阳性，推荐再次锥切或行子宫颈根治性切除术，治疗流程见图1-7-1。

3　ⅠA2期CC保留生育功能治疗

首选子宫颈根治性切除术+盆腔淋巴结切除术（或SLN显影），手术先行盆腔淋巴结切除，送快速冷冻病检。有转移者，应改行改良根治性子宫切除术

（B型）；无转移者，行根治性子宫颈切除术。次选子宫颈锥切+盆腔淋巴结切除（或SLN显影），锥切切缘至少有3 mm的阴性距离，如切缘阳性，推荐再次锥切或行子宫颈根治性切除术。

4　ⅠB1、ⅠB2期CC保留生育功能治疗

ⅠB1期可行根治性子宫颈切除术。

ⅠB2期肿瘤直径为2.0~4.0 cm者，推荐选择性行经腹根治性子宫颈切除术，或新辅助化疗后经腹根治性子宫颈切除术。术中先行盆腔淋巴结切除，送术中快速冷冻切片病检，淋巴结转移，不建议保留生育功能。

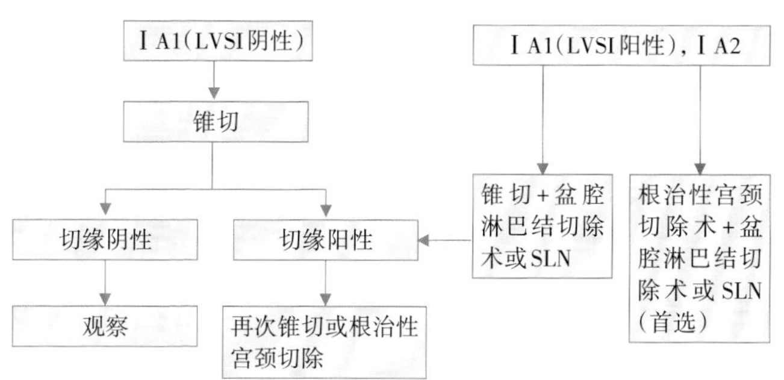

图1-7-1　ⅠA1、ⅠA2期CC保留生育功能治疗流程

注：LVSI：淋巴血管间隙

第二节 妊娠期CC治疗

1 诊断方法同非妊娠期CC

2 治疗前评估

肿瘤评估：组织病理学类型、FIGO分期、影像学检查（超声或MRI）诊断有无淋巴结转移和肿瘤标志物。

妊娠评估：胎次、妊娠阶段、胎儿发育情况。

治疗原则：妊娠期CC的管理应首先考虑孕妇的安全，同时考虑到胎儿的伦理。治疗方案应与产科医师、患者及亲属充分沟通，整合考虑CC的恶性程度、孕周及胎儿发育情况，严密监测病情发展及产科情况，多采取个体化处理原则。充分了解患者及家属对妊娠的期望，在决定治疗方案前，患者及其家属享有充分知情权，结合肿瘤评估结果，选择是否保留胎儿和恰当的治疗方式，获得患者及其家属的知情同意。

对各妊娠时期的CC尚无成熟方案，继续妊娠保留胎儿，根据不同分期可采取期待治疗，在妊娠期间严密监测管理，如未发现肿瘤进展，可以推迟到产后治疗。IA2-IB1、肿瘤直径大小<2cm、淋巴结阴性，可进行单纯的子宫颈切除术或大的锥切，不推荐在妊娠

期间进行根治性子宫颈切除术；更高分期的CC，新辅助化疗（NACT）是唯一可以保留胎儿至成熟的方案，对妊娠期行腹腔镜下淋巴切除及子宫颈切除术慎重。

国际妇科肿瘤协会和欧洲妇科肿瘤协会2014年专家共识认为，在不保留胎儿和生育功能时，处理同非妊娠期CC。

3 治疗推荐

按照不同孕期和分期的治疗建议推荐如下：

（1）妊娠早期（孕20周以内），除CC ⅠA1期外，不建议继续妊娠。

（2）ⅠA1期应严密监测，每8周包括重复细胞学、阴道镜检查，必要时子宫颈活检，直至妊娠结束开始治疗。无LVSI可行子宫颈锥切并行子宫颈环扎术。

（3）妊娠中期（孕20~孕28周）要求继续妊娠、ⅡB期以内者，可继续妊娠。ⅡB期以上者，不建议继续妊娠。ⅠB2期及ⅠB3期继续妊娠患者考虑行新辅助化疗，新辅助化疗可维持至孕34~35周。对此分期妊娠中期保留胎儿风险大，处理应谨慎，应充分评估风险和尊重患者选择权。

（4）妊娠晚期（孕28周以上）诊断CC，无论期别，患者要求继续妊娠者在孕34周、胎儿肺成熟后采用剖宫产结束妊娠为宜，再根据分期制订相应治疗方案：ⅠA、ⅠB1期可在剖宫产同时行根治性子宫切除术+淋巴结切除术，避免放疗引起的纤维化，并保留卵巢功能；根治性术后如需放疗，可在切口愈合后进行；ⅡB期以上的CC患者，结束妊娠后按分期选择同期放化疗。

第三节 意外发现CC的术后治疗

1 定义

因良性疾病子宫切除术，术后诊断为CC的，称为意外发现CC（仅限于鳞癌、腺癌、腺鳞癌和神经内分泌癌），除IA1期外，绝大部分需要补充术后治疗。

2 处理原则

首先需明确病理学诊断，对病理学诊断不清者，尤其是无法判断ⅠA1或ⅠA2期、是否有LVSI、切缘情况不明等，需明确病理学诊断后制定治疗措施。其次，需行全面检查评估，包括手术范围、查体、血生化检查和影像学检查。影像学检查包括盆腹腔CT、肺CT及盆腔MRI，有条件者可行PET/CT检查，MRI对软组织有较高识别度，可判断盆腔有无病灶残留，CT和PET/CT有助于发现淋巴结问题和是否有远处转移。

3 治疗措施

根据病理学、影像学检查结果，结合当地技术条件及患者具体情况选择以下治疗方案：

（1）术后病理学诊断为ⅠA1期，无LVSI，术后可密切随访。

（2）术后病理学诊断为ⅠA1期且LVSI（+）、ⅠA2期、ⅠB1期及以上者，根据不同情况，可选择不同的后续处理方式，手术切缘情况与后续治疗方案选择密切相关。

（3）切缘和影像学检查均呈阴性，选择：

1）盆腔放疗+阴道残端近距离放疗±含铂药物的同步化疗。

2）若子宫标本的病理学检查无Sedlis标准中术后补充放疗的适应，可行根治性子宫旁切除术+阴道上段切除+盆腔淋巴结切除±腹主动脉旁淋巴结切除。再次术后病理学检查阴性，建议随访；再次术后病检提示淋巴结阳性、切缘阳性或子宫旁阳性，则需辅助盆腔放疗±阴道残段近距离放疗+同期化疗。

（4）若病理学检查显示切缘阳性，或影像学检查提示有明显肿瘤残留或盆腔淋巴结肿大，或者子宫标本病理学检查有Sedlis标准中术后放疗指征的，应行盆腔放疗+同步含铂化疗+阴道残端近距离放疗。

（5）意外发现CC的患者在术后选择二次手术治疗，需考虑手术后病理学检查结果、患者对再次手术的耐受能力和当地医疗水平，做出整合判断。虽然手术+术后放疗对意外发现的CC是可行的，但比同样分期直接广泛子宫切除差预后，由于瘢痕、粘连形成和解剖学改变，手术难度增加。第二次手术的优势只适于部分早期年轻患者，有望通过再次手术治愈，手术后无须辅助放疗，可保留卵巢功能和阴道功能，避免放疗不良反应，有助于提高生活质量。对评估术后放疗概率大的病例，不推荐手术和放疗方式叠加，建议选择盆腔放疗+同期化疗。

第四节　宫颈神经内分泌癌（NECC）的治疗

宫颈神经内分泌癌是生长在宫颈的神经内分泌瘤，其发病率低，占宫颈恶性肿瘤0.5%~1%，宫颈神经内分泌癌分为小细胞癌和大细胞癌，小细胞神经内分泌癌是神经内分泌癌的主要类型，占80%，主要特点为侵袭性强、易发生早期转移、预后较差，对化疗相对敏感。

有别于其他常见病理类型CC，NECC的病理学诊断主要基于形态学改变，而无论免疫组化结果如何，但免疫组化和形态学仍然是诊断的重要依据。

初治评估：胸部/腹部/盆腔的CT+脑部MRI，或颈部/胸部/腹部/盆腔/腹股沟PET/CT+脑部MRI，以排除脑转移。

NECC不推荐保留生育功能。

治疗选择及整合治疗：

ⅠA、ⅠB1、ⅠB2手术治疗；ⅠB3/ⅡA2期不推荐直接手术治疗，NECC对化疗相对敏感，局部晚期患者可行新辅助化疗。

无论首选手术还是放疗，治疗后所有患者均推荐补充全身系统性治疗，化疗和同步放化疗推荐首选使用顺铂+泊苷，若不能耐受顺铂，可采用卡铂+依托泊苷。放宽术后补充放疗的适应证。

对新辅助治疗、术后辅助治疗，以及出现疾病复发或转移的病例，一线推荐首选顺铂+依托泊苷或卡铂+依托泊苷，二线推荐方案与鳞状细胞癌/腺癌/腺鳞癌的一、二线推荐治疗一致。

参考文献

[1] 樊代明.整合肿瘤学·临床卷·腹部肿瘤[M].北京：科学出版社，2021.458-496.

[2] 樊代明.整合肿瘤学·临床卷·腹部肿瘤[M].北京：科学出版社，2021.677-690.

[3] SUNG H，FERLAY J，SIEGEL R L，et al. Global Cancer Statistics 2020：GLOBOCAN Estimates of Incidence and Mortality Worldwide for 36 Cancers in 185 Countries [J]. CA Cancer J Clin，2021，71（3）：209-49.

[4] ZHANG S，SUN K，ZHENG R，et al. Cancer incidence and mortality in China，2015 [J]. Journal of the National Cancer Center，2020.

[5] 黄留叶，赵雪莲，赵方辉.宫颈癌的发病与死亡变化趋势及其预防策略进展 [J].肿瘤综合治疗电子杂志，2021，2（7）：21-25.

[6] FONTHAM E T H，WOLF A M D，CHURCH T R，et al. Cervical cancer screening for individuals at average risk：2020 guideline update from the American Cancer Society [J]. CA Cancer J Clin，2020，70（5）：321-46.

[7] 魏丽惠，赵昀，沈丹华，等. 中国子宫颈癌筛查及异常管理相关问题专家共识（一）[J].中国妇产科临床杂志，2017，(02)：190-2.

[8] ROSITCH A F，LEVINSON K，SUNEJA G，et al. Epidemiology of cervical adenocarcinoma and squamous cell carcinoma among women living with HIV compared to the general population in the United States [J]. Clinical infectious diseases：an official publication of the Infectious Diseases Society of America，2021.

[9] SILVER M I，GAGE J C，SCHIFFMAN M，et al. Clinical Out-

comes after Conservative Management of Cervical Intraepithelial Neoplasia Grade 2（CIN2）in Women Ages 21-39 Years [J]. Cancer prevention research（Philadelphia，Pa），2018，11（3）：165-70.

[10] WRIGHT T C，JR.，COX J T，MASSAD L S，et al. 2001 Consensus Guidelines for the management of women with cervical cytological abnormalities [J]. Jama，2002，287（16）：2120-9.

[11] KHAN M J，WERNER C L，DARRAGH T M，et al. ASCCP Colposcopy Standards：Role of Colposcopy，Benefits，Potential Harms，and Terminology for Colposcopic Practice [J]. Journal of lower genital tract disease，2017，21（4）：223-9.

[12] KATKI H A，SCHIFFMAN M，CASTLE P E，et al. Benchmarking CIN 3+ risk as the basis for incorporating HPV and Pap cotesting into cervical screening and management guidelines [J]. Journal of lower genital tract disease，2013，17（5 Suppl 1）：S28-35.

[13] 黄爱娟，赵昀，邹晓莲，等. 子宫颈高危型HPV阳性而细胞学阴性患者临床管理方法的初步探讨 [J]. 中华妇产科杂志，2017，52（11）：745-50.

[14] HAMMES L S，NAUD P，PASSOS E P，et al. Value of the International Federation for Cervical Pathology and Colposcopy（IFCPC）Terminology in predicting cervical disease [J]. Journal of lower genital tract disease，2007，11（3）：158-65.

[15] WHO Classification of tumours Editorial Board. Female Genital Tumours. WHO Classification of Tumours，5th edition，vol. 4［M］. Lyon：IARC Press，2020：8.

[16] OLAWAIYE A B，BAKER T P，WASHINGTON M K，et al. The new（Version 9）American Joint Committee on Cancer tumor，node，metastasis staging for cervical cancer [J]. CA Cancer J Clin，2021，71（4）：287-98.

[17] MINION L E，TEWARI K S. Cervical cancer – State of the science：From angiogenesis blockade to checkpoint inhibition [J]. Gynecol Oncol，2018，148（3）：609–21.

[18] CHUNG H C，SCHELLENS J，DELORD J P，et al. Pembrolizumab treatment of advanced cervical cancer：Updated results from the phase 2 KEYNOTE–158 study [J]. Journal of Clinical Oncology，2018，36（15_suppl）：5522–.

[19] MARABELLE A，LE D T，ASCIERTO P A，et al. Efficacy of Pembrolizumab in Patients With Noncolorectal High Microsatellite Instability / Mismatch Repair–Deficient Cancer：Results From the Phase II KEYNOTE–158 Study [J]. Journal of clinical oncology：official journal of the American Society of Clinical Oncology，2020，38（1）：1–10.

[20] CIBULA D，ABU–RUSTUM N R，BENEDETTI–PANICI P，et al. New classification system of radical hysterectomy：emphasis on a three–dimensional anatomic template for parametrial resection [J]. Gynecol Oncol，2011，122（2）：264–8.

[21] RAMIREZ P T，FRUMOVITZ M，PAREJA R，et al. Minimally Invasive versus Abdominal Radical Hysterectomy for Cervical Cancer [J]. New England Journal of Medicine，2018，379（20）：1895–1904.

[22] UPPAL S，GEHRIG P A，PENG K，et al. Recurrence Rates in Patients With Cervical Cancer Treated With Abdominal Versus Minimally Invasive Radical Hysterectomy：A Multi–Institutional Retrospective Review Study [J]. Journal of Clinical Oncology，2020，38（10）：1030–40.

[23] WU Y，LI Z，WU H，et al. Sentinel lymph node biopsy in cervical cancer：A meta–analysis [J]. Molecular and clinical oncology，2013，1（6）：1025–30.

[24] KADKHODAYAN S，HASANZADEH M，TREGLIA G，et al. Sentinel node biopsy for lymph nodal staging of uterine cer-

vix cancer: a systematic review and meta-analysis of the pertinent literature [J]. European journal of surgical oncology: the journal of the European Society of Surgical Oncology and the British Association of Surgical Oncology, 2015, 41 (1): 1-20.

[25] FRUMOVITZ M, PLANTE M, LEE P S, et al. The FILM trial: a randomized phase Ⅲ multicenter study assessing near infrared fluorescence in the identification of sentinel lymph nodes (SLN) [J] . Gynecol Oncol, 2018, 149: 7.

[26] LIM K, SMALL W, PORTELANCE L, et al. Consensus Guidelines for Delineation of Clinical Target Volume for Intensity-Modulated Pelvic Radiotherapy for the Definitive Treatment of Cervix Cancer [J]. International Journal of Radiation Oncology Biology Physics, 2011, 79 (2): 348-55.

[27] SMALL W, JR., BOSCH W R, HARKENRIDER M M, et al. NRG Oncology/RTOG Consensus Guidelines for Delineation of Clinical Target Volume for Intensity Modulated Pelvic Radiation Therapy in Postoperative Treatment of Endometrial and Cervical Cancer: An Update [J]. International journal of radiation oncology, biology, physics, 2021, 109 (2): 413-24.

[28] KLOPP A H, YEUNG A R, DESHMUKH S, et al. Patient-Reported Toxicity During Pelvic Intensity-Modulated Radiation Therapy: NRG Oncology-RTOG 1203 [J]. Journal of clinical oncology: official journal of the American Society of Clinical Oncology, 2018, 36 (24): 2538-44.

[29] TAYLOR A, ROCKALL A G, REZNEK R H, et al. Mapping pelvic lymph nodes: guidelines for delineation in intensity-modulated radiotherapy [J]. International journal of radiation oncology, biology, physics, 2005, 63 (5): 1604-12.

[30] LANDONI F, MANEO A, COLOMBO A, et al. Randomised study of radical surgery versus radiotherapy for stage Ib-IIa cer-

vical cancer [J]. Lancet，1997，350（9077）：535–40.

[31] WHITNEY C W，SAUSE W，BUNDY B N，et al. Randomized comparison of fluorouracil plus cisplatin versus hydroxyurea as an adjunct to radiation therapy in stage IIB–IVA carcinoma of the cervix with negative para–aortic lymph nodes：a Gynecologic Oncology Group and Southwest Oncology Group study [J]. Journal of clinical oncology：official journal of the American Society of Clinical Oncology，1999，17（5）：1339–48.

[32] ROSE P G，BUNDY B N，WATKINS E B，et al. Concurrent cisplatin–based radiotherapy and chemotherapy for locally advanced cervical cancer [J]. The New England journal of medicine，1999，340（15）：1144–53.

[33] KEYS H M，BUNDY B N，STEHMAN F B，et al. Cisplatin，radiation，and adjuvant hysterectomy compared with radiation and adjuvant hysterectomy for bulky stage IB cervical carcinoma [J]. The New England journal of medicine，1999，340（15）：1154–61.

[34] MORRIS M，EIFEL P J，LU J，et al. Pelvic radiation with concurrent chemotherapy compared with pelvic and para–aortic radiation for high–risk cervical cancer [J]. The New England journal of medicine，1999，340（15）：1137–43.

[35] COLOMBO P E，BERTRAND M M，GUTOWSKI M，et al. Total laparoscopic radical hysterectomy for locally advanced cervical carcinoma（stages IIB，IIA and bulky stages IB）after concurrent chemoradiation therapy：surgical morbidity and oncological results [J]. Gynecol Oncol，2009，114（3）：404–9.

[36] TOUBOUL C，UZAN C，MAUGUEN A，et al. Prognostic factors and morbidities after completion surgery in patients undergoing initial chemoradiation therapy for locally advanced cervi-

cal cancer [J]. Oncologist, 2010, 15 (4): 405-15.

[37] HUGUET F, COJOCARIU O M, LEVY P, et al. Preoperative concurrent radiation therapy and chemotherapy for bulky stage IB2, IIA, and IIB carcinoma of the uterine cervix with proximal parametrial invasion [J]. International Journal of Radiation Oncology Biology Physics, 2008, 72 (5): 1508-15.

[38] LEATH C A, 3RD, STRAUGHN J M, JR. Chemotherapy for advanced and recurrent cervical carcinoma: results from cooperative group trials [J]. Gynecol Oncol, 2013, 129 (1): 251-7.

[39] MCLACHLAN J, BOUSSIOS S, OKINES A, et al. The Impact of Systemic Therapy Beyond First-line Treatment for Advanced Cervical Cancer [J]. Clinical oncology (Royal College of Radiologists (Great Britain)), 2017, 29 (3): 153-60.

[40] HUANG H, FENG Y L, WAN T, et al. Effectiveness of Sequential Chemoradiation vs Concurrent Chemoradiation or Radiation Alone in Adjuvant Treatment After Hysterectomy for Cervical Cancer: The STARS Phase 3 Randomized Clinical Trial [J]. JAMA Oncol, 2021, 7 (3): 361-9.

[41] TRIFILETTI D M, SWISHER-MCCLURE S, SHOWALTER T N, et al. Postoperative Chemoradiation Therapy in High-Risk Cervical Cancer: Re-evaluating the Findings of Gynecologic Oncology Group Study 109 in a Large, Population-Based Cohort [J]. International journal of radiation oncology, biology, physics, 2015, 93 (5): 1032-44.

[42] KEYS H M, BUNDY B N, STEHMAN F B, et al. Radiation therapy with and without extrafascial hysterectomy for bulky stage IB cervical carcinoma: a randomized trial of the Gynecologic Oncology Group [J]. Gynecol Oncol, 2003, 89 (3): 343-53.

[43] DIAZ E S, AOYAMA C, BAQUING M A, et al. Predictors of

residual carcinoma or carcinoma-in-situ at hysterectomy following cervical conization with positive margins [J]. Gynecol Oncol, 2014, 132 (1): 76-80.

[44] 临床营养风险筛查 . 中华人民共和国卫生行业标准 . 2013.

[45] 樊代明. 整合肿瘤学 · 基础卷[M]. 西安：世界图书出版西安有限公司，2021.

[46] LIN J, CHEN L, QIU X, et al. Traditional Chinese medicine for human papillomavirus (HPV) infections: A systematic review [J]. Bioscience trends, 2017, 11 (3): 267-73.

[47] 周岱翰 . 中医肿瘤学 [M]. 广州：广东高等教育出版社，2007：254

[48] 国家中医药管理局 . 肿瘤中医诊疗指南[S]. 北京：中国中医药出版社，2008：67-68

[49] CHATURVEDI A K, ENGELS E A, GILBERT E S, et al. Second cancers among 104, 760 survivors of cervical cancer: evaluation of long-term risk [J]. Journal of the National Cancer Institute, 2007, 99 (21): 1634-43.

[50] 蔡文智，陈思婧 . 神经源性膀胱护理指南（2011 年版）（二）[J]. 中华护理杂志，2011，46（2）：210-6.

[51] 汪立，陈佳佳，于子优，等. 手法淋巴引流综合消肿疗法治疗盆腔恶性肿瘤根治术后下肢淋巴水肿 [J]. 组织工程与重建外科杂志，2016，12（3）：186-8.

[52] 刘高明，胡进，刘媛媛，等. 宫颈癌治疗后继发性双下肢淋巴水肿患者的护理 [J]. 护理学杂志，2019，34（9）：37-9.

第二篇 外阴癌

前言

外阴恶性肿瘤（malignant tumor of the vulva）是一种少见的妇科恶性肿瘤，占所有女性生殖道恶性肿瘤的2%~5%，多发生于绝经后妇女。肿瘤可发生于外阴的皮肤、黏膜及其附件组织，主要病理类型有鳞状细胞癌、恶性黑色素瘤、腺癌、基底细胞癌、肉瘤及转移性癌。外阴恶性肿瘤的发生率呈上升趋势，尤其是在75岁及以上的老龄妇女，可能与外阴的硬化苔藓病变等非肿瘤性上皮病变和高龄导致上皮细胞出现非典型性增生有关。50岁以上妇女的外阴上皮内瘤变（vulval intraepithelial neoplasia，VIN）发病率也呈上升趋势。在与人乳头瘤病毒（human papillomavirus，HPV）感染（主要是HPV16和HPV18型）相关的外阴癌中，VIN是其癌前病变。外阴高级别上皮内瘤变若未治疗，约80%可进展为外阴浸润癌。

第一章

筛查

对于外阴恶性肿瘤的预防，目前并无明确证据支持常规筛查。若患者出现外阴色素沉着、外阴溃疡或慢性外阴瘙痒等异常症状和体征时，建议尽快就诊，必要时行外阴患处活检评估。外阴硬化性苔癣与老年女性的外阴角化型鳞癌发病相关，鼓励此类患者自检。年轻女性常见外阴疣状/基底细胞样鳞癌是由于高危型HPV持续感染导致，其癌前病变是外阴鳞状上皮内病变，可能合并下生殖道其他部位（如宫颈，阴道）的鳞状上皮内病变，因此，一旦确诊下生殖道鳞状上皮内病变者，在阴道镜随访中都需同时检查外阴部位，以及时发现相关病变。

— 第二章 —

诊断

第一节 病史询问

了解外阴癌相关症状出现的时间、部位及其他伴随症状。常见症状为外阴瘙痒、局部肿块或溃疡，合并感染。晚期癌可出现疼痛、渗液和出血。

第二节 全身体检

进行详细全身体检，特别注意检查浅表淋巴结（尤其腹股沟淋巴结）有无肿大。若肿瘤转移至腹股沟淋巴结，可扪及增大、质硬、固定的淋巴结。

第三节 妇科检查

外阴病灶最常位于大阴唇，其次小阴唇、阴蒂、会阴、尿道口、肛周等。妇科检查应明确外阴肿物或病变部位、大小、质地、活动度、色素改变、形态（丘疹或斑块、结节、菜花、溃疡等）、皮下浸润深度、距外阴中线距离等，肿瘤是否累及尿道（口）、阴道、肛门和直肠，外阴皮肤有无增厚、色素改变及溃疡。

第四节　组织病理学检查

组织病理学检查是确诊外阴恶性肿瘤的金标准。

1　术前确诊

对有多年外阴瘙痒史并伴外阴白斑或经久不愈糜烂、外阴结节、乳头状瘤、尖锐湿疣及溃疡等可疑病变应及时取活检行组织病理学检查。必要时阴道镜指导下行病变部位活检。肿瘤直径>2 cm的外阴癌可直接在肿瘤部位钳夹活检。对肿瘤直径≤2 cm的早期外阴恶性肿瘤可在局麻下行完整切除活检，包括肿瘤、肿瘤周围皮肤和皮下组织，或采用Keyes活检器，经连续病理切片检查，准确评价肿瘤浸润深度，以指导早期外阴恶性肿瘤的个体化治疗。

2　术后病理学诊断

病理报告需包括：肿瘤病理类型、组织分级、浸润深度、有无淋巴脉管间隙浸润（lymph-vascular space invasion，LVSI）、手术切缘和肿瘤基底切缘有无病灶及其与肿瘤边缘的距离、淋巴结转移部位和数目及是否扩散到包膜外等，以明确肿瘤期别，并指导术后辅助治疗。

外阴恶性肿瘤的主要病理类型为鳞状细胞癌，占80%~90%，黑色素瘤为外阴第二常见恶性肿瘤，占2%~4%；疣状癌肿瘤体积较大，呈菜花状，多数与HPV感染相关；基底细胞癌和腺癌少见；腺癌主要来自前庭大腺；外阴佩吉特病（Paget’s disease）也属于外阴恶性肿瘤的一种病理类型。

第五节　辅助检查

1　常规检查

治疗前应常规检查血、尿、粪三大常规，肝、肾功能和血清肿瘤标志物[如鳞癌查SCCA，腺癌查癌胚抗原（CEA）、糖类抗原19-9（CA19-9）]等。

2　影像学检查

常规胸部X线/CT排除肺转移；晚期需行外阴、腹股沟区和盆腔增强CT或MRI或PET/CT等影像学检查。

3　HPV检测及细胞学检查

外阴HPV阴性者多为单一病灶或为大、小阴唇表面溃疡，HPV阳性者常为多点病灶或同时存在宫颈肿瘤。HPV阳性者需行宫颈HPV和细胞学检查，有助于发现宫颈、阴道同时存在的病灶。

4 超声指引下细针穿刺活检

该检查是诊断腹股沟淋巴结转移的方法，灵敏度可达77%~93%。

5 其他检查

对晚期外阴癌患者，应行膀胱镜和（或）直肠镜检查，了解尿道、膀胱和直肠黏膜受侵情况。

分期

外阴癌的分期包括国际妇产科联盟（International Federation of Gynecology and Obstetrics，FIGO）的分期和国际抗癌联盟（Union for International Cancer Control，UICC）的TNM分期，目前临床多采用FIGO分期。1988年FIGO确立了外阴癌的手术病理分期，1994年进行了修改，将Ⅰ期按肿瘤的浸润深度进一步分为ⅠA期（肿瘤浸润间质深度≤1.0 mm）和ⅠB期（间质浸润深度>1.0 mm）。2009年FIGO再次进行了修订，此次分期取消了0期，除ⅠA和ⅣB期还保持1994年的分期标准外，其余各期均进行了更新，并据腹股沟淋巴结转移大小、数目和形态将外阴癌进一步分为ⅢAi和ii、ⅢBi和ii、ⅢC和ⅣAi和ii期。FIGO 2009分期已在临床沿用多年，鉴于其引用的数据资料主要来自回顾性分析，无法真正区分各期的生存预后，FIGO委员会修订发布了外阴癌2021分期，该分期适用于除恶性黑色素瘤以外的其他所有外阴恶性肿瘤，详见表2-3-1。

表 2-3-1　外阴癌的分期（FIGO，2021）

FIGO分期	肿瘤范围
Ⅰ	肿瘤局限于外阴
ⅠA	病变≤2cm，且间质浸润≤ 1.0mm[a]
ⅠB	病变>2cm，或间质浸润>1.0mm[a]
Ⅱ	任何大小的肿瘤蔓延到邻近的会阴结构（下 1/3 尿道，下 1/3 阴道和下 1/3 肛门），且淋巴结阴性
Ⅲ	任何大小的肿瘤蔓延到邻近的会阴结构的上部，或存在任何数目的不固定、无溃疡形成的淋巴结转移
ⅢA	任何大小的肿瘤蔓延到上 2/3 尿道、上 2/3 阴道、膀胱黏膜、直肠黏膜或区域淋巴结转移≤ 5 mm
ⅢB	区域淋巴结[b]转移>5 mm
ⅢC	区域淋巴结[b]转移且扩散到淋巴结包膜外
Ⅳ	任何大小的肿瘤固定于骨质，或固定的、溃疡形成的淋巴结转移，或远处转移
ⅣA	病灶固定于骨盆，或固定的或溃疡形成的区域淋巴结转移
ⅣB	远处转移

注：a. 浸润深度的测量是从邻近最表浅真皮乳头的皮肤—间质结合处至浸润的最深点。

b. 区域淋巴结指腹股沟和股淋巴结。

治疗

外阴恶性肿瘤的主要病理类型为鳞癌，以下推荐主要针对鳞癌（简称外阴癌），其他类型见第六章。外阴癌以手术治疗为主。随着对外阴癌生物学行为的认识，手术治疗模式发生了很大改变，对早期外阴癌强调个体化手术治疗，而局部晚期（或）晚期则强调手术+放疗+化疗的整合治疗。

第一节　手术治疗

手术前需明确病理类型。肿瘤直径≤2cm需明确浸润深度以确定是否行腹股沟淋巴结切除术。手术范围包括外阴肿瘤和腹股沟淋巴结切除，必要时切除肿大的盆腔淋巴结。外阴肿瘤切除术式包括单纯部分外阴切除术（simple partial vulvectomy）、根治性部分外阴切除术（radical partial vulvectomy）和根治性全外阴切除术（radical vulvectomy）；腹股沟淋巴结切除术包括腹股沟淋巴结根治性切除术（腹股沟淋巴结清扫术）、前哨淋巴结活检和淋巴结活检术。外阴和腹股沟分开的“三切口”术式已成为目前大多数医师采用的术式。

1 外阴手术

1.1 根治性外阴切除术

根治性外阴切除术包括根治性全外阴切除术及根治性部分外阴切除术，适用于ⅠB~Ⅲ期患者，要求皮肤切缘宽度达2~3cm，切除深度需达泌尿生殖膈或耻骨筋膜。以上术式均为外阴毁损性手术，受累外阴的皮肤黏膜及皮下组织全部切除，创面大，切缘缝合张力较大，切口Ⅰ期愈合率较低，部分患者需行皮瓣转移手术。两种术式的区别在于是否保留部分外阴组织，主要根据外阴病灶的大小及侵犯范围选择相应的术式。病灶较小的单侧型肿瘤可选择根治性部分外阴切除术、保留对侧外阴以减少手术创伤。目前没有前瞻性随机对照研究比较两种术式之间的优劣，已有回顾性研究证实只要达到足够的阴性手术切缘，这两种术式的复发率及生存率相当。目前，根治性部分外阴切除术已成为外阴癌外阴切除术的最基本术式。

1.2 单纯部分外阴切除术

单纯部分外阴切除术适用于外阴癌前病变、ⅠA期患者，皮肤切缘离肿瘤病灶边缘的宽度至少1 cm，切除深度比较表浅，超过皮下1cm即可。

对术后病理报告手术切缘阳性者，可再次手术切除，也可直接补充放疗。

1.3 手术切缘

手术切缘状态是外阴癌复发的重要预测因素。初次手术必须达到足够的大体手术切缘（至少 1 cm），以保证镜下 8 mm 以上的安全病理切缘。越来越多研究表明，为保留外阴敏感部位及维持性功能，小于 8 mm 的病理镜下阴性切缘也是可接受的。初始手术时切缘靠近浸润癌者可密切随访。切缘阳性考虑再次手术切除，也可辅助性局部放疗。当切缘阳性累及尿道、肛门或阴道时，切除过多组织可能会导致较多的并发症和功能障碍，建议选择辅助放疗。另外，切缘阳性或切缘邻近病灶是否选择再次手术需结合淋巴结状态，当合并腹股沟淋巴结转移时，术后已有需要补充外照射放疗±同期化疗的明确适应证，不宜选择再次手术。

2 腹股沟淋巴结切除术

外阴癌除 I A 期外，其他采用手术治疗的各期患者均需行腹股沟淋巴结切除。分为腹股沟浅淋巴结和深淋巴结切除术。推荐采用独立分开的腹股沟横直线切口。单侧外阴癌可考虑只切除同侧腹股沟淋巴结，中线部位肿瘤及患侧腹股沟淋巴结阳性需切除对侧腹股沟淋巴结。

2.1 腹股沟淋巴结切除术

腹股沟淋巴结位于股三角区域，股三角位于大腿的前面上部，上界为腹股沟韧带，内侧界为长收肌内侧缘，外侧界为缝匠肌的内侧缘。横切口腹股沟淋巴结切除术一般在腹股沟韧带下方做一个横直线切口，外界为缝匠肌内侧、内界为耻骨结节和长收肌内侧、下界为股三角下尖、上界为腹股沟韧带上2 cm，深达筛筋膜。整块切除该区域的淋巴脂肪组织。既往多采用直切口，Ⅰ期愈合率较低。术后可出现下肢回流障碍、淋巴水肿等并发症，尤其是术后辅助放疗的患者。

2.2 腹股沟前哨淋巴结活检术

该检查以放射性核素或蓝染料为示踪剂，发现并识别腹股沟前哨淋巴结。已发表的相关研究证实早期外阴鳞癌（临床Ⅰ、Ⅱ期，肿瘤直径<4 cm）通过切除前哨淋巴结评估腹股沟淋巴结转移的敏感性和阴性预测值均可达90%以上。

外阴癌的腹股沟前哨淋巴结是指外阴癌癌细胞首先引流到的一组腹股沟淋巴结，大多位于耻骨联合两侧的耻骨结节旁，也称为耻骨结节旁淋巴结。对于外阴肿瘤<4 cm的单灶性病变、临床无腹股沟淋巴结转移证据者可采用前哨淋巴结活检术。术前于外阴癌灶旁注射示踪剂[亚甲蓝和（或）^{99m}Tc、荧光等示踪剂]。

注射亚甲蓝后20~30min切除蓝染的腹股沟前哨淋巴结送快速病理检查，结果为阳性者需采取补充治疗。因冰冻切片导致的组织缺失可能会造成漏诊或未能检出微转移，可能与术后的组织病理检查不符合，术前宜签署术中快速病理检查同意书。前哨淋巴结阳性者，应进行患侧腹股沟淋巴结切除或切除阳性前哨淋巴结后给予腹股沟区放疗。前哨淋巴结阴性，则不需再切除剩余的淋巴结；肿瘤累及中线时，必须进行双侧前哨淋巴结切除。如仅在一侧检出前哨淋巴结阳性，对侧也应行腹股沟淋巴结切除或放疗。前哨淋巴结的病理学评估要求进行超分期，应至少每200 μm一个层面进行连续切片，如H-E染色阴性，应行免疫组化染色。

2.3 腹股沟淋巴结活检术

若腹股沟区出现明显肿大的淋巴结，可考虑细针穿刺活检或切除肿大淋巴结以明确其性质。如未融合、可活动的淋巴结可以完整切除；已经融合固定的淋巴结可只行部分组织切除术。病理学诊断明确淋巴结转移后可予以放化疗。

2.4 腹股沟淋巴结穿刺活检术

对已经固定的腹股沟病灶或体质不能耐受腹股沟肿大淋巴结切除活检者，可行穿刺活检，行病理学诊断，确诊为阳性予以放化疗。

第二节　放疗

因外阴潮湿、皮肤黏膜对放射线的耐受较差、外阴肿瘤较大或已转移至淋巴结等因素，放疗难以得到满意的剂量分布，上述因素使得外阴癌难以接受达到根治性治疗效果的照射剂量。因此，外阴癌单纯放疗的疗效差，局部复发率高。对于局部晚期外阴癌，放化疗联合手术的整合治疗可降低超广泛手术的创伤和改善外阴癌患者的预后。因正常器官受量较高，目前不推荐使用外照射、三维适形技术（3D-CRT），主要采取适型调强放疗（intensity-modulated radiotherapy，IMRT）技术。没有化疗禁忌证者，推荐同期放化疗。

1　根治性放疗

根治性放疗主要适用以下患者：①不可切除的局部晚期肿瘤，包括部分Ⅱ期（肿瘤直径>4 cm或肿瘤侵及阴道、尿道、肛门）、Ⅲ~ⅣA期肿瘤。②手术有可能造成严重并发症或有严重伴发疾病不能接受手术的早期患者。

建议使用IMRT技术、常规分割模式（1.8~2.0）Gy/次，5次/周，外阴及盆腔临床下病灶区域（CTV区域）为（45~50）Gy/25次，原发可见病灶及转移淋巴结局部推量至（60~70）Gy，具体剂量根据肿瘤部位、大小、治疗反应及急性不良反应、是否化疗等决定。残留肿瘤或瘤床区域局部推量照射使用的放疗技术要根据肿瘤位置、周围器官受照射剂量限制等因素考虑，如果肿瘤位置表浅，可使用电子线垂直照射。如残留肿瘤适合近距离治疗，也可使用近距离后装插植技术给予推量照射。

放化疗结束后对肿瘤反应进行评估，如原发病灶、转移淋巴结有肿瘤残留，可通过多学科整合诊疗模式（MDT to HIM）讨论确定能否手术切除。

一项来自美国国家癌症数据库（National Cancer Data Base，NCDB）的数据分析显示，外阴癌放疗联合同期化疗优于单纯放疗。同期化疗药物推荐顺铂周疗方案，40 mg/m^2，但目前仍缺乏对比顺铂与其他化疗方案的临床随机对照研究。

2　术后辅助放疗

术后有复发高危因素者，需接受放疗。术后复发高危因素包括：手术切缘阳性、邻近手术切缘（<8 mm）、LVSI、淋巴结转移（特别是2个以上淋巴结转移）、出现淋巴结包膜外扩散。对腹股沟淋巴结切除术时发现多个阳性淋巴结或大块型淋巴结转移者，GOG37研究结果显示，术后辅以盆腔和腹股沟区放疗的疗效优于行盆腔淋巴结切除术。

外阴癌的术后辅助放疗分为以下情况：① 切缘阳性，但淋巴结影像学、病理及临床检查均阴性，可再次手术切除，或外照射放疗±后装放疗±同期化疗；②切缘阴性、淋巴结阳性，术后行外照射放疗±同期化疗；③切缘及淋巴结均阳性，术后行外照射放疗±后装放疗±同期化疗±再次手术切除。

术后放疗要在手术伤口愈合后尽快开始，一般在术后6~8周内开始。

术后瘤床区域的放疗，如切缘阴性、有足够的阴性手术切缘，建议补充放疗45~50 Gy。如切缘近肿瘤边缘、切缘阳性或有LVSI，考虑局部加量。如有病理证实的腹股沟淋巴结转移，建议腹股沟区域接受50 Gy照射。如淋巴结有包膜外扩散，建议术后局部剂量推至54~64 Gy。腹股沟淋巴区域推量照射建议采用局部电子线代替IMRT推量照射。

3 姑息性放疗

复发、转移患者可给予姑息减轻症状的放疗。针对复发转移病灶给予局部照射，照射剂量分割模式及总照射剂量根据治疗目的及周围危及器官耐受剂量确定。

第三节 全身治疗

目前尚无标准全身治疗方案。常用化疗方案如下：

同步放化疗：首选顺铂40 mg/m²静滴，第1天，每周1次，不超过7次。其他方案：① PF方案：顺铂100 mg/m²静滴，第1天；氟尿嘧啶（5-FU）750~1 000 mg/m²静滴，第1~4天，每4周重复，共2~3次。② MF方案：丝裂霉素10 mg/m²静滴，第1天；5-FU 1 000 mg/（m²•24 h）静脉持续滴注96 h；放疗第1周和第4周给药。

晚期或复发、转移性外阴癌全身治疗方案见表2-4-1。

表2-4-1 晚期或复发/转移性外阴癌

首选	其他推荐药物	某些情况下使用
●顺铂 ●卡铂 ●顺铂/紫杉醇 ●卡铂/紫杉醇 ●顺铂/紫杉醇/贝伐珠单抗或其生物类似物	●紫杉醇 ●顺铂/长春瑞滨 ●厄洛替尼 ●顺铂/吉西他滨 ●卡铂/紫杉醇/贝伐珠单抗或其生物类似物	●派姆单抗（TMB-H、PD-L1阳性或MSI-H/dMMR外阴癌的二线治疗） ●纳武单抗（nivolumab）用于HPV相关的晚期或复发/转移外阴癌 ●拉罗替尼或恩曲替尼用于NTRK基因融合阳性患者

注：① 顺铂、卡铂或紫杉醇单药，每周或3周重复。② TP（紫杉醇+顺铂）方案：紫杉醇135~175 mg/m²+顺铂60~70 mg/m²，每3周重复。可在此基础上加用贝伐珠单抗或其生物类似物

7.5~15 mg/kg。③ TC（紫杉醇+卡铂）方案：紫杉醇135~175 mg/m^2+卡铂（AUC）4~5，每3周重复。可在此基础上加用贝伐珠单抗或其生物类似物7.5~15 mg/kg ④ 顺铂+长春瑞滨：顺铂80 mg/m^2，第1天，长春瑞滨25 mg/m^2化疗第1、8天，每3周重复。⑤ 顺铂+吉西他滨：顺铂50 mg/m^2，第1天，吉西他滨1 000 mg/m^2化疗第1、8天，每3周重复。⑥TMB-H：高肿瘤突变负荷（tumor mutation burden-high）；PD-L1：程序性死亡[蛋白]配体-1（programmed death ligand-1）；MSI-H/dMMR：微卫星高度不稳定（microsatellite instability-high）/错配修复缺陷（mismatch repair deficient）。

第五章

复发外阴癌的治疗

若临床怀疑复发，需先行影像学检查了解转移情况，并尽可能经病理学活检证实。复发分局部复发和远处转移，治疗可分为以下两种情况：

第一节 局限于外阴的临床复发（淋巴结阴性）

1 无放疗史患者的治疗

无放疗史的患者可选择：①可选择根治性部分或全外阴切除病灶±单侧/双侧腹股沟股淋巴结切除术（既往未切除淋巴结者）。若术后切缘、影像学、病理和临床检查淋巴结均阴性，可随访观察或补充外照射放疗；若切缘阳性，但影像学、病理及临床检查淋巴结均阴性，可再次手术切除或外照射放疗±近距离放疗±同期化疗；若切缘阴性、淋巴结阳性，术后行外照射放疗±同期化疗；若切缘及淋巴结均阳性，术后行外照射放疗±近距离放疗±同期化疗±再次手术切除。

②外照射放疗±近距离放疗±同期化疗，治疗后病变完全缓解者定期随访。仍残留明显的外阴病灶者再次手术切除，术后定期复查。

2 有放疗史患者的放疗

有放疗史者，应行根治性部分或全外阴切除术±皮瓣转移，术后定期随访。

第二节 淋巴结复发或远处转移

1 孤立的淋巴结或盆腔复发

未接受外照射放疗者可切除阳性淋巴结，术后辅助外照射放疗±同期化疗。有放疗史者，合适病例可考虑手术切除转移的淋巴结，术后化疗；或直接化疗。

2 多发盆腔淋巴结转移或远处转移或曾接受过盆腔放疗

对多发盆腔淋巴结转移或远处转移或曾接受过盆腔放疗的患者，应接受全身化疗和（或）外照射放疗。

第六章

其他类型的外阴恶性肿瘤

第一节　外阴恶性黑色素瘤

1　临床特征

外阴恶性黑色素瘤常由外阴色素痣恶变而来，外观呈棕褐色或蓝黑色的隆起样或扁平结节，也可表现为息肉样或乳头样结节，晚期肿瘤还可表现为溃疡状。但约有10%的病灶不含黑色素细胞，外观与外阴鳞状上皮原位癌类似，此部分称为无色素的恶性黑色素瘤。

2　诊断

诊断除根据病史和临床特征外，主要依靠肿瘤的组织病理学检查确诊。组织活检最好将病灶完整切除，切缘距肿瘤边缘至少1 cm。采用抗黑色素瘤特异性抗体（HMB-45）、S-100和神经特异性烯醇化酶（NSE）等标志物进行免疫组化染色作为诊断和鉴别诊断依据，对无色素的恶性黑色素瘤患者尤其重要。

3 分期

推荐采用2017年美国AJCC制定的黑色素瘤TNM分期系统（第8版）见表2-6-1。

表2-6-1 黑色素瘤TNM分期

分期	厚度	溃疡
T		
T_X：原发肿瘤不能厚度不能测量（如搔刮活检来诊断）	不适用	不适用
T_0：没有原发肿瘤的证据（如不知原发肿瘤位置或原发肿瘤完全消退）	不适用	不适用
T_{is}：原位黑色素瘤	不适用	不适用
T_1 T_{1a} T_{1b}	≤1 mm <0.8 mm <0.8 mm 0.8~1 mm	不知道或未明确指出 无溃疡 有溃疡 无或有溃疡
T_2 T_{2a} T_{2b}	>1.0~2.0 mm >1.0~2.0 mm >1.0~2.0 mm	不知道或未明确指出 无溃疡 有溃疡
T_3 T_{3a} T_{3b}	>2.0~4.0 mm >2.0~4.0 mm >2.0~4.0 mm	不知道或未明确指出 无溃疡 有溃疡

续表

分期	厚度	溃疡
T_4 T_{4a} T_{4b}	>4.0 mm >4.0 mm >4.0 mm	不知道或未明确指出 无溃疡 有溃疡
N	区域淋巴结受累个数	是否存在中途转移、卫星灶和（或）微卫星灶
N_X	区域淋巴结未评估（比如未进行前哨淋巴结活检，或者之前因为某种原因区域淋巴结已切除）例外：$pT_{1c}M_0$黑色素瘤若临床检查无淋巴转移，记为cN_0，而非pN_X	无
N_0	无区域淋巴结转移	无
N_1	1枚淋巴结受累，或无淋巴结受累但有中途转移、卫星灶和（或）微卫星灶	
N_{1a} N_{1b} N_{1c}	1枚临床隐匿淋巴结受累（如前哨淋巴结活检发现） 1枚临床显性淋巴结受累 无区域淋巴结转移	无 无 有
N_2	2或3枚淋巴结受累，或1枚淋巴结受累并有中途转移、卫星灶和（或）微卫星灶	
N_{2a} N_{2b} N_{2c}	2或3枚临床隐匿淋巴结受累（如前哨淋巴结活检发现） 2或3枚，其中至少1枚为临床显性淋巴结受累 1枚临床显性或隐匿淋巴结转移	无 无 有
N_3	4枚或以上淋巴结受累，或2枚及以上淋巴结受累并伴有中途转移、卫星灶和（或）微卫星灶，或任何数量的融合淋巴结伴或不伴中途转移、卫星灶和（或）微卫星灶	

续表

分期	厚度	溃疡
N_{3a} N_{3b} N_{3c}	4枚或以上临床隐匿淋巴结受累（如前哨淋巴结活检发现） 4枚或以上，其中至少1枚为临床显性淋巴结受累；或存在任何数量的融合淋巴结 2枚或以上临床显性或隐匿淋巴结转移和（或）存在任何数量的融合淋巴结	无 无 有
M	转移部位	血清 LDH 水平
M_0	没有远处转移证据	不适用
M_1	有远处转移	
M_{1a} M_{1a}（0） M_{1a}（1）	远处转移至皮肤、软组织（包括肌肉）和（或）非区域淋巴结	没有记录或不明确 不升高 升高
M_{1b} M_{1b}（0） M_{1b}（1）	远处转移至肺，包含或不包含M_{1a}中的部位	没有记录或不明确 不升高 升高
M_{1c} M_{1c}（0） M_{1c}（1）	远处转移至非中枢神经系统的内脏器官，包含或不包含M_{1a}或M_{1b}中的部位	没有记录或不明确 不升高 升高
M_{1d} M_{1d}（0） M_{1d}（1）	远处转移至中枢神经系统，包含或不包含M_{1a}、M_{1b}或M_{1c}中的部位	没有记录或不明确 不升高 升高

4 治疗

外阴恶性黑色素瘤恶性程度高、预后差、容易复发和转移。以手术治疗为主。近年，对早期外阴恶性黑色素瘤的手术更趋向保守，可行根治性部分外阴切除术，切缘应距肿瘤边缘1~2cm。生物治疗在恶性黑色素瘤的治疗中占有重要地位，且生物治疗联合化疗的有效率明显高于单纯化疗和单纯生物治疗。分子靶向药物联合化疗用于治疗晚期和复发性恶性黑色素瘤的药物有索拉非尼、贝伐珠单抗、反义寡核苷酸药物oblimersen等联合替莫唑胺，但绝大多数研究疗效有限。

女性生殖道恶性黑色素瘤的治疗可借鉴皮肤黏膜恶性黑色素瘤的治疗。

4.1 化疗

目前认为有效的药物有达卡巴嗪、替莫唑胺、紫杉醇、白蛋白结合型紫杉醇、多柔比星、异环磷酰胺、长春新碱、顺铂、放线菌素D等。达卡巴嗪为首选的化疗药物，首选化疗方案推荐达卡巴嗪和TMZ为主的联合化疗方案（如顺铂或福莫司汀）或紫杉醇联合卡铂方案。适用于晚期患者，4~6个疗程后评估疗效。其他化疗方案有：① BDPT方案：卡莫司汀150 mg/m^2，静滴，第1天，每6周重复；达卡巴嗪200 mg/m^2，静滴，第1~3天，每3周重复；顺铂20 mg/m²，静滴，第1~3天，每3周重复。② PVD方案：顺铂20 mg/m²，静滴，第1~4天；达卡巴嗪200 mg/m²，静滴，第1~4天；长春花碱1.5 mg/m²，静注，第1~4天。每3~4周重复。③ CPD方案：洛莫司汀100 mg/m²口服，每6~8周1次，3次为1个疗程；丙卡巴肼100 mg/m²分为3次服用，连续口服2周；放线菌素D 200~300 μg/m²，静注，第1~8天。

4.2 联合治疗

既往曾推荐化疗联合干扰素（IFN）和白细胞介素（IL）-2生物治疗，但大量的前瞻性随机试验显示干扰素生存疗效有限，且受到适应证和不良反应限制，目前已不推荐干扰素作为恶性黑色素瘤的辅助治疗手段。对不可切除或远处转移恶性黑色素瘤，免疫治疗和靶向治疗是首选，无法使用免疫治疗和靶向治疗时才考虑化疗。转移性恶性黑色素瘤的治疗可选用达卡巴嗪或替莫唑胺、顺铂或卡铂、联合或不联合长春花碱或亚硝基脲、PD-1抑制剂或CTLA-4抑制剂治疗，有报道纳武单抗治疗效果优于伊匹单抗（ipilimumab），推荐患者参加临床试验。

MAPK通路下游效应因子BRAF突变可导致BRAF激酶的活性增加，细胞异常增殖，推荐达拉非尼（dabrafenib）联合曲美替尼（trametinib）作为Ⅲ期

BRAF突变阳性者术后辅助治疗。另外，伊匹单抗可用于区域淋巴结转移或>1 mm的微转移的术后辅助治疗。BRAF突变阴性者可选用PD-1抑制剂。纳武单抗也推荐用于术后辅助治疗。

第二节　外阴基底细胞癌

1　临床特征

外阴基底细胞癌是一种较罕见的外阴恶性肿瘤，其发病占外阴恶性肿瘤的2%~4%。无特异性的临床症状，易被误诊为炎症。大多无潜在外阴疾病，通常表现为缓慢性生长、恶性程度较低、病程较长。以大阴唇局部浸润性生长为主，约60%为结节亚型，其次为浅表型，腹股沟淋巴结转移少见。

2　诊断

确诊靠组织病理学诊断。常因肿瘤生长缓慢，病程长，而延误诊断4~6年。因此，对持续存在的外阴肿物应警惕有本病可能。肿瘤直径>4 cm的外阴基底细胞癌且具有侵袭性组织亚型的患者发生腹股沟淋巴结转移的风险较高，术前应常规进行腹股沟区和盆腔MR或CT检查。

3 治疗和预后

外阴基底细胞癌以手术治疗为主。对病灶局限者可行局部切除或局部扩大切除术，还有采用Mohs显微外科手术报道。目前尚无明确的推荐切缘，但应考虑亚临床病灶存在。不建议常规行腹股沟淋巴切除术。对病变范围广、浸润较深者，建议行根治性外阴切除术。若有可疑腹股沟淋巴结转移应行淋巴结活检，病理学证实淋巴结转移者行同侧或双侧腹股沟淋巴结切除术。基底细胞癌对化疗不敏感，彻底手术后一般不需要放疗与化疗，皮肤切缘阳性或基底切缘阳性者术后可补充放疗，总体预后好。

第三节 外阴前庭大腺癌

1 临床特征

外阴前庭大腺癌（primary carcinoma of the Bartholin gland）占所有外阴恶性肿瘤的7.7%，病因尚不清楚，可能与前庭大腺囊肿感染有关。鳞状细胞癌和腺癌是主要的病理类型，约占外阴前庭大腺癌的80%。据报道，腺癌和鳞状细胞癌发生率大致相等，也有鳞状细胞癌占87.9%的报道。少见的病理类型有腺鳞癌、移行细胞癌、腺样囊性癌和小细胞癌等，其中腺样囊性癌是外阴前庭大腺癌中的一种特殊类型，生物学行为独特（见本章第四节）。

外阴前庭大腺癌发病年龄相对较小，平均年龄57岁。多数表现为外阴前庭大腺部位表面光滑的肿物，少数继发感染者肿瘤表面可溃烂，呈溃疡型，肿瘤大小为4~70 mm，平均40 mm。对存在多年的前庭大腺囊肿近期持续增大者，应警惕前庭大腺癌可能。

2 诊断

确诊主要依据肿瘤的组织病理学和前庭大腺的特有解剖部位，可检测CEA、酸性和中性黏蛋白、过碘酸雪夫染色（PAS）和p53等免疫组化及特染标志物进行诊断及鉴别诊断。治疗前应做外阴、腹盆腔CT或MRI，了解肿瘤与周围器官（直肠、阴道等）的关系、有无腹股沟及盆腹腔淋巴结转移等。

3 治疗

因外阴前庭大腺癌少见，目前尚无统一治疗方案，推荐行根治性外阴切除或根治性部分外阴切除术及单侧或双侧腹股沟淋巴结切除术。文献报道约40%的外阴前庭大腺癌初治患者发生腹股沟淋巴结转移，其中鳞癌腹股沟淋巴结转移较腺癌更常见，但无统计学意义。前庭大腺位置深，少数可直接转移到盆腔淋巴结。

第四节 外阴前庭大腺的腺样囊性癌

1 临床特征

腺样囊性癌最常发生在大小唾液腺、泪腺、鼻咽、乳腺、皮肤和宫颈。外阴前庭大腺的腺样囊性癌很少见，是外阴前庭大腺癌中一种特殊类型，占所有前庭大腺恶性肿瘤的5%~15%，占前庭大腺癌的1/3。肿瘤由均匀的小细胞组成，排列成网状，呈筛网状。肿瘤生长缓慢，病程长，主要呈局部浸润，常沿神经周围和淋巴管浸润，腹股沟淋巴结转移少见，仅10%，有时有远处转移。

2 治疗和预后

该病的临床研究多为小样本回顾性研究，目前尚无最佳治疗方案。手术方式多样，从单纯局部切除到根治性外阴切除，伴（或）不伴部分到完全的腹股沟淋巴结切除，取决于局部肿瘤范围和腹股沟淋巴结转移风险。肿瘤局限者建议行肿瘤局部扩大切除，有淋巴结转移的高危患者同时行同侧腹股沟淋巴结切除。

腺样囊性癌术后易局部复发，复发率高达50%，且与手术切缘状态无关。可通过血管内的迟发播散导致术后远期发生肺、肝、脑等器官的远处转移。术后辅助放疗或化疗的疗效尚不明确。

第五节　外阴佩吉特病

外阴佩吉特病（Vulvar Paget′s disease）是一种少见、发展缓慢的外阴上皮瘤性病变，多发生于绝经后老年女性，外阴瘙痒、烧灼感常见，手术为主要疗法。

1　发生率

占外阴肿瘤的1%~2%。其特征性的肿瘤细胞——佩吉特（Paget′s）细胞源于皮肤胚胎生发层的多潜能基底细胞。

2　临床特征

病程长，发展缓慢，通常发生在53~75岁绝经后妇女。最常见症状为持续性外阴瘙痒。其次是外阴疼痛或灼痛，少数表现为排尿困难和阴道排液。外阴病变呈湿疹样的红色斑片，边界清晰，表面有渗出结痂或角化脱屑，多发生于大小阴唇和会阴，也可累及阴蒂和肛周皮肤。病变范围差异较大，从2 cm到累及整个外阴和会阴，甚至累及肛周皮肤。病变范围大者（直径≥10 cm）常有浸润性佩吉特病或合并外阴腺癌。

绝大多数外阴佩吉特病为表皮内癌，但10%可能有浸润，还有4%~8%（同时或先后）合并外阴和全身其他部位的腺癌，包括外阴汗腺癌、皮肤基底细胞癌、乳腺癌、甲状腺癌、胰腺癌、肺癌、胃癌、子宫内膜腺癌等。

3 诊断

确诊需组织活检病理学证实。全身PET/CT、皮肤镜及共聚焦显微成像技术可辅助诊断。CEA、细胞角蛋白（cytokeratin，CK）、趋化因子受体（CXCR4）等标志物可预测外阴佩吉特病侵袭、转移风险。

外阴佩吉特病病理分型为原发型和继发型。原发型（即Ⅰ型）依据佩吉特细胞浸润程度又分为：局限于表皮（Ⅰa型）、真皮浸润（Ⅰb型）、皮肤附属器受累或伴外阴皮下腺癌（Ⅰc型）；继发型依据来源分为继发于肛门直肠腺癌（Ⅱ型）、泌尿系统腺癌（Ⅲ型）和其他部位的腺癌（Ⅳ型）。

约20%外阴佩吉特病合并（或）伴随外阴或其他部位的恶性肿瘤。因此，当诊断外阴佩吉特病时，还应排除是否合并其他器官肿瘤，如泌尿生殖系统、胃肠道和乳腺等；最常合并肛门直肠及尿路上皮腺癌，有适应证需行肠镜和膀胱镜检查。

4 治疗

外阴佩吉特病以手术切除为主。根据病灶大小及部位，可选择根治性外阴切除术、根治性部分外阴切除术和单纯部分外阴切除术。一般需行浅表性外阴切除。由于真皮层潜在的组织学改变常超过临床可见病变范围，故手术切缘距病灶边缘应有一定距离，切缘距病灶至少2 cm，并切除浅层皮下脂肪，确保病灶切除干净，减少局部复发。建议术中行冰冻病理学检查明确切缘状态，若切缘阳性，则应再切除1 cm手术切缘，必要时多次冰冻、多次扩大切除，直至切缘阴性为止。术前怀疑有皮下浸润或合并浸润性腺癌时，术中还应送冰冻病理学检查，并行前哨淋巴结活检，病理学诊断证实后应按外阴浸润癌处理。佩吉特病通常切除范围较大、外阴缺损面积较大，常需皮瓣转移覆盖手术创面。但也有文献报道术中慎行皮瓣移植，因为移植皮瓣容易掩盖局部复发病灶。

对有严重合并症或广泛转移不能耐受手术、或术后复发者，可行咪喹莫特、放疗、二氧化碳激光消融治疗、光动力学治疗（PDT）和化疗等非侵入性治疗。

局部外用5%咪喹莫特治疗外阴上皮内佩吉特病的完全缓解率高达75%，对初治和复发的患者均有效，且对5%咪喹莫特初治后复发者再治仍有效。放疗可治愈部分外阴佩吉特病，放疗总剂量应控制于40~70 Gy；二氧化碳激光消融治疗有一定疗效，但术后复发率高。PDT治疗效果有限，但与手术切除相比，PDT可明显提高生活质量。化疗药物可选用FP方案（顺铂+5-氟尿嘧啶）、FECOM方案（表柔比星+卡铂+长春新碱+5-氟尿嘧啶）、多西他赛或联合用药。因该病发病率低，尚无最佳治疗方案。

近年来文献报道针对常规化疗耐药或转移性的外阴佩吉特病，靶向治疗（曲妥珠单抗或拉帕替尼）可作为一种新的候选方法。

第七章

营养治疗

作为肿瘤整合治疗措施之一，医学营养治疗（MNT）应得到临床医生重视。欧洲肠外肠内营养学会发布的《肿瘤患者营养指南》推荐，从肿瘤确诊开始定期评估营养摄入、体重改变和体质指数（body mass index，BMI），并根据临床状况重复评估。

临床营养师对患者及家属进行规范的营养教育和干预指导。规范的营养治疗和咨询流程，包括客观的营养评估、准确的营养诊断、科学的营养干预和全面的营养监测。对营养良好或轻度营养不良者，自然饮食充足，仅需营养宣教或专业饮食指导，无须过多营养干预，但应避免营养不良发生。若患者治疗前已有营养不良，应及时进行营养干预，通过合理营养治疗，纠正营养不良状态。肿瘤患者营养不良发生率高、后果严重，约20%恶性肿瘤患者直接死于营养不良。以“营养筛查—评估—诊断—治疗”为基础的规范化临床营养诊疗路径，是及时筛查肿瘤患者营养风险、精准诊断营养不良的基本措施，也是合理营养治疗、改善临床结局的基础保障。

实验室检查是评估营养状况的重要指标，受营养状况、免疫、代谢等多方面影响，能较为及时、敏感、客观的评价，代谢紊乱或系统性炎症是肿瘤患者常见的病理特征，肿瘤恶病质常表现为能量消耗增加、癌组织分解代谢（蛋白质水解）、液体向细胞外转移、急性期蛋白质变化和高血糖等，因此血清C反应蛋白、白蛋白、前白蛋白、视黄醇结合蛋白等实验室指标是评定肿瘤患者营养状况的重要参考指标。多种因素导致患者自然饮食不足超过1周，积极开展对症处理的同时，根据患者的情况选择合适的肠内营养或肠外营养，以减少营养不良造成的不利影响，保证生活质量。

外阴癌患者营养状况除了与肿瘤状态有关，还与年龄高度相关，对接受手术治疗的中至重度营养不良患者，尤其是需要切除腹股沟淋巴结甚至盆腔淋巴结患者，往往建议在手术前1~2周开始接受营养治疗。推荐首选肠内营养，术后鼓励尽早恢复经口进食，饮食上可选用鱼、家禽、瘦红肉、鸡蛋、低脂乳制品和大豆食品等。推荐能量为25~30kcal/（kg·d），对与肿瘤相关的营养不良患者，不能耐受肠内营养情况下，推荐采用肠外营养，推荐能量为30~35kcal/（kg·d）。不推荐对无营养风险的患者常规应用肠外营养，尤其是不存在胃肠道功能障碍者，应用肠外营养非但无益，反而有害。

营养治疗的适应证包括：①年龄70岁以下患者，BMI<20kg/m^2，或年龄70岁以上患者，BMI<22kg/m^2；②短期内体重下降明显，比如半年内体重减轻超过10%，或3个月内体重减轻超过5%或体重每周持续减轻0.5kg；③营养风险筛查评分简表（nutrition risk screening）NRS 2002≥3分或病人提供的主观整体营养状况评量表（scored patient-generated subjective global assessment）PG-SGA≥4分；④血清白蛋白<30g/L；⑤经口摄入不足75%目标能量和蛋白质需要量；⑥出现严重治疗相关不良反应，胃肠道反应导致进食减少、摄入不足，持续超过3天等。

营养治疗的途径包括肠内营养和肠外营养，首选口服的肠内营养途径，对肠内营养不能满足能量需求者，应予肠外营养补充。营养治疗在于及时纠正营养不良，避免恶病质或营养状况进一步恶化，改善机体功能，提高抗瘤治疗的耐受性和生活质量。系统根据营养筛查评估结果，智能化推出营养治疗方案，用以辅助临床决策。根据营养不良的五阶梯治疗，对肿瘤患者营养治疗的基本要求是四达标，即满足90%液体目标需求、大于70%（70%~90%）能量目标需求、100%蛋白质目标需求及100%微量营养素目标需求。

规范治疗需遵循五阶梯原则，依次包括：营养教育、口服营养补充、全肠内营养、部分肠外营养和完全肠外营养。

ESPEN指南建议，当下一阶梯不能满足60%目标能量需求3~5d时，应选择上一阶梯。营养方法治疗作为药物治疗的补充干预措施，得到越来越多的关注。口服营养补充剂简单、方便、易行，但是需注意方法：①口服营养补充剂需定时服用。定时是指固定时间点来服用，一般推荐3+3模式，7：00吃早餐，12：00吃午餐，18：00吃晚餐，让患者在9：00~9：30、15：00~15：30、20：00~20：30，这3个时间段分别服用口服营养制剂。通过这3次定时服用口服营养制剂，可以很好地补充饮食，且不影响3餐正常就餐。②口服营养补充剂需定量服用。根据患者缺失量，将口服营养制剂平均分为3等份，在上述3个时间段服用。③口服营养补充剂需慢服。④口服营养补充剂需适当加热。以40~50°C为宜，这样可以避免腹泻。合理营养可有效改善患者高能量分解状态，保证患者得到充足营养，供给疾病转归对能量的需求，从而达到理想治疗效果。

营养方法治疗在某些程度上不仅可帮助患者减少营养成分的流失，还可显著改善生存质量，改善预后效果，减轻心理负担。

第八章

中医调理

第一节 外阴恶性肿瘤术后中医调理

外阴癌患者术后由于切口创面较大，恢复慢，并发症多，常出现神疲乏力、脘腹痞满、纳呆、排气排便不畅、小腹疼痛、小便癃闭、潮热盗汗等诸症，影响机体康复及后续治疗实施。因此，术后患者的康复时间、康复程度成为能否及时进行后续治疗的关键。

中医药治疗能有效促进术后患者康复，通过益气养阴、健脾理气等治疗，改善乏力、纳差、腹胀、潮热盗汗等症状，促使机体正气复原。同时，减轻手术不良反应，如淋巴水肿、尿潴留、肾盂积水、尿路感染、术口不愈等。此外，妇科肿瘤患者，根据手术病理及分期，很多需要进一步行放疗、化疗，中医药可提高手术、放化疗耐受性，促进患者及时、规范地完成相关治疗。

第二节 病因病机

祖国医学对妇科肿瘤的论述，散见于中医妇科的

"癥瘕""积聚""石瘕""肠覃"等病症之中。妇科肿瘤的成因，常由多产、房劳、情志不舒或饮食失衡，导致湿热、瘀毒之邪内袭胞宫，客于胞门，气血瘀阻，湿毒内积而成。正如《景岳全书·妇人归·血癥》所言："瘀血留滞作癥，唯妇人有之。其证则或由经期，或由产后，凡内伤生冷，或外受风寒，或郁怒伤肝，气逆而血流，或忧思伤脾，气虚而血滞，或积劳积弱，气弱而不行，总由血动之时，余血未尽，而一有所逆，则留滞日积而以成癥矣"。指出肝脾气滞、气虚血瘀为发病的主要病机。

妇科肿瘤的脏腑辨证，主要在肝、脾、肾三脏，因脾虚失运，肝郁气滞，肾虚不固，脏腑功能亏损，致冲任失调，督带失约而导致本病的发生。总体病性为本虚标实，强调扶正以固本、祛邪以治标。临证应明辨虚实，分清脏腑，根据"虚""瘀""痰""毒"状况进行辨证施治，并灵活采用健脾祛湿，滋养肝肾，疏肝理气，清利湿热，祛瘀散结等治则。

手术既可祛除病邪，也可带来不同程度损伤，所谓"邪之所凑，其气必虚"，术中失血、元气受损，术后机体多见正气亏虚、阴血不足，机体各脏器功能受损，导致气机郁滞，升降失司，开阖失常，或余毒未清，瘀阻经脉，血行不畅，导致气滞血瘀等邪实存在。因此，"正虚邪滞"是妇科恶性肿瘤术后的辨治特点，以气血亏虚为本，气滞、痰湿、血瘀为标。

第三节　外阴癌术后的中医辨治方法

术后早期应根据正虚邪滞的体质特点，通过不同临床证候辨明正邪盛衰，分清标本主次，采取不同的阶段性治疗方法，调整机体阴阳、气血，恢复脏器功能。

1　理气通滞，利湿散结

对手术患者，由于手术本身对脏器的刺激、麻醉，术后近期不能摄食等原因使肠壁内源性运动活性的神经性抑制，胃肠道蠕动消失，导致气机郁滞，肠腑传导不利，升降失司，从而出现脘腹痞满，矢气不转，下腹胀痛，恶心泛呕，不思饮食，口渴心烦，大便秘结，舌苔腻、脉弦滑等标实之证。因此理气通腑，恢复胃肠功能成为术后早期康复的首要任务。根据中医“六腑以通为用”理论，在西医常规治疗基础上，术后加用理气通腑、行气导滞之中药治疗，方拟枳实消痞汤或逍遥散，以枳实、厚朴、莱菔子、白术、柴胡、青皮、郁金、当归、白芍、薄荷、大腹皮、砂仁等加减。待肛门排气，腹胀缓解后给半流质饮食，加炒党参、炒白芍、淮山药健脾益气，资气血生化之源。诸药合用，使脾运得健，气机调畅，升降有序，则胃肠功能快速康复，诸症缓解。临诊应用此法应注意分清本虚标实之主次，遵循“衰其大半而止”的原则，一旦标实之证缓解及时调整治疗用药。

术后虽有正虚，亦不忘祛邪，《黄帝内经》云：“坚者削之，结者散之，留者攻之。”此之谓也。因邪实留滞，脾虚失运，水湿内停，患者常表现为带下赤白或赤黄，少腹胀痛，纳呆脘闷，口舌生疮，便秘溲黄，苔黄腻，脉弦数。此时当清热、利湿、散结，方以四妙丸、龙胆泻肝汤等加减，常用苍术、黄柏、怀牛膝、薏苡仁、土茯苓、泽泻、蒲公英、马齿苋等清利湿热，用山慈菇、浙贝、海藻、昆布、牡蛎、莪术等散结祛瘀。

若肿瘤术后余毒未清，加上离经之血、渗出之液蕴结留滞体内，而机体正气亏损，无力驱邪外出，则邪毒瘀阻胞脉，蕴而化热，出现阴道接触性出血或流出血快，带下微黄或夹血块，下腹或臀、骶疼痛，伴有口苦、尿赤，舌淡红质泛紫或边尖瘀点、苔黄腻、脉弦涩，此乃热毒瘀结。此时不应拘泥于术后体虚而妄加补益，应祛邪为先，以减少对正气的损伤。治拟活血散结，解毒祛瘀，方拟桂枝茯苓丸合下瘀血方，以桂枝、赤芍、茯苓、牡丹皮、延胡索、桃仁、土鳖、大黄、川楝子、威灵仙等加减。

2 健脾固肾，柔肝养阴

由于手术耗伤元气，脾胃运化功能失调，气机郁滞，出现神疲倦怠、纳呆食少、头晕气短等表现；肾与膀胱气化不利，开阖失司，从而出现小便欲解不出或滴沥不爽，腰膝酸冷，舌淡胖苔白、脉沉迟无力等脾肾两虚证候。治以健脾温肾为主，方选济生肾气丸或右归丸之类，选熟附子、桂枝、地黄、黄芪、党参、补骨脂、川断、鹿角胶、巴戟天、肉苁蓉等。临证若见腰膝酸软较甚者加杜仲、怀牛膝、桑寄生、乌梢蛇等；头晕耳鸣者加当归、钩藤、天麻；纳少腹胀者，加炒麦芽、鸡内金以消食助运；脱发者加旱莲草、何首乌；腹泻者加赤石脂、炒薏苡仁、淮山药；汗出不止者加浮小麦、煅龙骨、煅牡蛎。

若见眩晕耳鸣，腰膝酸痛，手足心热，心烦失眠，潮热盗汗，口渴咽干，白带色黄夹血，舌质红苔少，脉弦细，乃肝肾阴虚，治以滋补肝肾为主，方选六味地黄丸或左归丸之属，以熟地黄、山药、山萸肉、龟板、鳖甲、枸杞、黄精、女贞子等加减。若少腹痛，痛如针刺，加乳香、没药、蒲黄、五灵脂以活血祛瘀；胸闷心烦易怒者，加柴胡、郁金、山栀子以疏肝清热。

3　益气养血，祛瘀通络

癌毒之邪易损阴液，手术创伤耗气伤血，耗散阴津，气虚无力推动血行，而致血瘀，患者多表现为神疲乏力，头晕耳鸣，夜寐不安，舌淡黯苔少，脉细弱或沉涩，乃气血亏虚，瘀血阻滞之证。正如《景岳全书·妇人归·血癥》所言："瘀血留滞作癥，唯妇人有之。其证则或由经期，或由产后，凡内伤生冷，或外受风寒，或郁怒伤肝，气逆而血流，或忧思伤脾，气虚而血滞，或积劳积弱，气弱而不行，总由血动之时，余血未尽，而一有所逆，则留滞日积而以成癥矣"，指出"气虚血瘀"乃妇人癥积的重要病因。治拟益气养血，祛瘀通络，方选四物汤加减，药用：熟地黄、当归、川芎、白芍、牡丹皮、党参、黄芪、砂仁等。若见术后发热不退，小腹疼痛，痛处不移，口干不欲饮，舌暗紫边有瘀点、脉沉涩者，此乃血瘀发热，加用行气活血，化瘀通络之品，如桃仁、赤芍、柴胡、郁金、茜草等，内热可退。现代药理学研究表明，益气养血之剂可改善脏器血供，保护骨髓造血功能，提高机体细胞免疫功能，从而促进机体尽快康复，改善生存质量。

第四节 术后并发症的中医药治疗

1 淋巴水肿

主证：双下肢水肿，活动尤甚，按之坚韧、不凹陷，偶可扪及腹部包块，质韧，疲倦乏力，纳眠可，舌淡胖，苔白腻，脉细。

辨证：湿毒内阻

治法：清热利湿、解毒散结

方药：五苓散（《金匮要略》）内服合大黄、芒硝外敷。

药物内服：猪苓25g，茯苓15g，泽泻15g，桂枝10g，白术15g，路路通30g，丹参15g，茜草15g，地龙10g，牡丹皮15g，甘草6g。

外敷：大黄、芒硝按照1∶4比例打粉，装入布袋后放置水肿处外敷，晾晒后可重复使用。

加减：腹痛、伴有发热者，可加蒲公英15g，金银花15g，益母草20g。

2 术后贫血

主证：面色苍白或萎黄，头晕目眩，神疲乏力，气短懒言，纳眠差，舌淡，苔白，脉沉细无力。

辨证：气血亏虚

治法：补气养血

方药：八珍汤加减（《正体类要》）。

具体药物：党参20g，白术12g，茯苓15g，当归10g，熟地15g，白芍15g，川芎10g，黄芪30g，大枣30g，甘草6g。

加减：气血两虚明显者，加人参15g，女贞子10g，枸杞子20g；自汗、畏风怕冷者，加防风15g，桂枝10g；阴道出血不止者，加三七粉（冲）6g，地榆炭10g，仙鹤草30g；胃纳差者，加鸡内金15g，麦芽15g，谷芽15g；心悸、眠差者，加远志15g，酸枣仁20g。

3 尿潴留及肾盂积水

主证：排尿不畅、尿频、伴有排尿不尽感，或尿失禁，腹胀纳差，或腰部酸软疼痛，排尿不畅，神疲乏力，恶心呕吐，纳差，眠可，舌淡胖，苔白厚腻，脉沉细或沉缓。

辨证：肾阳虚衰，水湿内停

治法：温补肾阳，化气行水

方药：济生肾气丸加减（《济生方》）。

具体药物：桂枝10g，熟附子10g，熟地20g，茯苓20g，山药20g，山茱萸15g，泽泻15g，牡丹皮15g，白芍15g，甘草6g。

加减：伴脘痞腹胀、纳差者，加厚朴 15g，枳实 10g，焦麦芽 20g，焦神曲 15g；伴尿痛者，加金钱草 15g，海金沙 15g；伴血尿者，加田七粉 6g，小蓟 15g。

4 泌尿系统感染

主证：小便短赤热痛、淋漓不畅，小腹急满，口干咽燥，舌红，苔黄腻，脉滑数。

辨证：湿热下注

治法：清热利湿

方药：八正散加减（《太平惠民和剂局方》）。

具体药物：木通 15g，车前草（包）15g，萹蓄 15g，瞿麦 30g，栀子 15g，滑石 15g（包），大黄 10g，甘草 6g。

加减：小便混浊者，加萆薢 15g，菖蒲 15g；少腹拘急疼痛、盆腔感染者，加黄柏 15g，蒲公英 15g，当归 10g；口干咽燥者，加沙参 15g，麦冬 15g。

第五节 常用中成药

（1）桂枝茯苓丸（《金匮要略》）：由桂枝、茯苓、牡丹皮、桃仁、芍药组成。具有活血化瘀，缓消癥块的功效，适用于妇科肿瘤盆腔转移、下腹部包块硬实者。每服一至二丸。

（2）少腹逐瘀丸（《医林改错》）：由当归、川芎、赤芍、五灵脂、蒲黄、没药、小茴香、干姜、肉桂、延胡索等药物组成。具有行气活血，祛瘀散结的作用，适用于妇科肿瘤属气滞血瘀者。每次服1丸，早晚各1次，用温黄酒送服。

（3）平消胶囊（《癌瘤中医防治研究》方）：制马钱子、郁金、枳壳、干漆、五灵脂、白矾、仙鹤草等，口服，每次4~8片，每日3次，1~3个月为1疗程，具有活血行气、化瘀软坚、扶正祛邪的功效，适用于各型妇科肿瘤患者。

第九章

随访

遵循妇科恶性肿瘤治疗后随访原则。治疗后前2年每3~6个月随访1次，第3~5年每6~12个月随访1次，以后每年随访1次。建议行宫颈/阴道细胞学筛查（可包括HPV检测）以早期发现下生殖道上皮内病变。若症状或临床检查怀疑复发，需行影像学及肿瘤标志物检查，必要时行活检病理学检查明确。

第十章

附录

外阴恶性肿瘤诊治流程图

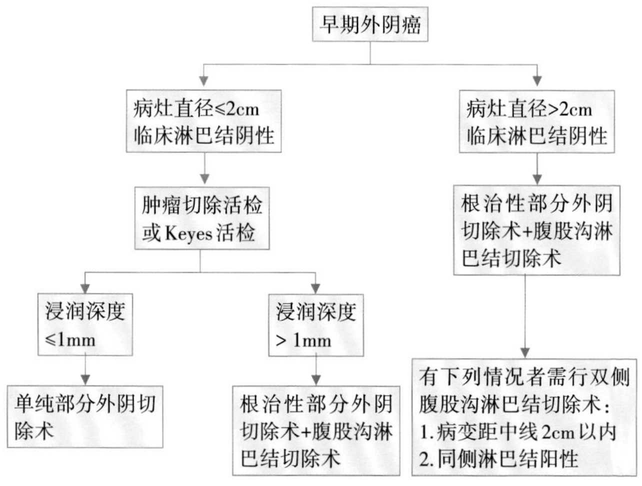

图2-10-1　早期外阴癌诊治流程

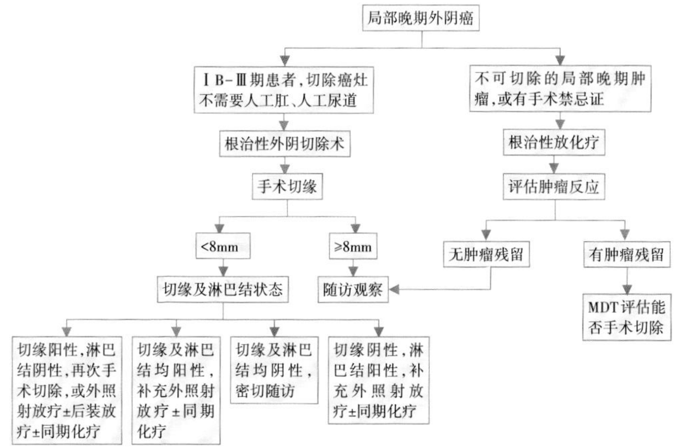

图 2-10-2　局部晚期外阴癌诊治流程

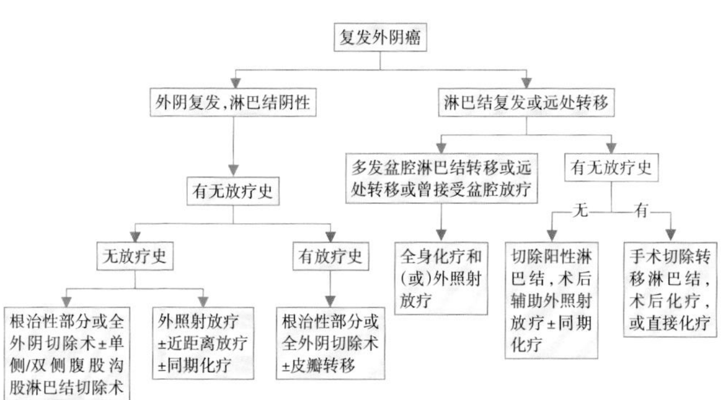

图 2-10-3　复发外阴癌诊治流程

参考文献

[1] 谢玲玲，林荣春，林仲秋.《FIGO 2018癌症报告》——外阴癌诊治指南解读[J].中国实用妇科与产科杂志，2019，35（06）：660-5.

[2] 李静然，隋龙，吴瑞芳，等.外阴鳞状上皮内病变诊治专家共识[J].中国妇产科临床杂志，2020，21（04）：441-5.

[3] FABER M T，SAND F L，ALBIERI V，et al.Prevalence and type distribution of human papillomavirus in squamous cell carcinoma and intraepithelial neoplasia of the vulva[J].Int J Cancer，2017，141（6）：1161-9.

[4] HOANG L N，PARK K J，SOSLOW R A，et al.Squamous precursor lesions of the vulva：current classification and diagnostic challenges[J].Pathology，2016，48（4）：291-302.

[5] EIFEL PJ B J，MARKMAN MA..Cancer of the cervix，vagina，and vulva.[M]//VINCENT T.DEVITA J M D，THEODORE S.LAWRENCE，STEVEN A.ROSENBERG.Principles and Practice of Oncology.Wolters Kluwer Health/Lippincott Williams & Wilkins.2011：1311-44.

[6] ANGELICO G，SANTORO A，INZANI F，et al.Ultrasound-guided FNA cytology of groin lymph nodes improves the management of squamous cell carcinoma of the vulva：Results from a comparative cytohistological study[J].Cancer Cytopathol，2019，127（8）：514-20.

[7] NETWORK N C C.NCCN Clinical Practice Guidelines in Oncology：vulva cancer（squamous cell carcinoma）version2.2021.[M].2020.

[8] MAGRINA J F，GONZALEZ-BOSQUET J，WEAVER A L，et al.Primary squamous cell cancer of the vulva：radical versus modified radical vulvar surgery[J].Gynecol Oncol，1998，71

(1): 116-21.

[9] ANSINK A, VAN DER VELDEN J. Surgical interventions for early squamous cell carcinoma of the vulva[J].Cochrane Database Syst Rev, 2000, 2): CD002036.

[10] DESIMONE C P, VAN NESS J S, COOPER A L, et al.The treatment of lateral T1 and T2 squamous cell carcinomas of the vulva confined to the labium majus or minus[J].Gynecol Oncol, 2007, 104 (2): 390-5.

[11] ROGERS L J, CUELLO M A.Cancer of the vulva[J].Int J Gynaecol Obstet, 2018, 143.

[12] DELLINGER T H, HAKIM A A, LEE S J, et al. Surgical Management of Vulvar Cancer[J]. J Natl Compr Canc Netw, 2017, 15 (1): 121-8.

[13] MICHELETTI L, PRETI M.Surgery of the vulva in vulvar cancer[J].Best Pract Res Clin Obstet Gynaecol, 2014, 28 (7): 1074-87.

[14] HEAPS J M, FU Y S, MONTZ F J, et al.Surgical-pathologic variables predictive of local recurrence in squamous cell carcinoma of the vulva[J].Gynecol Oncol, 1990, 38 (3): 309-14.

[15] CHAN J K, SUGIYAMA V, PHAM H, et al.Margin distance and other clinico-pathologic prognostic factors in vulvar carcinoma: a multivariate analysis[J].Gynecol Oncol, 2007, 104 (3): 636-41.

[16] ROUZIER R, HADDAD B, PLANTIER F, et al. Local relapse in patients treated for squamous cell vulvar carcinoma: incidence and prognostic value[J].Obstet Gynecol, 2002, 100 (6): 1159-67.

[17] DE HULLU J A, HOLLEMA H, LOLKEMA S, et al.Vulvar carcinoma.The price of less radical surgery[J].Cancer, 2002, 95 (11): 2331-8.

[18] ARVAS M, KAHRAMANOGLU I, BESE T, et al.The Role

of Pathological Margin Distance and Prognostic Factors After Primary Surgery in Squamous Cell Carcinoma of the Vulva[J].Int J Gynecol Cancer，2018，28（3）：623-31.

[19] VISWANATHAN A N，PINTO A P，SCHULTZ D，et al.Relationship of margin status and radiation dose to recurrence in post-operative vulvar carcinoma[J].Gynecol Oncol，2013，130（3）：545-9.

[20] POLTERAUER S，SCHWAMEIS R，GRIMM C，et al.Prognostic value of lymph node ratio and number of positive inguinal nodes in patients with vulvar cancer[J].Gynecol Oncol，2017，147（1）：92-7.

[21] OONK M H M，PLANCHAMP F，BALDWIN P，et al.European Society of Gynaecological Oncology Guidelines for the Management of Patients With Vulvar Cancer[J].Int J Gynecol Cancer，2017，27（4）：832-7.

[22] POLTERAUER S，SCHWAMEIS R，GRIMM C，et al.Lymph node ratio in inguinal lymphadenectomy for squamous cell vulvar cancer：Results from the AGO-CaRE-1 study[J].Gynecol Oncol，2019，153（2）：286-91.

[23] BELL JG L J，REID GC.Complete groin lymphadenectomy with preservation of the fascia lata in the treatment of vulvar carcinoma.[J].Gynecol Oncol，2000，77（2）：314-8.

[24] CIRIK D A，KARALOK A，UREYEN I，et al.Early and Late Complications after Inguinofemoral Lymphadenectomy for Vulvar Cancer[J]. Asian Pacific Journal of Cancer Prevention，2015，16（13）：5175-9.

[25] LEVENBACK C F，ALI S，COLEMAN R L，et al.Lymphatic mapping and sentinel lymph node biopsy in women with squamous cell carcinoma of the vulva：a gynecologic oncology group study[J].J Clin Oncol，2012，30（31）：3786-91.

[26] 沈扬，吴强，孙志华，等.外阴癌腹股沟前哨淋巴结精确定

位和切除的临床观察[J].临床肿瘤学杂志，2018，23（11）：1028-31.

[27] 吴强，高雨农，赵绍杰，等.腔镜下腹股沟淋巴结切除术中对前哨淋巴结的辨认和处理[J].临床肿瘤学杂志，2017，22（08）：722-4.

[28] GAFFNEY D K，KING B，VISWANATHAN A N，et al.Consensus Recommendations for Radiation Therapy Contouring and Treatment of Vulvar Carcinoma[J].Int J Radiat Oncol Biol Phys，2016，95（4）：1191-200.

[29] RAO Y J，CHUNDURY A，SCHWARZ J K，et al.Intensity modulated radiation therapy for squamous cell carcinoma of the vulva：Treatment technique and outcomes[J].Adv Radiat Oncol，2017，2（2）：148-58.

[30] GILL B S，BERNARD M E，LIN J F，et al.Impact of adjuvant chemotherapy with radiation for node-positive vulvar cancer：A National Cancer Data Base（NCDB）analysis[J].Gynecol Oncol，2015，137（3）：365-72.

[31] KUNOS C，SIMPKINS F，GIBBONS H，et al.Radiation therapy compared with pelvic node resection for node-positive vulvar cancer：a randomized controlled trial[J].Obstet Gynecol，2009，114（3）：537-46.

[32] 谢玲玲，林荣春，林仲秋.《2021.2 NCCN外阴鳞癌临床实践指南》解读[J].中国实用妇科与产科杂志，2020，36（12）：1172-6.

[33] GERSHENWALD J E，SCOLYER R A，HESS K R，et al.Melanoma staging：Evidence-based changes in the American Joint Committee on Cancer eighth edition cancer staging manual[J].CA Cancer J Clin，2017，67（6）：472-92.

[34] WEBER J，MANDALA M，DEL VECCHIO M，et al.Adjuvant Nivolumab versus Ipilimumab in Resected Stage III or IV Melanoma[J].N Engl J Med，2017，377（19）：1824-35.

[35] EGGERMONT A M, CHIARION-SILENI V, GROB J J, et al.Adjuvant ipilimumab versus placebo after complete resection of high-risk stage III melanoma (EORTC 18071): a randomised, double-blind, phase 3 trial[J].Lancet Oncol, 2015, 16 (5): 522-30.

[36] BENEDET J L, MILLER D M, EHLEN T G, et al.Basal cell carcinoma of the vulva: clinical features and treatment results in 28 patients[J].Obstet Gynecol, 1997, 90 (5): 765-8.

[37] RENATI S, HENDERSON C, ALUKO A, et al. Basal cell carcinoma of the vulva: a case report and systematic review of the literature[J].Int J Dermatol, 2019, 58 (8): 892-902.

[38] DALTON A K, WAN K M, GOMES D, et al.Inguinal Metastasis from Basal Cell Carcinoma of the Vulva[J]. Case Rep Oncol, 2019, 12 (2): 573-80.

[39] BICHAKJIAN C A S, ALAM M, ANDERSEN J, BLITZBLAU R, BORDEAUX J, ET AL.National Comprehensive Cancer Network Basal Cell Skin Cancer, Version 1.Clinical Practice Guidelines in Oncology. [J]. J Natl Compr Canc Netw, 2019, (8) .

[40] SINHA K, ABDUL-WAHAB A, CALONJE E, et al. Basal cell carcinoma of the vulva: treatment with Mohs micrographic surgery[J].Clin Exp Dermatol, 2019, 44 (6): 651-3.

[41] BHALWAL A B, NICK A M, DOS REIS R, et al.Carcinoma of the Bartholin Gland: A Review of 33 Cases[J].Int J Gynecol Cancer, 2016, 26 (4): 785-9.

[42] OULDAMER L, CHRAIBI Z, ARBION F, et al.Bartholin's gland carcinoma: epidemiology and therapeutic management[J]. Surg Oncol, 2013, 22 (2): 117-22.

[43] NASU K, KAWANO Y, TAKAI N, et al.Adenoid cystic carcinoma of Bartholin's Gland.Case report with review of the literature[J].Gynecol Obstet Invest, 2005, 59 (1): 54-8.

[44] WOIDA F M, RIBEIRO-SILVA A. Adenoid cystic carcinoma of the Bartholin gland: an overview[J]. Arch Pathol Lab Med, 2007, 131 (5): 796-8.

[45] TAN A, BIEBER A K, STEIN J A, et al. Diagnosis and management of vulvar cancer: A review[J]. J Am Acad Dermatol, 2019, 81 (6): 1387-96.

[46] DRAKE J A W A. Paget's disease of the vulva[J]. Brit J Dermatol, 1929, 41 (5): 11.

[47] NASIOUDIS D, BHADRA M, KO E M. Extramammary Paget disease of the vulva: Management and prognosis[J]. Gynecol Oncol, 2020, 157 (1): 146-50.

[48] SHEPHERD V, DAVIDSON E J, DAVIES-HUMPHREYS J. Extramammary Paget's disease[J]. BJOG, 2005, 112 (3): 273-9.

[49] KHOO A C H, YEOH K W. 18F-FDG PET/CT in Metastatic Extramammary Paget's Disease[J]. Clin Nucl Med, 2019, 44 (10): 808-9.

[50] CHUH A, ZAWAR V, FOLSTER-HOLST R. Dermoscope-guided lesional biopsy to diagnose EMA+ CK7+ CK20+ extramammary Paget's disease with an extensive lesion[J]. J Eur Acad Dermatol Venereol, 2018, 32 (3): e92-e4.

[51] PAN Z Y, LIANG J, ZHANG Q A, et al. In vivo reflectance confocal microscopy of extramammary Paget disease: diagnostic evaluation and surgical management[J]. J Am Acad Dermatol, 2012, 66 (2): e47-53.

[52] HATTA N. Prognostic Factors of Extramammary Paget's Disease [J]. Curr Treat Options Oncol, 2018, 19 (10): 47.

[53] CHANG K, LI G X, KONG Y Y, et al. Chemokine Receptors CXCR4 and CXCR7 are Associated with Tumor Aggressiveness and Prognosis in Extramammary Paget Disease[J]. J Cancer, 2017, 8 (13): 2471-7.

[54] WILKINSON E J, BROWN H M.Vulvar Paget disease of urothelial origin: a report of three cases and a proposed classification of vulvar Paget disease[J].Hum Pathol, 2002, 33 (5): 549–54.

[55] FANNING J, LAMBERT H C, HALE T M, et al.Paget's disease of the vulva: prevalence of associated vulvar adenocarcinoma, invasive Paget's disease, and recurrence after surgical excision[J].Am J Obstet Gynecol, 1999, 180 (1 Pt 1): 24–7.

[56] JONES I S, CRANDON A, SANDAY K.Paget's disease of the vulva: Diagnosis and follow–up key to management; a retrospective study of 50 cases from Queensland[J].Gynecol Oncol, 2011, 122 (1): 42–4.

[57] CAI Y, SHENG W, XIANG L, et al.Primary extramammary Paget's disease of the vulva: the clinicopathological features and treatment outcomes in a series of 43 patients[J].Gynecol Oncol, 2013, 129 (2): 412–6.

[58] SCHMITT A R, LONG B J, WEAVER A L, et al.Evidence–Based Screening Recommendations for Occult Cancers in the Setting of Newly Diagnosed Extramammary Paget Disease[J]. Mayo Clin Proc, 2018, 93 (7): 877–83.

[59] Edey KA, Allan E, Murdoch JB, Cooper S, Bryant A. Interventions for the treatment of Paget's disease of the vulva[J]. Cochrane Database Syst Rev. 2013 Oct 26;(10):CD009245.

[60] BAE J M, CHOI Y Y, KIM H, et al.Mohs micrographic surgery for extramammary Paget disease: a pooled analysis of individual patient data[J].J Am Acad Dermatol, 2013, 68 (4): 632–7.

[61] ITO T, KAKU–ITO Y, FURUE M.The diagnosis and management of extramammary Paget's disease[J].Expert Rev Anticancer Ther, 2018, 18 (6): 543–53.

[62] GENTILESCHI S, SERVILLO M, GARGANESE G, et al.

Surgical therapy of vulvar cancer: how to choose the correct reconstruction?[J].J Gynecol Oncol, 2016, 27 (6): e60.

[63] MARCHITELLI C, PEREMATEU M S, SLUGA M C, et al. Treatment of primary vulvar paget disease with 5% imiquimod cream[J].J Low Genit Tract Dis, 2014, 18 (4): 347-50.

[64] COWAN R A, BLACK D R, HOANG L N, et al.A pilot study of topical imiquimod therapy for the treatment of recurrent extramammary Paget's disease[J].Gynecol Oncol, 2016, 142 (1): 139-43.

[65] VAN DER LINDEN M, VAN ESCH E, BULTEN J, et al.The immune cell infiltrate in the microenvironment of vulvar Paget disease[J].Gynecol Oncol, 2018, 151 (3): 453-9.

[66] FONTANELLI R, PAPADIA A, MARTINELLI F, et al.Photodynamic therapy with M-ALA as non surgical treatment option in patients with primary extramammary Paget's disease[J]. Gynecol Oncol, 2013, 130 (1): 90-4.

[67] TOKUDA Y, ARAKURA F, UHARA H.Combination chemotherapy of low-dose 5-fluorouracil and cisplatin for advanced extramammary Paget's disease[J]. Int J Clin Oncol, 2015, 20 (1): 194-7.

[68] OASHI K, TSUTSUMIDA A, NAMIKAWA K, et al.Combination chemotherapy for metastatic extramammary Paget disease [J].Br J Dermatol, 2014, 170 (6): 1354-7.

[69] NAKAMURA Y H, I; ISHII, M; KAWAKAMI, Y; TANESE, K; FUNAKOSHI, T. 355PEfficacy and safety of weekly docetaxel regimen for advanced extramammary Paget' s disease: Retrospective single institute analysis. [J]. Annals of Oncology, 2018, (29) .

[70] KARAM A, BEREK J S, STENSON A, et al.HER-2/neu targeting for recurrent vulvar Paget's disease A case report and literature review[J].Gynecol Oncol, 2008, 111 (3): 568-71.

[71] ICHIYAMA T, GOMI D, FUKUSHIMA T, et al.Successful and long-term response to trastuzumab plus paclitaxel combination therapy in human epidermal growth factor receptor 2-positive extramammary Paget's disease: A case report and review of the literature[J].Mol Clin Oncol, 2017, 7 (5): 763-6.
[72] 樊代明.整合肿瘤学[M].北京：世界图书出版公司，2021.
[73] 吴燕平，王建芬.妇科恶性肿瘤术后早期中医干预加速康复体会[J].中国中医急症，2012，21（10）：1611-2.
[74] 林丽珠.肿瘤中西医治疗学[M].北京：人民军医出版社，2013.
[75] 林丽珠，肖志伟，张少聪.中医治肿瘤理论及验案[M].北京：中国中医药出版社，2016.
[76] 何彬，冯启廷.益气养阴法在恶性肿瘤术后及放化疗后的应用现状[J].临床合理用药杂志，2013，6（19）：173-4.
[77] 樊代明.整合肿瘤学·基础卷[M].西安：世界图书出版西安有限公司，2021.

第三篇 阴道癌

第一章

流行病学

阴道癌（vaginal cancer，VaC）泛指发生在阴道部位的恶性肿瘤，分为原发性阴道癌（primary vaginal cancer，PVaC）和继发性阴道癌（secondary vaginal cancer，SVaC）两类，其中PVaC仅占VaC的10%，为少见的妇科恶性肿瘤，人群发病率为0.6/10万，占妇科恶性肿瘤的1%~2%。SVaC多来自相邻器官恶性肿瘤的直接蔓延、浸润以及淋巴转移，以宫颈癌侵及阴道最常见，其次为外阴、尿道、直肠等毗邻器官癌的侵及，来自远隔器官的血行转移较少。VaC发病率低，缺乏大样本、前瞻性研究。PVaC通常指上皮来源的鳞癌（squamous carcinoma）、腺癌（adenocarcinoma）、腺鳞癌（adenosquamous carcinoma）等，还包括非上皮来源的特殊类型如恶性黑色素瘤（vagina melanoma）、横纹肌肉瘤（sarcoma botryoides）等，各自的临床生物学行为存在较大差异。SVaC较多见，处理也具有相对独立性，而且诊断PVaC应先考虑并排除SVaC

的可能性。

第一节 原发性阴道癌（PVaC）

1 阴道鳞状细胞癌

阴道鳞状细胞癌占PVaC的90%，多见于老年或绝经后妇女。由于高危型人乳头瘤病毒（human papillomavirus，HPV）持续感染逐年增多，年轻患者增多。阴道鳞状细胞癌HPV感染率为65%~70%，HPV16是最常见类型。发病机制还与阴道壁反复损伤、免疫抑制治疗、吸烟、子宫颈放疗史、长期异常阴道分泌物刺激等有关。子宫切除尤其是40岁前的子宫切除史是PVaC发生的高危因素之一，40%的PVaC患者有全子宫切除病史，其中20%~30%因子宫颈癌前病变切除子宫。

2 阴道腺癌

阴道本身没有腺体，阴道腺癌可来自残余的中肾管、副中肾管或阴道的子宫内膜异位结节。腺癌仅占PVaC的8%~10%，多确诊于14~22岁。己烯雌酚（Diethylstilbestrol，DES）与阴道透明细胞癌可能相关，母亲妊娠16周前有DES暴露史的女性为高危人群。非DES暴露相关的阴道腺癌罕见，如内膜样腺癌，可能与子宫内膜异位症相关。

3 阴道恶性黑色素瘤

恶性黑色素瘤是起源于黑色素母细胞的高度恶性肿瘤，发病率低，生长速度极快，误诊率高、治愈率低、预后差。其形成常伴随基因突变或表达异常。恶性黑色素瘤好发于皮肤，发生于黏膜者少，仅占20%~30%，BRAF、NRAS基因突变率很低，C-KIT基因突变更为常见。不同部位的黏膜恶性黑色素瘤具有类似的生物学行为、自然病程与转移模式。但黏膜恶性黑色素瘤不同于皮肤恶性黑色素瘤的种族分布，长期日光暴露并不是其主要致病原因。

阴道恶性黑色素瘤属于黏膜恶性黑色素瘤的一种，来源于阴道黏膜中的黑色素母细胞，仅有3%女性阴道黏膜中有这种细胞，因此，阴道恶性黑色素瘤少见，占女性恶性肿瘤的0.4%~0.8%，居女性生殖道恶性黑色素瘤的第二位，占PVaC的3%，常见于绝经后女性。肿瘤生长快，容易血行转移，早期远处转移，由于缺乏系统性治疗的前瞻性临床研究证据，尚无标准治疗方式，治疗多参考皮肤恶性黑色素瘤，但预后更差。手术是早期患者的主要治疗方式。放疗整合化疗或免疫治疗推荐用于晚期和转移性患者。基因突变阳性病例中，新型免疫疗法和靶向疗法颇有前景。

4 胚胎性横纹肌肉瘤

又称葡萄状肉瘤（即横纹肌肉瘤），20%发生在下生殖道，超过50%是胚胎组织亚型。发病年龄早，在儿童任何年龄均可发生，多在2岁以内。主要症状为阴道流血，晚期可有腹痛、腹部包块或其他远处转移症状。

第二节 继发性阴道癌（SVaC）

生殖道本身及生殖道外其他部位的肿瘤都有转移至阴道的可能。SVaC可以局限于阴道或不局限于阴道，可来源于PVaC的复发，也可以来源于其他器官恶性肿瘤的阴道复发转移。来源于盆腔脏器的肿瘤主要通过种植、直接浸润、淋巴道及血行转移；来源于盆腔以外部位的肿瘤主要是通过血行转移。发现阴道病变时，需追问恶性肿瘤病史，行全身检查，评估病变范围。组织病理学检查结果证实，与既往肿瘤病理同源是复发诊断的金标准。若除阴道病灶外存在其他复发转移病灶，治疗应遵循原发疾病的治疗原则。

第二章

预防与筛查

第一节　预防

HPV疫苗对高危型HPV持续感染相关VaC可以达到一级预防目的。长期研究数据显示，开展HPV疫苗接种地区的HPV相关VaC有望减少。美国食品药品管理局（Food and Drug Administration，FDA）于2018年批准了HPV 9价疫苗（重组疫苗）Gardasil 9的补充申请，扩大了疫苗的使用范围，用于预防由9种HPV类型导致的包括VaC和阴道上皮内瘤变（vaginal intraepithelial neoplasia，VaIN）2级和3级在内的癌症与疾病。VaIN的规范治疗也是预防PVaC的主要方式，治疗方法附后。

保持健康的生活方式，针对发病危险因素进行健康宣教。妊娠期避免应用己烯雌酚可以预防女性子代阴道腺癌。

第二节 筛查

尚无证据支持常规VaC筛查。高危型HPV持续感染是VaC主要致病因素，VaIN是VaC的癌前病变。宫颈癌筛查异常者行阴道镜检查时推荐同时进行全阴道评估，对可疑部位进行活检确诊，有利于早期发现VaIN。

VaC高危人群主要包括：①有HPV持续感染病史；②宫颈癌前病变病史；③因宫颈癌前病变或宫颈癌行子宫切除手术史；④盆腔放疗史；⑤有肛门癌病史或有己烯雌酚子宫内暴露史。有上述高危因素者，特别是因宫颈癌及其癌前病变已切除子宫者，建议长期随访，行阴道细胞学检查，高危型HPV检测联合细胞学更有助于发现VaIN。对宫颈锥切术后细胞学反复异常或持续性高危型HPV阳性者，应警惕CIN与VaIN并存，阴道镜下未发现CIN时更应注意评估阴道壁。

筛查方法与宫颈癌三阶梯筛查方法一致，即细胞学和（或）高危型HPV-阴道镜-组织病理学。

1 细胞学和高危型HPV检测

VaIN多由于子宫颈癌筛查异常就诊。VaIN筛查中高危型HPV检测灵敏度高于细胞学，建议联合筛查。因子宫颈癌或癌前病变切除全子宫者，阴道细胞学联合高危型HPV检查有助提高VaIN检出率。

2 阴道镜检查

VaIN常呈多灶性改变，多累及穹窿部和阴道上1/3，HSIL甚至可累及全阴道。阴道镜下VaIN的异常图像主要为微乳头样增生、醋白上皮、点状血管和碘不着色上皮。子宫颈癌和CIN病史是VaIN发生的高危因素，VaIN常与CIN并存，阴道镜检查宫颈时还需对全阴道进行评估，可疑部位活检确诊。全子宫切除术后，VaIN常发生在阴道残端缝合褶皱内，尤其是两侧顶角处，检查时应充分暴露避免漏诊。绝经后妇女雌激素水平降低会导致阴道壁黏膜出现充血、炎症，影响阴道镜检效果，如无禁忌可考虑阴道局部应用雌激素软膏，待阴道黏膜充血和炎症改善后再行检查。

3 组织病理学检查

阴道镜指导下阴道壁可疑部位活检获得的病理诊断是VaIN诊断的金标准。诊断VaIN Ⅱ时若形态学鉴别高级别与低级别病变存在争议，推荐采用免疫组化检查辅助鉴别诊断，包括p16，Ki67。

第三章

诊断

第一节 原发性阴道癌（PVaC）

根据国际妇产科联盟（FIGO）制定的PVaC诊断标准：①子宫颈和外阴未见恶性肿瘤；②距子宫颈原位癌手术2年后，距浸润性子宫颈癌手术治疗5年后，距接受放疗的子宫颈癌10年后。

1 主要临床表现

临床症状：早期阴道分泌物增多或不规则流血，接触性阴道出血。晚期症状与子宫颈癌相似。晚期可累及阴道旁，肿瘤侵犯附近组织器官如神经、骨质、尿道、膀胱和直肠等，可出现下腹部/腰骶部疼痛、排尿痛、血尿、肛门坠胀、排便困难、排便时疼痛等，以及出现腹股沟、锁骨上淋巴结肿大和远隔器官转移。

2 查体

2.1 全身查体

明确有无浅表淋巴结特别是腹股沟淋巴结、锁骨上淋巴结肿大。有无盆骨叩击痛等骨质转移体征，有无肾区叩击痛。合并感染者可有腹部压痛等炎症体征。

2.2 妇科查体

早期病变可窥见或扪及阴道壁病灶，呈结节状、菜花状、溃疡状或浅表糜烂状，也可见阴道白斑或息肉状病变，但子宫颈及外阴外观无肿瘤性病变。晚期病变阴道可完全被肿瘤填塞、阴道旁组织浸润甚至形成冰冻骨盆。浸润较深的阴道前壁/后壁肿物若侵透尿道/直肠前壁，可因尿瘘/肠瘘出现经阴道漏尿/漏便。阴道前、后壁病变因窥器遮挡容易漏诊。

3 主要的辅助检查

3.1 病理

可以在直视下行病理学活检，也可借助阴道镜定位活检。对不能耐受疼痛、阴道口狭窄者可在镇静或全麻后进行。病灶位于上1/3阴道壁居多，鳞癌多位于后壁，腺癌多位于前壁。最常见的大体分型为菜花型或结节型，其次为溃疡型、浅表糜烂型。

3.2 血液学检查

（1）完善血常规、肝肾功能、电解质等血液学检查，明确有无感染、贫血、低蛋白血症、糖尿病等合并症，有无肝肾功能不全。

（2）血液肿瘤标志物检查：鳞癌可行鳞状细胞癌抗原（squamous cell carcinoma antigen，SCCA）检查。非鳞癌应行糖类抗原（carbohydrate antigen，CA）125、CA19-9、癌胚抗原（carcinoembryonic antigen，CEA）、甲胎蛋白（alpha fetoprotein，AFP）和神经元特异性烯醇化酶（neuron-specificenolase，NSE）等检查。

3.3 影像学检查

包括超声、X线胸片、CT、MRI、静脉肾盂造影、PET/CT等。如无禁忌证，CT、MRI应为增强扫描。盆腔MRI增强扫描可评估局部病灶范围及膀胱、直肠的浸润程度；静脉肾盂造影可评估输尿管的受压/浸润程度。全身PET-CT可评估转移情况。可根据临床症状及可疑转移部位选择其他影像学检查。

3.4 内镜检查

阴道镜下阴道病变评估，同时可做子宫颈细胞学检查以排除子宫颈原发病变可能。凡期别较晚者，均需行尿道-膀胱镜、直肠-乙状结肠镜检查，以排除癌灶侵犯这些器官。

3.5 基因检测

由于缺乏有力证据，基因检测尚未被作为诊断标准之一予以推荐。但随着免疫相关治疗、靶向治疗等研究进展，基因检测有望成为用于诊断或指导后续治疗的推荐检测项目。

4 分期

采用 FIGO 2009 年 VaC 分期标准，为临床分期（表 3-3-1）。分期原则：①根据临床检查全面评估；②妇科检查需由两位或以上有经验的妇科肿瘤专科医师进行；③分期需在治疗前确定，一旦确定，其后不能更改；④当分期有异议时，将分期定于较早的期别；⑤术中探查及术后病理学检查结果，或治疗中及治疗后发现转移，均不能改变分期。

表 3-3-1 FIGO 2009 年版阴道癌分期及与不同分期系统的对比

AJCC 分期	TNM 分期	FIGO 分期	分期描述
ⅠA	$T_{1a}N_0M_0$	Ⅰ	肿瘤局限于阴道壁，病灶直径≤2.0 cm（4/5 英寸），未累及临近淋巴结（N_0）或远处转移（M_0）
ⅠB	$T_{1b}N_0M_0$	Ⅰ	肿瘤局限于阴道壁，病灶直径>2.0 cm（4/5 英寸）（T_{1b}），未累及临近淋巴结（N_0）或远处转移（M_0）
ⅡA	$T_{2a}N_0M_0$	Ⅱ	肿瘤穿透阴道壁、未达盆腔，病灶直径≤2.0 cm（4/5 英寸）（T_{2b}），未累及临近淋巴结（N_0）或远处转移（M_0）
ⅡB	$T_{2b}N_0M_0$	Ⅱ	肿瘤穿透阴道壁、未达盆腔，病灶直径>2.0 cm（4/5 英寸）（T_{2b}），未累及临近淋巴结（N_0）或远处转移（M_0）
Ⅲ	$T_{1-3}N_1M_0$	Ⅲ	任何大小肿瘤可能累及盆腔，和（或）累及阴道下 1/3，和（或）阻断尿流出道（肾脏积水），引发肾脏并发症（T_1~T_3），转移到临近盆腔或腹股沟区域淋巴结（N_1）但无远处病灶（M_0）

AJCC 分期	TNM 分期	FIGO 分期	分期描述
	$T_3N_0M_0$	Ⅲ	肿瘤累及盆腔，和（或）累及阴道下1/3，和（或）阻断尿流出道，引发肾脏并发症（T_3），未转移到临近淋巴结（N_0）或远处转移（M_0）
ⅣA	T_4 任何N	ⅣA	肿瘤侵犯膀胱或直肠；超出盆腔（T_4）有或无转移到盆腔或腹股沟淋巴结（任何N），无远处病灶（M_0）
ⅣB	任何T 任何N M_1	ⅣB	任何大小的肿瘤转移到远处器官，如肺或骨（M_1），有或无侵犯邻近结构或器官（任何T），有或无转移到邻近淋巴结（任何N）

5 特殊类型PVaC诊断

5.1 阴道恶性黑色素瘤

诊断主要根据临床表现、组织病理学检查及免疫组化染色。主要临床表现包括异常阴道流血、流液和肿块，10%患者无临床表现。45%分布在阴道前壁，阴道后壁和侧壁分别占32%与24%。60%病灶位于阴道下1/3。尚无特异肿瘤标志物，血清乳酸脱氢酶（lactate dehydrogenase，LDH）可用来指导预后。如病灶不大建议完整切除活检，部分/局部切取不利于组织学诊断和厚度测量。如病灶过大或已存在远处转移，方可局部取材活检，局部取材活检是否增加不良预后风险存在争议。病理确诊后，尽快开始后续治疗，不推荐术中快速冷冻切片病理学检查。病灶常伴有溃疡与坏死，需与鳞癌鉴别。典型病例存在黑色或棕色色素沉着，但10%~23%为少色素或无色素，容易误诊，需借助免疫组化检查。特异性的免疫组化检查指标主要有S-100、SOX10、HMB-45、波形蛋白（vimentin）、Melan-A等。

无标准的分期系统，FIGO的VaC临床分期法由于未整合肿瘤大小以及区域淋巴结状况，不完全适用于阴道恶性黑色素瘤。既往曾建议参照外阴恶性黑色素瘤，建议使用美国AJCC分期（第8版见表3-3-2，临床分期见表3-3-3）。或暂按有无肌层侵犯分为Ⅰ期和Ⅱ期，出现区域淋巴结转移的为Ⅲ期，远处转移的为Ⅳ期。镜下Breslow垂直厚度分级法（表3-3-4）被认为对判断早期阴道恶性黑色素瘤的预后有意义。

表3-3-2　皮肤黑色素瘤TNM分期（AJCC第8版）

分期	厚度	溃疡
T		
TX：原发肿瘤不能厚度不能测量（如搔刮活检来诊断）	不适用	不适用
T_0：没有原发肿瘤的证据（如不知原发肿瘤位置或原发肿瘤完全消退）	不适用	不适用

续表

分期	厚度	溃疡
T_{is}：原位黑色素瘤	不适用	不适用
T_1	≤1.0 mm	不知道或未明确指出
T_{1a}	<0.8 mm	无溃疡
T_{1b}	<0.8 mm	有溃疡
	0.8~1.0 mm	无或有溃疡
T_2	>1.0~2.0 mm	不知道或未明确指出
T_{2a}	>1.0~2.0 mm	无溃疡
T_{2b}	>1.0~2.0 mm	有溃疡
T_3	>2.0~4.0 mm	不知道或未明确指出
T_{3a}	>2.0~4.0 mm	无溃疡
T_{3b}	>2.0~4.0 mm	有溃疡
T_4	>4.0 mm	不知道或未明确指出
T_{4a}	>4.0 mm	无溃疡
T_{4b}	>4.0 mm	有溃疡
N	区域淋巴结受累个数	是否存在中途转移、卫星灶和（或）微卫星灶
N_X	区域淋巴结未评估（比如未进行前哨淋巴结活检，或者之前因为某种原因区域淋巴结已切除）例外：$pT_{1c}M_0$黑色素瘤若临床检查无淋巴转移，记为cN_0，而非pN_X	无

续表

分期	厚度	溃疡
N_0	无区域淋巴结转移	无
N_1	1枚淋巴结受累，或无淋巴结受累但有中途转移、卫星灶和（或）微卫星灶	
N_{1a}	1枚临床隐匿淋巴结受累（如前哨淋巴结活检发现）	无
N_{1b}	1枚临床显性淋巴结受累	无
N_{1c}	无区域淋巴结转移	有
N_2	2或3枚淋巴结受累，或1枚淋巴结受累并有中途转移、卫星灶和（或）微卫星灶	
N_{2a}	2或3枚临床隐匿淋巴结受累（如前哨淋巴结活检发现）	无
N_{2b}	2或3枚，其中至少1枚为临床显性淋巴结受累	无
N_{2c}	1枚临床显性或隐匿淋巴结转移	有
N_3	4枚或以上淋巴结受累，或2枚及以上淋巴结受累并伴有中途转移、卫星灶和（或）微卫星灶，或任何数量的融合淋巴结伴或不伴中途转移、卫星灶和（或）微卫星灶	
N_{3a}	4枚或以上临床隐匿淋巴结受累（如前哨淋巴结活检发现）	无
N_{3b}	4枚或以上，其中至少1枚为临床显性淋巴结受累；或存在任何数量的融合淋巴结	无

续表

分期	厚度	溃疡
N_{3c}	2枚或以上临床显性或隐匿淋巴结转移和（或）存在任何数量的融合淋巴结	有
M	转移部位	血清LDH水平*
M_0	没有远处转移证据	不适用
M_1	有远处转移	
M_{1a}	远处转移至皮肤、软组织（包括肌肉）和（或）非区域淋巴结	没有记录或不明确
M_{1a}（0）		不升高
M_{1a}（1）		升高
M_{1b}	远处转移至肺，包含或不包含M_{1a}中的部位	没有记录或不明确
M_{1b}（0）		不升高
M_{1b}（1）		升高
M_{1c}	远处转移至非中枢神经系统的内脏器官，包含或不包含M_{1a}或M_{1b}中的部位	没有记录或不明确
M_{1c}（0）		不升高
M_{1c}（1）		升高
M_{1d}	远处转移至中枢神经系统，包含或不包含M_{1a}、M_{1b}或M_{1c}中的部位	没有记录或不明确
M_{1d}（0）		不升高
M_{1d}（1）		升高

*：血清LDH水平是4期黑色素瘤患者预后的独立预测因素之一，也是黑色素瘤相关药物治疗反应、药物治疗后无进展生存期和总生存期的重要预测指标之一

表 3-3-3 AJCC 第 8 版临床分期（cTNM）

	N_0	N_1	N_2	N_3
Tis	0			
T_{1a}	ⅠA	Ⅲ	Ⅲ	Ⅲ
T_{1b}	ⅠB	Ⅲ	Ⅲ	Ⅲ
T_{2a}	ⅠB	Ⅲ	Ⅲ	Ⅲ
T_{2b}	ⅡA	Ⅲ	Ⅲ	Ⅲ
T_{3a}	ⅡA	Ⅲ	Ⅲ	Ⅲ
T_{3b}	ⅡB	Ⅲ	Ⅲ	Ⅲ
T_{4a}	ⅡB	Ⅲ	Ⅲ	Ⅲ
T_{4b}	ⅡC	Ⅲ	Ⅲ	Ⅲ
M_{1a}	Ⅳ	Ⅳ	Ⅳ	Ⅳ
M_{1b}	Ⅳ	Ⅳ	Ⅳ	Ⅳ
M_{1c}	Ⅳ	Ⅳ	Ⅳ	Ⅳ

表 3-3-4 黑色素瘤 Breslow 垂直厚度分级法

级别	肿瘤侵犯深度 D/mm
Ⅰ	≤0.75
Ⅱ	0.76~1.50
Ⅲ	1.51~3.00
Ⅳ	3.01~4.50
Ⅴ	>4.50

5.2 阴道横纹肌肉瘤

肿瘤呈息肉状物或结节状病灶充满阴道，或葡萄状肿物突出于阴道口，局部浸润为主，转移以区域淋巴结为主。依据活组织病理学检查确诊。分期参考美国横纹肌肉瘤研究协作组或欧洲儿童肿瘤协会的标准。

第二节 继发性阴道癌（SVaC）

局限于阴道者常因异常阴道流血、分泌物增多或阴道肿块而被发现。直视下/阴道镜下活检是明确病理学诊断的主要方法。MRI可评估局部病灶范围及与周围器官的空间关系；膀胱镜/肠镜可评估膀胱、尿道/直肠的受侵程度；PET-CT有助于排除其他转移病灶。

— 第四章

治疗

第一节 原发性阴道癌（PVaC）

1 治疗原则

由于缺乏大样本前瞻性研究，尚无标准化治疗方案。根据患者具体情况采取多学科整合诊治（MDT to HIM）制定个体化整合治疗方案，依据患者年龄、疾病分期、病灶部位、组织病理学特征、肿瘤大小确定整合治疗方案，采用放射治疗或手术治疗，以及化疗等综合治疗，预后较子宫颈癌差。由于发病率低，患者应集中于有经验的肿瘤中心进行治疗。总体而言，阴道上段癌参照子宫颈癌治疗，阴道下段癌参照外阴癌治疗。Ⅰ期~Ⅱ期手术患者通常可以保留卵巢，阴道下1/3部位鳞癌手术患者可保留生育功能，肿瘤直径<2 cm、浸润深度<3 mm的囊管状透明细胞腺癌患者若肿物远离子宫颈且可完整切除，则手术可保留生育功能，采用局部切除+阴道模具近距离放疗。Ⅰ期阴

道透明细胞腺癌淋巴结转移概率为17%，因此不建议局部切除。

由于阴道与膀胱、尿道、直肠间隔较小，不同部位淋巴引流不同，血管及淋巴管丰富、吻合支多等解剖学特点，肿瘤治疗难度大，且需注意不同治疗方式对生殖功能和性功能可能产生影响。

2 放疗

放疗适用于Ⅰ~Ⅳ期病例，是大多数PVaC患者首选治疗。尤其适用于Ⅱ期及以上中晚期及失去手术机会的患者。制定放疗计划时，MRI有重要指导作用，可确定肿瘤大小、判断与邻近器官的空间结构关系。

放疗包括腔内或近距离治疗及体外照射（EBRT）两部分。70 Gy为最优或较低阈值剂量，可提高阴道鳞癌的2年生存率及局部控制率，但可能导致3级或4级毒性反应。推荐PVaC放疗的最佳剂量为70~80 Gy（EQD2）。

2.1 各期放疗原则

（1）Ⅰ期：阴道肿瘤表浅，肿瘤浸润深度≤5 mm且肿瘤宽度≤2 cm，仅给予阴道近距离放疗，阴道黏膜下0.5 cm，60 Gy以上。肿瘤浸润深度>5 mm或肿瘤宽度>2 cm，先用外照射治疗阴道肿瘤、阴道旁区域及引流淋巴结区域，外照射后给予近距离放疗补量。

（2）Ⅱ、Ⅲ期：应用体外+腔内照射，外照射剂量为45~50 Gy，转移的肿大淋巴结可以同步加量或后期加量10~15 Gy。照射范围详见4.1.2.2体外照射（2）、（3）的放射野设计。常规照射20~30 Gy时需屏蔽直肠和膀胱，同时加用阴道腔内照射。若用调强放射技术时用40 Gy后再加用阴道腔内照射，如肿瘤大，腔内放疗不能有效覆盖肿瘤区域，可以联合组织间插植。近距离放疗剂量：详见腔内放疗。

（3）Ⅳ期：应采取个体化治疗，大多数患者采用姑息性治疗。ⅣA期可选择根治性放化疗，ⅣB期首选化疗，但对于寡转移灶，仍可能有治愈机会，可积极给予根治性放疗，治疗靶区因病灶范围而定。

2.2 体外照射

根据PVaC生长部位及大小、淋巴结转移情况进行个体化设计。

（1）放疗技术：放疗技术包括适型调强放疗（IMRT）、容积调强放疗（VMAT）、螺旋断层放疗（TOMO）等，可以使病灶获得更高的放疗剂量，降低邻近器官放疗剂量，不良反应更少，推荐使用。

（2）阴道原发肿瘤区域放射野设计：主要照射范围包括阴道、阴道旁，如肿瘤邻近或达阴道穹窿，需要包括子宫颈及子宫颈旁组织。

（3）淋巴结引流区放射野设计：肿瘤位于阴道中

上段，其照射范围与子宫颈癌照射范围近似，主要包括髂内淋巴结、髂外淋巴结、闭孔淋巴结及骶前淋巴结。若盆腔淋巴结有转移，要包括髂总淋巴结；如淋巴结转移到更高水平，应根据影像学检查确定照射范围。肿瘤位于阴道中下段，其照射范围与外阴癌照射范围近似，包括腹股沟、髂外、髂内和闭孔淋巴结引流区。如肿瘤仅位于阴道下1/3，且证实腹股沟淋巴结无转移，可以不勾画髂内外淋巴结及闭孔淋巴结，仅包括腹股沟淋巴结引流区。腹股沟淋巴结照射，患者体位固定建议蛙腿或八字分开固定，能减少腹股沟皮肤放射性损伤。

（4）放射剂量：一般每次给予1.8~2.0 Gy，总量45~50 Gy，转移的肿大淋巴结可同步加量或后期加量10~15 Gy。

（5）同步化疗：目前未见大样本前瞻性研究证实VaC同步化疗可以获益。一个纳入13689例VaC的回顾性研究提示，同期放化疗较单纯放疗对OS、PFS具有潜在获益。可考虑采用顺铂或含铂类药物整合方案的同期化疗。

2.3 腔内照射

主要针对阴道原发病灶及临近浸润区，腔内治疗根据具体情况可选择不同的阴道施源器，或联合组织间插植放疗，有报道推荐对浸润深度≥0.5 cm、阴道中下段病灶、体积较大阴道肿瘤使用腔内整合组织间插植近距离放疗，以达到控制肿瘤、保护危及器官的目的。三维后装技术，可提高治疗有效率。借助3D打印技术的适型施源器可加强保护，提高治疗满意度。剂量推荐：阴道黏膜下0.5 cm或HR-CTV D90 5~7 Gy/次，每周1~2次，总量24~30 Gy，联合体外放疗总量70~80 Gy（EQD2）。

2.4 术后辅助放疗

Ⅰ期阴道鳞癌手术与放疗效果相似。FIGO分期、病理学类型是影响PVaC预后的独立因素，肿瘤>4 cm、阴道受累长度>2/3阴道壁是影响预后的高危因素，存在高危因素的患者，术后可整合放疗以增加局部控制率。如手术切缘及淋巴结阴性，则不用辅助放疗。少数Ⅱ期患者可通过根治性手术治愈，术后建议辅助放疗者，手术治疗后辅助放疗，预后较好。

3 手术治疗

由于阴道解剖位置的特殊性，根治性手术创伤较大，副损伤多，性功能影响大，对患者及性伴侣的生活质量影响较大。手术作为初始治疗仅用于早期、局限于阴道壁的小病灶。术式可根据病情选择经腹、经阴道、经腹腔镜等。阴式路径更适用于局限于阴道壁的表浅小病灶。由于缺乏生存数据，选择腹腔镜手术应慎重，应于放疗前卵巢悬吊、淋巴结活检较为安全。

3.1 病变位于阴道壁上1/3的Ⅰ期患者

可行根治性全子宫和阴道上段切除，阴性切缘至少距病变1cm，并行盆腔淋巴结切除。若已行子宫全切，可行子宫旁组织切除+阴道上段切除+盆腔淋巴结切除术。

3.2 病变位于阴道壁中1/3或较广且浸润深的患者

需行全子宫切除、全阴道切除及盆腔和腹股沟淋巴结切除，手术创伤大，患者常难接受而多选择放疗。

3.3 病变仅位于阴道壁下1/3的早期患者

可行阴道局部广泛切除/扩大切除（切缘距离病灶1 cm）+腹股沟淋巴结切除术，必要时切除部分尿道和外阴并同时做成形术。

3.4 ⅣA期患者

若合并直肠阴道瘘或膀胱阴道瘘时行盆腔器官廓清术（全盆腔廓清术/前盆腔廓清术/后盆腔廓清术），但手术复杂，恢复慢，围手术期并发症风险高。如在基层医院发现并确诊，建议转诊到有手术能力的肿瘤中心治疗。

盆腔廓清术是指对肿瘤累及的相邻盆腔脏器进行整体切除，用在初始治疗时常为一种姑息手术。手术适应证中，VaC占17%，位居第二位。患者的5年生存率从原来20%提高至30%~60%。手术分为Ⅰ型（肛提肌上型）、Ⅱ型（肛提肌下型）和Ⅲ型（肛提肌下联合外阴切除术型），其手术范围广、难度大，通常需要妇科、胃肠外科、泌尿外科医师的共同参与，切缘阴性对预后有重要意义。初期手术死亡率可达23%，现已经降到3%~5%，同时围术期并发症发生率也降到30%~44%。对某些中心型复发的VaC患者，盆腔廓清术是获得长期生存唯一可能的治疗选择。盆腔廓清术的常见并发症有伤口感染、尿路感染、败血症、脓肿等，晚期易发生肠梗阻、消化道和泌尿生殖道瘘，同时患者的社会心理障碍也可能长期存在。因此术前应严格筛选病例，充分评估患者病情，排除远处转移，明确肿瘤界限，严格把握手术适应证，术后积极康复管理。

3.5　卵巢移位手术

初始治疗选择放疗的早中期年轻患者，可于放疗前行腹腔镜下或经腹卵巢移位，同时予钛夹标记，为后续放疗做准备。晚期患者卵巢转移率未见报道，故保留卵巢需慎重。

3.6　放疗前淋巴结切除术

经选择的病例，经腹腔镜或腹膜外切除增大淋巴结可作为分期和治疗计划的一部分。

4 化疗

单纯化疗效果较差，常用于放疗的同步化疗。化疗不增加老年患者的死亡率。

辅助化疗多与手术或放疗整合用于晚期或肿瘤复发、转移的辅助治疗，作用有待评价。静脉化疗考虑给予3~4个疗程，化疗方案与子宫颈癌或外阴癌类似，动脉灌注化疗选择以铂类药物为主的整合化疗方案，可作为中晚期PVaC患者姑息性治疗方法之一。

5 靶向及免疫治疗

PVaC的靶向治疗及免疫治疗缺乏临床证据。免疫治疗（如帕姆单抗）适用于PD-L1阳性者以及微卫星高度不稳定（MSI-H）或dMMR的难治性子宫颈癌患者。靶向治疗如血管内皮生长因子抑制药物（如贝伐珠单抗）已经被推荐用于复发子宫颈癌的一线治疗。两者均已成为改善子宫颈癌预后的新策略，但是能否适用于PVaC的临床治疗仍需后续关注临床试验结果。

6 介入治疗

介入治疗多用于阴道病灶大出血、保守治疗无效时。采用双侧超选择性插管至双侧阴道动脉、子宫动脉或髂内动脉后以明胶海绵颗粒栓塞肿瘤供血血管。

可同时进行动脉介入化疗。

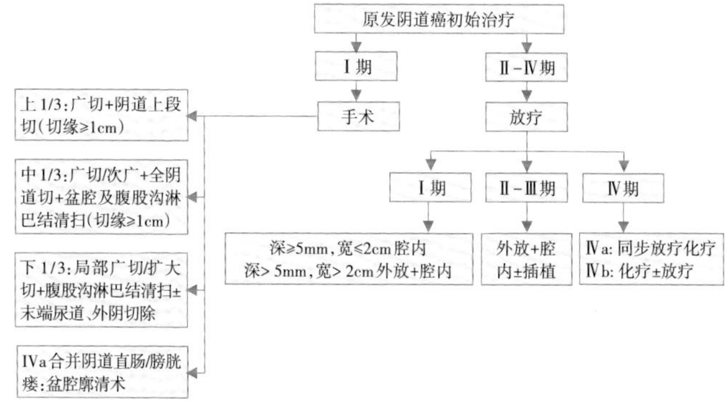

图3-4-1 原发性阴道癌初始治疗流程图

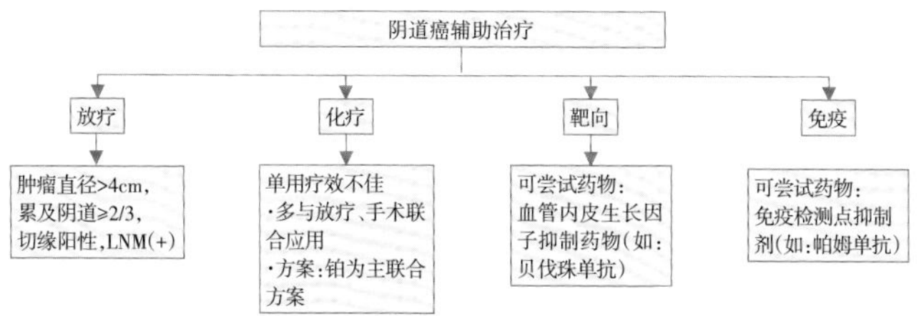

图3-4-2 原发性阴道癌辅助治疗流程图

7 特殊类型PVaC治疗

7.1 阴道恶性黑色素瘤

阴道恶性黑色素瘤发病率低，相关研究较少，尚无标准的治疗方案。应重视多学科整合诊治（MDT to HIM）的作用，MDT to HIM原则应贯穿每一位患者的治疗全程，由妇科、骨与软组织肿瘤科、病理科、影像科等多个学科的专家共同分析患者的疾病资料，做出全面评估，为患者制定最适合个体化整合治疗策略。手术是早期恶性黑色素瘤的主要治疗方式。晚期和转移性阴道恶性黑色素瘤的治疗中，推荐放疗整合化疗或免疫治疗，在基因突变阳性病例中，新型免疫疗法和靶向疗法似乎颇有前景。目前早期患者首选手术治疗，术后推荐辅助治疗。晚期采用整合治疗。建议对初诊患者进行C-KIT、BRAF和NRAS基因检测。

（1）手术治疗

手术方式应结合肿瘤大小、浸润深度、单灶还是多灶以及有无肿大淋巴结制定个体化整合治疗方案。早期首选手术治疗，Ⅰ~Ⅲ期手术可有效地延长生存期。手术最需考虑的是原发肿瘤的处理及淋巴结的评估。手术方式：原发灶完整切除术，保证阴性切缘前提下，如子宫双附件无受侵证据，不推荐预防性全子宫和双附件切除。手术切缘阴性是决定预后的关键因素，对应不同浸润深度皮肤恶性黑色素瘤的手术安全切缘有明确的要求，但阴道恶性黑色素瘤的手术安全切缘暂无统一标准。是否行区域淋巴结切除存在争议。若临床或影像学检查见区域淋巴结转移需同时行区域淋巴结切除术，肿大的淋巴结建议切除。局部复发，手术仍是最主要的治疗方法。新诊断及复发病例不建议局部广泛切除以及盆腔廓清术。

（2）化疗

黏膜恶性黑色素瘤较皮肤恶性黑色素瘤对化疗更敏感，术后辅助化疗可提高OS，优于辅助干扰素治疗。达卡巴嗪是化疗药物中的首选用药，以达卡巴嗪或其口服类似物替莫唑胺为主的单药或整合治疗是目前主要的化疗方案。中国临床肿瘤学会（CSCO）黑色素瘤诊疗指南推荐紫杉醇/白蛋白结合型紫杉醇+卡铂方案也可用于黏膜恶性黑色素瘤的化疗。

（3）免疫治疗

因恶性黑色素瘤有很强的免疫原性，免疫治疗是无法手术/复发转移患者的主要治疗手段。

免疫治疗药物：

1）高剂量干扰素-α2b：由于不能明显提高OS及存在明显毒性而不再是有高危因素的阴道恶性黑色素瘤的标准治疗药物，但部分患者仍可从中获益，因而目前用于部分患者备选。

2）高剂量白细胞介素-2（interleukin-2，IL-2）：第一个在转移性恶性黑色素瘤患者中能使部分患者获得长期临床缓解的免疫治疗药物，但目前已基本不用。

3）免疫检查点抑制剂，如细胞毒性T淋巴细胞相关抗原4（CTLA-4）抗体、PD-1抗体、PD-L1抗体等：整合应用可提高疾病缓解率，PD-1抑制剂

（nivolumab 和 pembrolizumab）已被美国 FDA 批准与 CTLA-4 抑制剂（ipilimumab）联合使用治疗 BRAF V600 野生型转移性恶性黑色素瘤。特瑞普利单抗被中国国家药品监督管理局（NMPA）批准用于既往接受全身系统性治疗失败的不可切除或转移性恶性黑色素瘤。

（4）放疗

一般认为放疗不敏感，但黏膜恶性黑色素瘤对放疗的反应性优于皮肤恶性黑色素瘤。放疗主要包括辅助性放疗和姑息性放疗。辅助性放疗主要用于不适宜手术的患者以及手术切缘阳性的患者，可进一步提高局部控制率。仅推荐用于以控制局部复发为首要目的的患者，或在无法进行全身性辅助治疗的患者中作为备选。术前放疗作为新辅助治疗可缩小瘤体有利于手术实施。姑息性放疗一般用于控制转移（骨和脑），比辅助性放疗效果更好。

（5）靶向治疗

建议所有患者治疗前进行基因检测，目前成熟的靶点是 BRAF、C-KIT 和 NRAS，其检测结果可指导预后、分子分型和晚期治疗。BRAF 突变的患者可从 BRAF 抑制剂维莫非尼治疗中获益，但黏膜恶性黑色素瘤总体 BRAF 突变率非常低，所以 BRAF 抑制剂靶向治疗的范围非常窄。发生 C-KIT 突变者较多，在黏膜恶性黑色素瘤等特定病理学类型中达23%，伊马替尼（imatinib）是一种C-KIT基因的小分子抑制剂，美国NCCN治疗指南中将其作为C-KIT突变的转移性恶性黑色素瘤的指导用药。基于基因检测的BRAF V600E突变的转移性恶性黑色素瘤可从维莫非尼、达拉非尼、曲美替尼治疗中获益，目前更推荐达拉非尼联合曲美替尼。推荐NRAS、BRAF、C-KIT等28个基因的基因检测，可为恶性黑色素瘤的分子分型、晚期治疗和预后预测提供临床参考。

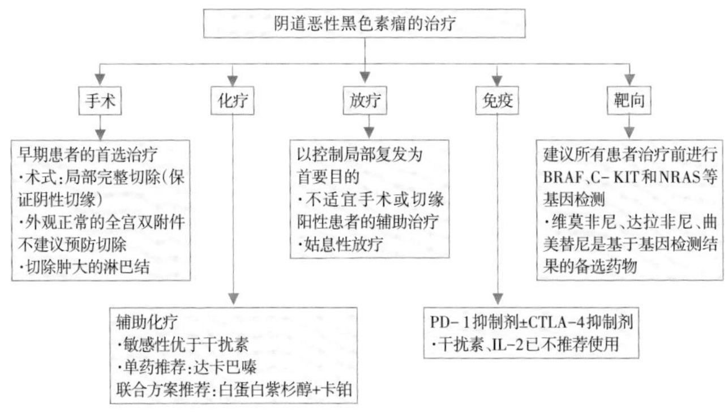

图3-4-3　阴道恶性黑色素瘤治疗流程图

7.2　胚胎性横纹肌肉瘤

罕见，尚无一级证据支持最优治疗方案。推荐多学科整合诊疗（MDT to HIM）制定整合治疗方案，尤其是涉及儿童和青少年病例，建议转诊到有治疗经验的医学中心。

主要治疗方案包括手术、化疗和放疗。

（1）手术

尽量保留器官的生理功能，初治病灶评估可实施完整切除者建议先行病灶切除。如存在大块肿瘤、疾病范围广等危险因素，可行新辅助化疗后再行手术治疗；手术整合化疗对幼女阴道横纹肌肉瘤治疗可获得满意的效果。

（2）化疗

阴道横纹肌肉瘤最具权威性的有下述两大研究组织，一是欧洲的国际小儿肿瘤学会恶性间叶肿瘤委员会（Malignant Mesenchymal Tumor Committee of the International Society of Pediatric Oncology，ISPO-MMT），另一个是美国的组间横纹肌肉瘤研究组（The Intergroup Rhabdomyosarcoma Study Group，IRSG）。他们依据患儿年龄、肿瘤分期、肿瘤部位、肿瘤来源及肿瘤切除情况来指导后续化疗方案及巩固疗程。整合化疗方案可用于术后辅助治疗及术前新辅助治疗。整合化疗常用方案有VAI（VCR+KSM+异环磷酰胺）方案，或VCE方案（VCR+卡铂+VP16）。用法参考表3-4-1。

表3-4-1 阴道横纹肌肉瘤联合化疗方案

化疗方案	剂量	使用
VAI方案		
VACR	1.5 mg/m²（最大剂量2 mg）	第1、8、15天，前6周使用
放线菌素D*	1.5 mg/m²（最大剂量2 mg）	第1天，q3w

续表

化疗方案	剂量*	使用
异环磷酰胺	3 g/m²（需要Mesna解救和水化）	第1天，q3w
VACE方案		
VACR	1.5 mg/m²（最大剂量2mg）	第1天，q3w
卡铂	600 mg/m²	第1天，q3w
VP16	150 mg/m²	第1天，q3w

*：因放线菌素D每日用量过大，故实际应用时常用0.5 mg/m²

（3）放疗

放疗只考虑用于未控及复发病例治疗，建议放疗前咨询生育医师，评估卵巢保护的先行方案。放疗可导致远期不良反应，如有可能应避免放疗。治疗后患者的生存率较高，多数患者预后良好，长期生存率在90%以上。故建议对儿童阴道横纹肌肉瘤应积极治疗，保留生理、生育功能。

第二节　继发性阴道癌（SVaC）

局限复发的病例，如初治未接受放疗或复发部位在原放射野以外，能切除者应行积极的根治性治疗，可考虑手术切除后继续个体化放疗±化疗±近距离放疗±免疫或靶向治疗的整合治疗。位于既往放射野内的可切除小病灶，经仔细选择可考虑病灶切除或近距离放疗。对不可切除者，可综合选择放疗±全身系统性治疗。手术以病灶完整切除、切缘阴性为原则，不需要根治性切除，以免增加手术风险与创伤。阴道局部复发病灶侵及膀胱或直肠，可选择盆腔廓清术。总之，对于复发局限于阴道的恶性肿瘤若经手术或放疗有实现彻底去除肿瘤的可能，则采取积极的治疗措施仍可使肿瘤消失或缩小，达到一定的疗效甚至获得根治。

第五章

康复

第一节 手术后性功能康复

阴道成形术：年轻VaC患者，特别是需要全阴道切除者，可选择在阴道切除的同时行阴道成形术，维持术后性功能。术前充分告知，知情选择。随生物技术进步，阴道成形术使用的阴道替代物也在不断多样化。根据材料来源不同可分为：自体材料、异体生物材料、人造材料、组织工程材料等。全阴道切除后将失去性功能，二期无法补充阴道成形术，因此，阴道成形术必须与阴道切除同期完成。

年轻VaC患者治疗后性功能障碍是主要后遗症，根据病灶部位、范围不同，不同阴道成形手术方式后有不同的康复方式，本指南将推荐常用、成熟性功能康复方法。

1 顶压法

部分阴道保留时，阴道断端原位缝合，术后可出现阴道明显缩短，加之患者对术后恢复的恐惧心理，术后容易出现不同程度的性功能障碍，严重影响患者术后性生活恢复。但部分保留卵巢的年轻患者，雌激素作用使残留阴道黏膜弹性良好，术后经阴道适应性恢复，可不影响性生活。若阴道过于短缩，可尝试模具顶压延长阴道、改善性生活。特点：方法简单，不增加创伤。

2 腹膜代阴道

多用于切除阴道≤1/2的患者。与宫颈癌手术的阴道延长术相似，利用自体腹膜组织，腹膜有足够的长度，便于操作。膀胱子宫返折腹膜缝合于阴道前壁，子宫直肠返折腹膜缝合于阴道后壁。姚凤球等小样本临床研究发现，腹膜代阴道手术时间、出血量均无增加，术后阴道长度、阴道壁光滑度、湿润度等较正常阴道无明显差别。术后放置阴道磨具对维持阴道功能更有利。性生活恢复时间为3~6月，12月基本均恢复正常性生活。性满意、性疼痛、性高潮方面均优于未行阴道延长的患者。个别患者出现术后阴道断端坏死、出血、狭窄环、脱垂、反复肉芽增生、膀胱或直肠瘘以及阴道顶端裂开甚至肠管脱出阴道等并发症。特点：手术方法简单，安全可靠。

3　结肠代阴道

多用于年轻患者，全阴道切除术后为了减轻术后女性的心理影响以及满足对性生活的需求。需个体化进行，重建有功能的阴道是生理和心理恢复的重要方面。由于结肠（多选乙状结肠）形态和功能接近阴道，具有术后不易狭窄、性功能满意等优点。但肠段切除，毕竟破坏原有组织器官的完整性，增加创伤，术后有肠瘘、吻合口瘘、阴道脱垂等风险。特点：性功能恢复满意，增加手术创伤及风险。

4　人造生物补片

（1）人造真皮：是一种由胶原纤维交联而成的人工材料，可人工合成，也可取自异体皮肤，使用简便创伤小，但价格昂贵。

（2）INTERCEED：是一种灰白色再生氧化纤维素，原先用于妇科手术创面，具有抗菌止血及防粘连功能。有报道运用其进行阴道再造能获满意效果，无明显并发症，术后阴道分泌物较正常阴道少。特点：操作简单，效果满意，经济成本高。

5　异体生物材料

包括羊膜、胎儿皮片，因干燥、易挛缩，需长期扩张，性交满意度不高。

第二节 放疗后康复

放疗后患者因阴道挛缩、粘连、干涩、菌群失调等放射性阴道炎相关副反应，直接影响患者阴道长度及弹性，同时年轻患者卵巢功能放疗后也受到部分影响，造成患者术后性生活质量降低。阴道粘连一方面使宫颈暴露困难，导致复查时宫颈采样困难，还可因子宫分泌物流出受阻而发生宫腔积液甚至积脓。康复建议：放疗后3月可恢复性生活或使用阴道扩张器避免阴道粘连。阴道干涉者建议性生活使用润滑剂缓解症状。放疗后卵巢去势引起的雌激素水平下降会加重阴道干涩，但阴道局部雌激素的应用还缺乏临床证据。

第三节 心理康复

部分患者由于强烈的病耻感，对手术切除带来的性器官局部结构和功能性改变顾虑颇多，也对治疗的预后有很多误解。除了癌症本身带来的巨大压力外，阴道手术/放疗带来的潜在两性关系影响常使患者承受更大心理压力，也使心理康复成为VaC患者治疗后康复的重点难点。

完善的心理精神干预包括适当的药物治疗及适切

的心理治疗。药物治疗是应获得重视的首要干预方式，在充分评估后，对症的药物治疗常有利于快速消解负面情绪，提高正性思维，同时改善躯体功能性症状、改善疼痛及睡眠，提升整体的心身康复水平。常用的药物包括SSRI类抗抑郁药，如氟西汀、舍曲林、艾斯西酞普兰等，SNRI类抗抑郁抗焦虑药，如文拉法辛、度洛西汀等，其他药物如米氮平、曲唑酮等由于对睡眠及胃肠功能的独特受体作用也较为常用。由于肿瘤患者用药方案较复杂，药物间的相互作用及代谢干扰是必须考虑的因素，具体药物的选择应在精神科医生的指导下进行。

阴道手术/放疗对心理健康的影响可以归结为三方面，除了药物治疗外，也需相应的心理疗愈。

1 情绪影响

包括情绪低落，兴趣缺失，紧张恐惧，欲望下降，焦虑担心，易怒暴躁，坐立不安，谨小慎微，犹豫纠结，自我贬低，内疚自责等等。同时可能伴随相应的认知功能下降，意志行为消沉，退缩回避社交等。对这部分影响，患者的自我接纳非常重要。悦纳自己身体，重塑自我关爱，将疾病树立成未来康复的里程碑，而不是一味地反刍痛苦。可以在专业心理治疗师指导下完成，同时配合放松训练、正念冥想、身体锻炼等个体化康复指导。

2 生理功能影响

由于心理生理的相互作用，心理压力有时也表现为躯体功能性症状。具体影响包括疲乏感、食欲减退、心慌胸闷、潮热焦躁，睡眠不稳等症状。上述症状与放化疗导致的雌激素分泌水平下降引起的围绝经综合征表现相近，因此临床不需积极处理。事实上，上述症状在排除器质性疾病情况下，通过抗焦虑抗抑郁治疗常会得到很大改善，精神科药物是很好选择。针对雌激素水平下降所引起的更年期综合征，激素替代治疗、黑升麻提取物（莉芙敏）在部分人群中可改善症状，但远期不良反应缺乏临床研究证据。

3 性生活质量影响

VaC与其他肿瘤患者术后不同，女性生理功能及性功能质量的直接或间接影响给患者增加心理创伤。除了解剖改变导致对性功能影响外，心理情绪的变化是导致性功能改变的重要因素。部分女性担心自我躯体完整性破坏，担心被配偶嫌弃或抛弃，对无法完成“义务”感到内疚，担心家庭不和甚至分解。在性活动中对对方的状态敏感，对自己表现紧张。对此，配偶的支持性态度，接受现实并坦诚沟通是摆脱困境的第一步。沟通要点包括对性活动频率、方式、体位、时间等方面的共识，达到减少张力，彼此保护，避免苛责。彼此的依偎抚触也会增加亲密感。原发病不会通过亲密行为传染，性生活也不会导致病情恶化，相反，生活的和睦带来的情绪愉悦非常有利于患者的康复。每个患者都应该破除上述误解，即使性活动有困难，经常相互温柔的拥抱、亲吻和抚触都是表达关心和爱意的极好方式。

第四节　中医辅助康复

中医药对妇科恶性肿瘤的防治，可贯穿于围术期、放化疗期以及缓解期的各个不同阶段，以达到扶正祛邪的目的。祖国医学发展至今已有千年历史，妇科恶性肿瘤属于“癥瘕”范畴，亦有“肠覃”之称。《黄帝内经》认为外感六淫是引发癌症的病因病机；现代医家认为恶性肿瘤是“正虚”与“癌毒”相互作用的结果。张英从中医学整体观念出发，将妇科恶性肿瘤的发病机理概括为虚、瘀、寒、痰、毒五个方面，即正气虚弱、气滞血瘀、寒邪凝滞、痰停湿聚、邪毒蕴结。

中医在治疗妇科恶性肿瘤上有其独特优势，在肿瘤的不同阶段运用不同治法，在围术期、围放化疗期可以减毒增效，在术后放化疗后则具有防止复发和转移作用，与西医维持治疗相互为用。尤其针对创伤性治疗带来的并发症或副作用，中医药的应用可有效降低风险。中药防栓合剂对血液高凝状态的形成有着"防病于未然，既病防变"的作用。维生素 B_1 双侧足三里穴位注射联合中药热熨包可降低腹胀发生率。术前采用益气通腑灌肠方保留灌肠，术后采用敷脐促通膏脐部外敷治疗、大承气汤加减联合中药热奄包治疗能够促进术后胃肠功能恢复。针灸配合中药外敷（如大黄、芒硝等）对预防及治疗淋巴囊肿可有一定疗效。另外，左归丸联合橄榄油组成的复方可以防治术后骨质疏松症。护理干预配合中药外敷可促进切口的愈合。解表导滞法是治疗妇科恶性肿瘤术后发热的可能有效方法。

针对放化疗后的毒副反应，运用中医药三步调抬法可以有减毒增效作用。阳性点耳穴压豆联合西药组与单纯西药组相比，可降低迟发性恶心程度、减少呕吐发生次数和改善食欲。芪术茯苓汤加减、扶正升白汤能够有效提高患者体内的白细胞数量。圣愈汤佐治化疗后贫血。

中医五行音乐、生脉散合十全大补汤、中药安神枕等干预措施对改善围手术期、化疗期患者的生存质量有积极的干预效果，且安全易实施。

预后及随访

PVaC中上皮来源癌的预后与分期、病理学类型、组织分级、病灶部位及治疗方法相关，其中分期最为重要。鳞癌的不良预后因素还包括肿瘤大小（>4 cm）、病灶超出阴道上1/3、HPV感染状态和MIB-1指数（Ki-67增殖指数）。病理学类型、年龄、生育和性功能、一般状态都可影响治疗选择，从而可能影响预后。MD安德森癌症中心报道了随访20年以上的193例VaC，Ⅰ~Ⅳ期患者5年OS分别为73%、48%、28%和11%。鳞癌患者的预后优于非鳞癌患者。

年轻、早期、己烯雌酚相关阴道腺癌患者有良好的5年OS，达80%~87%。非己烯雌酚相关腺癌局部复发和远处转移风险高，预后欠佳，有报道5年OS仅34%。

第1年，每1~3个月1次；第2、3年，每3~6个月1次；3年后，每年1次。随访时行阴道细胞学涂片检查，必要时行阴道镜检查和必要的影像学检查。

阴道恶性黑色素瘤与肿瘤大小、肿瘤厚度、是否伴有溃疡、淋巴结转移、镜下有丝分裂率（mitotic rate，MR）等因素有关。由于阴道淋巴引流系统复杂，复发、转移的方向和程度也复杂多样。阴道恶性黑色素瘤5年OS很低，文献报道在0~25%，需要注意进行局部复发的监测随访。

阴道横纹肌肉瘤治疗后患者的生存率较高，多数患者预后良好，长期生存率在90%以上。故建议对儿童阴道横纹肌肉瘤应积极治疗，保留生理、生育功能。

附：阴道上皮内瘤变（vaginal intraepithelial neoplasia，VaIN）治疗

VaIN治疗是阴道癌最重要的预防方式之一，患者常缺乏特异性临床表现，少数表现为阴道分泌物增多或性交后出血。子宫切除术后的VaIN大多数发生在因宫颈癌或宫颈癌前病变切除子宫者，少数也发生在因妇科良性疾病、内膜癌或卵巢输卵管癌等切除子宫者。2014年WHO第4版《女性生殖器官肿瘤分类》中将以往的三级分类法更改为二级分类法。阴道低级别鳞状上皮内病变（阴道LSIL）包括VaIN Ⅰ、鳞状上皮轻度不典型增生、湿疣样变；阴道高级别鳞状上皮内病变（阴道HSIL）包括鳞状上皮中、重度不典型增生、VaIN Ⅱ、VaIN Ⅲ及鳞状细胞原位癌。

1 治疗原则

VaIN 的治疗应综合考虑病灶情况（级别、范围、部位、数量）和患者情况（年龄、生育要求、并发症、心理状态、能否坚持随访等）。

2 阴道 LSIL（VaIN Ⅰ）的治疗

阴道LSIL患者经过阴道镜检查及活检，排除隐匿的阴道HSIL后，可以观察，不治疗，部分病变可自行退变，可密切随访2年，必要时再治疗。

3 阴道 HSIL（VaIN Ⅱ~Ⅲ）的治疗

阴道HSIL应给予及时、合理的治疗，以降低发展为浸润癌的风险。

3.1 药物治疗

适用于多发性病灶的阴道HSIL患者，包括氟尿嘧啶（5-FU）乳膏、5%咪喹莫特乳膏等。5-FU治疗文献推荐剂量为每周2g，连用10~12周，副反应主要有阴道烧灼感、性交困难，溃疡和渗出物多，另有5-FU治疗后出现阴道腺病的文献报道，值得关注。5%咪喹莫特为免疫反应调节剂，阴道给药耐受性较好，疗效肯定，对HPV具有较高的清除率。推荐从每周1次增加至每周3次给药，连续治疗12周，副反应主要是阴道烧灼感、疼痛、溃疡，全身不良反应少见。

3.2 物理治疗

物理治疗具有创伤小、操作简便及可重复实施等优点，尤其适用于多发性病灶或病灶可清楚暴露的阴道HSIL患者，特别注意治疗前需有明确的组织学诊断并排除浸润癌。

临床应用较广的为CO_2激光治疗，治疗前行阴道镜评估，以Lugol碘液对病变部位及范围定位，于不着色区域以CO_2激光汽化病灶，功率4~15W，外缘距离病灶3~5mm，治疗深度至少为1.5mm。对复发性VaIN患者，可重复实施CO_2激光治疗。

另外，还有阴道电灼、超声空化抽吸术（cavitron ultrasonic surgical aspirator，CUSA）、光动力疗法（photodynamic therapy，PDT）、射频等治疗手段，但疗效和不良反应有待更多临床证据。

3.3 手术治疗

适用于局灶性、继发性或不除外浸润癌的阴道HSIL患者，以及保守性治疗无效、病变进展风险高、不适合随访患者，推荐手术治疗。常用术式包括阴道病灶切除术、阴道顶端切除术。绝经后阴道HSIL患者，如病变范围广泛累及整个阴道或高度怀疑阴道癌时，可考虑全阴道切除，因手术可能引起严重并发症，选择应慎重并充分知情同意。

3.4 近距离放疗

近距离放疗不应作为阴道HSIL的一线治疗方法，仅适用于VaIN Ⅲ，且有宫颈癌治疗史、病变范围广泛或其他治疗方法无效时，可采用后装腔内放疗。主要副作用为阴道纤维化、缩窄和影响性功能等，而且放疗限制日后实施放疗和手术治疗，选择该治疗应十分慎重。

4 特殊人群VaIN的治疗

4.1 妊娠合并VaIN

妊娠期VaIN在全面检查排除浸润癌后，推荐分娩后进一步医疗干预。

4.2 宫颈癌放疗后的VaIN

宫颈癌放疗后随访过程中，细胞学检查结果受放疗影响容易出现假阳性。放疗后高危型HPV持续阳性，尤其高危型HPV-DNA高载量需警惕宫颈癌放疗后的VaIN。阴道镜下活检是诊断金标准，由于放疗后阴道壁纤维化而使得活检取材困难，必要时可疑区域多点活检。若发现VaIN，如为LSIL，可严密观察，如为HSIL，应及时治疗，但因阴道纤维化，治疗中应注意防范副损伤，目前治疗方案尚无证据，可选择药物治疗、物理治疗，如为VaIN Ⅲ且阴道镜改变可疑浸润或病变范围广泛可根据情况补充腔内放疗等。由于放疗后VaIN多位于阴道上段，若采用腔内放疗，放射剂量的设定需结合既往放疗的范围与剂量，避免发生严重膀胱、直肠并发症。

5 随访

VaIN治疗后需要长期随访，治疗后每6个月随访1次，连续随访2年无异常，可改为每年随访1次，随访内容包括细胞学、高危型HPV检测和阴道镜检查。

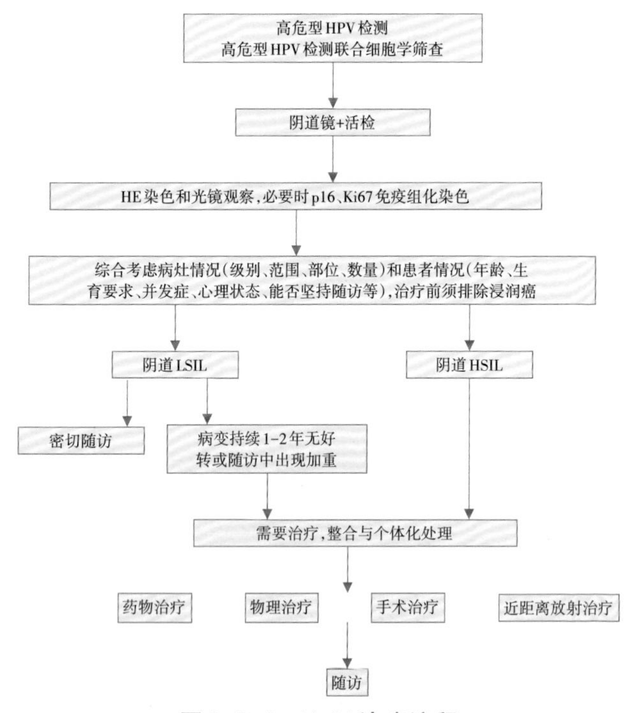

图3-6-1 VaIN诊疗流程

参考文献

[1] 中国抗癌协会妇科肿瘤专业委员会，周琦，吴小华，et al.阴道恶性肿瘤诊断与治疗指南（第四版）[J].中国实用妇科与产科杂志，2018，(11)：1227-9.

[2] ADAMS T S，CUELLO M A.Cancer of the vagina [J].International journal of gynaecology and obstetrics：the official organ of the International Federation of Gynaecology and Obstetrics，2018，143 Suppl 2：14-21.

[3] 中华预防医学会疫苗与免疫分会.子宫颈癌等人乳头瘤病毒相关疾病免疫预防专家共识 [J].中华预防医学杂志，2019，53（8）：761-803.

[4] HORN L C，HöHN A K，HAMPL M，et al.[Interdisciplinary S2k guidelines on the diagnosis and treatment of vaginal carcinoma and its precursors-recommendations on surgical pathology for histopathological workup，diagnostics，and reporting] [J].Der Pathologe，2021，42（1）：116-24.

[5] LIMA M，RIO G，HORTA M，et al.Primary vaginal malignancies：a single oncology centre experience [J].Journal of obstetrics and gynaecology：the journal of the Institute of Obstetrics and Gynaecology，2019，39（6）：827-32.

[6] 曾月.影响原发性阴道癌预后的相关因素分析 [J].中国肿瘤临床，2017，44（12）：612-5.

[7] 廖婷.阴道癌的治疗方法和预后因素的临床及Meta分析研究 [D]；广西医科大学，2014.

[8] 吕笑冬、杨俊芳、张坤.残端阴道上皮内瘤变的临床特征分析 [J].癌症进展，2020，18（16）：1631-3.

[9] 张玥月，张新.残端阴道病变的诊疗进展 [J].世界最新医学信息文摘，2018，(96)：26-7.

[10] 陈燕钦，何春妮，洪新如.全子宫切除术后阴道上皮内瘤样

病变治疗探讨 [J]. 国际妇产科学杂志，2018，（5）：523-6.

[11] 朱筧青，杨莉，ZHU，et al. 阴道恶性黑色素瘤的诊治 [J]. 中国实用妇科与产科杂志，2017，33（4）：333-7.

[12] 李少伟，王致萍，池鑫，et al. 人乳头瘤病毒疫苗的研究进展 [J]. 厦门大学学报：自然科学版，2021，60（2）：290-305.

[13] 陈汶 . 人乳头瘤病毒疫苗安全性研究的新进展 [J]. 中华预防医学杂志，2021，55（3）：428-434.

[14] 尤淑文，叶菁，吕卫国 . 人乳头瘤病毒疫苗的应用及研究进展 [J]. 浙江医学，2020，42（15）：1669-1672.

[15] CONG Q，SONG Y，WANG Q，et al. A Retrospective Study of Cytology，High-Risk HPV，and Colposcopy Results of Vaginal Intraepithelial Neoplasia Patients [J]. BioMed research international，2018，2018：5894801.

[16] SONG Y，SUI L，WANG Q，et al. Retrospective analysis of liquid based cytology and HPV test on 1 467 cases of vaginal intraepithelial neoplasia [J]. Fudan University Journal of Medical Sciences，2018，45（4）：530-5.

[17] 中国医师协会微无创医学专业委员会妇科肿瘤专委会，中国优生科学协会女性生殖道疾病诊治分会，中国优生科学协会肿瘤生殖学分会 . 阴道上皮内瘤变诊治专家共识（2020）[J]. 中国实用妇科与产科杂志，2020，36（8）：722-728.

[18] LIMA M，RIO G，HORTA M，et al. Primary vaginal malignancies：a single oncology centre experience [J]. Journal of Obstetrics & Gynaecology，2019，39（6）：827-832.

[19] 杜鲁涛，靖旭，段伟丽 . 妇科肿瘤标志物应用专家共识 [J]. 山东大学学报（医学版），2018，56（10）：3-8.

[20] WOHLMUTH C，WOHLMUTH-WIESER I，MAY T，et al. Malignant Melanoma of the Vulva and Vagina：A US Population-Based Study of 1863 Patients [J]. American journal of clini-

cal dermatology，2020，21（2）：285-95.

[21] GARBE C，AMARAL T，PERIS K，et al.European consensus-based interdisciplinary guideline for melanoma.Part 1：Diagnostics - Update 2019 [J].European journal of cancer（Oxford，England：1990），2020，126：141-58.

[22] 中华人民共和国国家卫生健康委员会.胰腺癌诊疗规范（2018年版）[J].中华普通外科学文献（电子版），2019，13（4）：253-262.

[23] FRUMOVITZ M，ETCHEPAREBORDA M，SUN C C，et al. Primary malignant melanoma of the vagina [J].Obstetrics and gynecology，2010，116（6）：1358-65.

[24] GARBE C，AMARAL T，PERIS K，et al.European consensus-based interdisciplinary guideline for melanoma. Part 2：Treatment - Update 2019 [J].European journal of cancer（Oxford，England：1990），2020，126：159-77.

[25] Network NCC.NCCN Clinical Practice Guidelines in Oncology（NCCN Guidelines®）：Cutaneous Melanoma Version 1.2021，2021.

[26] 石一复.外阴阴道疾病 [M].北京：人民卫生出版社，2005.

[27] 何薇，胡丽娜.原发性阴道癌治疗进展及预后分析 [J].现代医药卫生，2018，34（11）：1662-5.

[28] YANG J，DELARA R，MAGRINA J，et al.Management and outcomes of primary vaginal Cancer [J].Gynecologic Oncology，2020，159（2）：456-463.

[29] RAJAGOPALAN M S，XU K M，LIN J F，et al.Adoption and impact of concurrent chemoradiation therapy for vaginal cancer：A National Cancer Data Base（NCDB）study [J].Gynecologic Oncology，2014，135（3）：495-502.

[30] 倪烨钧，何廷淦.调强放疗后程三维腔内后装放疗治疗原发性阴道癌的临床疗效评价 [J].中西医结合心血管病电子杂志，2018，6（24）：73.

[31] 马爽，周常锋.3D打印技术在阴道癌放射治疗中的应用效果评价[J].岭南急诊医学杂志，2020，25（5）：504-506.

[32] 晏俊芳.3D打印技术在妇科恶性肿瘤术后阴道腔内照射中的应用研究[D]；北京协和医学院，2018.

[33] BOA R，GRéNMAN S.Psychosexual health in gynecologic cancer [J].International journal of gynaecology and obstetrics：the official organ of the International Federation of Gynaecology and Obstetrics，2018，143 Suppl 2：147-52.

[34] 中国抗癌协会妇科肿瘤专业委员会，王丹波，李力.阴道恶性肿瘤诊断与治疗指南（2021年版）[J].中国癌症杂志，2021，31（6）：559.

[35] 樊代明.整合肿瘤学[M].北京：科学出版社，2021：531-548.

[36] 刘忠宇，郭红燕，吴郁.盆腔廓清术围术期管理及并发症防治[J].实用妇产科杂志，2021，37（4）：249-253.

[37] TER GLANE L，HEGELE A，WAGNER U，et al.Pelvic exenteration for recurrent or advanced gynecologic malignancies - Analysis of outcome and complications [J].Gynecologic oncology reports，2021，36：100757.

[38] 徐琳，杨慧，燕锦，et al.盆腔廓清术治疗复发宫颈癌12例临床分析[J].中国临床医生杂志，2020，48（6）：652-655.

[39] 刘孜，代丽.老年妇科恶性肿瘤的放射治疗策略[J].实用妇产科杂志，2019，35（8）：573-576.

[40] 彭莛婷 唐.复发性宫颈癌治疗策略研究进展[J].现代医药卫生，2020，36（21）：3446-3450.

[41] BASU P，MUKHOPADHYAY A，KONISHI I.Targeted therapy for gynecologic cancers：Toward the era of precision medicine [J].International journal of gynaecology and obstetrics：the official organ of the International Federation of Gynaecology and Obstetrics，2018，143 Suppl 2：131-6.

[42] 中国临床肿瘤学会指南工作委员会.中国临床肿瘤学会（CSCO）黑色素瘤诊疗指南-2020［M］.北京：人民卫生出版社，2020.

[43] 中国抗癌协会肉瘤专业委员会软组织肉瘤及恶性黑色素瘤学组.皮肤和肢端恶性黑色素瘤的外科治疗规范中国专家共识1.0 [J].中华肿瘤杂志，2020，042（002）：81-93.

[44] WANG H Y，WU X Y，ZHANG X，et al.Prevalence of NRAS Mutation，PD-L1 Expression and Amplification，and Overall Survival Analysis in 36 Primary Vaginal Melanomas [J].The oncologist，2020，25（2）：e291-e301.

[45] YU Y，TSE K Y，LEE H H Y，et al.Predictive biomarkers and tumor microenvironment in female genital melanomas：a multi-institutional study of 55 cases [J].Modern pathology：an official journal of the United States and Canadian Academy of Pathology，Inc，2020，33（1）：138-52.

[46] MEZA J L，ANDERSON J，PAPPO A S，et al.Analysis of prognostic factors in patients with nonmetastatic rhabdomyosarcoma treated on intergroup rhabdomyosarcoma studies III and IV：the Children's Oncology Group [J].Journal of clinical oncology：official journal of the American Society of Clinical Oncology，2006，24（24）：3844-51.

[47] STEVENS M C，et al.Overall and event-free survival for patients with parameningeal tumors，who were younger than 3 560years［J］.JCO，2005，23：2618.

[48] 洪玮，孙桦.先天性无阴道治疗方法及进展 [J].中国实用妇科与产科杂志，2015，31（12）：1163-1167.

[49] 姚凤球，张爱君，胡卫平，et al.腹腔镜下阴道癌根治术中腹膜代阴道术的临床研究 [J].中国妇幼保健，2014，29（28）：4665-6.

[50] 齐聪.妇科恶性肿瘤患者的中医调理 [J].中国实用妇科与产科杂志，2008，24（7）：3.

[51] 李奇，张英.张英治疗妇科恶性肿瘤经验介绍 [J].新中医，2020，52（19）：187-190.

[52] 贺晓霞，王永周，程霖.中药防栓合剂对妇科恶性肿瘤术后下肢深静脉血栓的防治研究 [J].中药药理与临床，2018，34（5）：128-131，184.

[53] 葛静，马红英，王淼.中医适宜技术治疗妇科恶性肿瘤术后腹胀的临床观察 [J].卫生职业教育，2019，37（15）：154-155.

[54] 朱劲松，王一庆，张彩霞，et al.中医外治法防治妇科恶性肿瘤患者术后胃肠功能低下临床研究 [J].新中医，2014，46（11）：179-182.

[55] 唐婷，谢宝全，陈小英，et al.基于大承气汤加减中药热奄包改善妇科恶性肿瘤术后胃肠功能的疗效观察 [J].当代医学 2020年26卷34期 132-133页，2020.

[56] 郑小花.左归丸联合橄榄油对妇科恶性肿瘤术后骨质疏松症的疗效观察 [D]；福建中医药大学，2014.

[57] 任瑞芳.护理干预配合中药外敷对妇科恶性肿瘤患者切口愈合的影响 [J].齐鲁护理杂志，2012，18（20）：49-50.

[58] 董娟娟，齐容，武权生.武权生教授运用解表导滞法辨治妇科恶性肿瘤术后发热经验 [J].中医临床研究，2017，（20）：106-108.

[59]程慧莲，张智玲.妇科恶性肿瘤术后放化疗中的中医药三步调治法暨减毒增效的疗效观察[A].中华中医药学会（China Association of Chinese Medicine）.第九次全国中医妇科学术大会论文集[C].中华中医药学会（China Association of Chinese Medicine）：中华中医药学会，2009（6）：699-704.

[60] 彭嘉.阳性点耳穴压豆防治妇科恶性肿瘤TP/TC化疗后恶心呕吐 [D]；广州中医药大学，2016.

[61] 田雪.芪术茯苓汤治疗妇科恶性肿瘤化疗后白细胞减少临床观察 [J].中国中医药现代远程教育，2020，18（16）：58-

60.
[62] 赵敏敏.扶正升白汤防治妇科恶性肿瘤首次化疗后骨髓抑制的临床观察 [D]; 南京中医药大学，2016.
[63]彭仁通.中药方剂圣愈汤治疗妇科恶性肿瘤化疗后贫血的临床疗效研究[A].中国环球文化出版社、华教创新（北京）文化传媒有限公司.全国科研理论学术研究成果汇编（四）[C].中国环球文化出版社、华教创新（北京）文化传媒有限公司：华教创新（北京）文化传媒有限公司，2020：5.
[64] 温明华，陈小凤，肖静.中医五音疗法对妇科恶性肿瘤患者化疗期生存质量的影响 [J].新中医，2016，48（1）：160-1.
[65] 李莉娜、阿也提古丽、文博、任丽.中药干预对妇科恶性肿瘤患者化疗间期与康复期中医症状和生存质量的影响 [J].中西医结合心血管病电子杂志，2020，8（35）：164-5.
[66] ZHANG J，CHANG X，QI Y，et al.A retrospective study of 152 women with vaginal intraepithelial neoplasia [J].International journal of gynaecology and obstetrics：the official organ of the International Federation of Gynaecology and Obstetrics，2016，133（1）：80-3.
[67] KURMAN R J，CARCANGIU M L，HERRINGTON C S，et al.WHO Classification of Tumours of Female Reproductive Organs [J].2014：172-176，183-184.
[68] GURUMURTHY M，CRUICKSHANK M E.Management of vaginal intraepithelial neoplasia [J].Journal of lower genital tract disease，2012，16（3）：306-12.
[69] TRANOULIS A，LAIOS A，MITSOPOULOS V，et al.Efficacy of 5% imiquimod for the treatment of Vaginal intraepithelial neoplasia-A systematic review of the literature and a meta-analysis [J].European journal of obstetrics，gynecology，and reproductive biology，2017，218：129-36.
[70] 宋昱，戴斐，隋龙，et al.CO2 激光气化治疗外阴和阴道上

皮内瘤变191例临床分析 [J].复旦学报：医学版，2015，42（4）：511-516.

妇科肿瘤编委会

丛书主编

樊代明

主　编

吴小华

宫颈癌

主　编

周　琦

副主编

盛修贵

编　委（姓氏笔画排序）

王纯雁　王　莉　田小飞　龙行涛　刘乃富
刘开江　孙蓬明　张国楠　李雨聪　李隆玉
邹冬玲　陈月梅　陈　刚　陈　锐　周　琦
巫恒棵　柯桂好　赵秀娟　夏百荣　郭红燕
康　山　盛修贵　黄　奕　黄曼妮　蔡红兵
玛依努尔·尼牙孜　古扎丽努尔·阿不力孜

卵巢癌

主　编

吴小华

副主编

张师前

编　委（姓氏笔画排序）

于　浩　孔为民　尹如铁　王　冬　王建东
王　珂　王　莉　刘淑娟　孙　力　孙立新
朱笕青　张国楠　李玉芝　李庆水　李　莉
李　斌　杨宏英　陈友国　胡元晶　唐　洁
袁　航　高春英　曹冬焱　温　灏

子宫内膜癌

主　编

刘继红

副主编

吴令英　陈晓军

编　委（姓氏笔画排序）

王　冬　王建六　邓　婷　丘惠娟　冯艳玲
叶文峰　生秀杰　石少权　曲芃芃　张楚瑶
李从铸　李　宁　李　虎　李　政　李　凌
李艳芳　李珺芸　杨宏英　周　云　周怀君
林　安　姜　洁　娄　阁　淘光实　黄永文
黄绮丹　黄　鹤　樊晓妹

外阴癌

主　编

林仲秋

副主编

王　静

编　委（姓氏笔画排序）

尹如铁　王　莉　田小飞　白　萍　曲芃芃
朱根海　吴　强　张　燕　杨英捷　陆安伟
陈　勍　黄　奕　谢　榕　韩丽萍　蔡红兵
魏丽春

秘　书

卢淮武　谢玲玲

阴道癌

主　编

王丹波

副主编

李　力

编　委（姓氏笔画排序）

王丹波　王建六　王　莉　孙　丽　阳志军
佟　锐　吴绪峰　张　晶　李　力　李长忠
李秀敏　李　斌　杨佳欣　杨英捷　迟志宏
陆安伟　娄　阁　赵卫东　郝　敏　唐　郢
徐惠成　郭瑞霞　隋　龙　黄曼妮

子宫肉瘤

主　编

朱笕青

副主编

高雨农

编　委（姓氏笔画排序）

王长河　王纯雁　田小飞　刘文欣　张　翔

杨心凤　杨慧娟　沈丹华　陈仲波　陈雅卿

易　萍　郑　虹　柯晓慧　段　微　康　山

程静新　谢　榕　颜笑健

妊娠滋养细胞肿瘤

主　编

向　阳

副主编

尹如铁

编　委（姓氏笔画排序）

万希润　张国楠　张　新　李小平　李秀琴

李清丽　杨开选　杨隽钧　姜　洁　钱建华

鹿　欣　程晓东　谢　幸　谢　萍

秘　书

蒋　芳

目录

第四篇　子宫内膜癌

第五篇 子宫肉瘤

第四篇　子宫内膜癌

第一章

概述

子宫内膜癌（Endometrial Carcinoma，EC）是指发生于子宫内膜的一类上皮恶性肿瘤，以来源于子宫内膜腺体的腺癌最常见，是女性生殖系统常见的三大恶性肿瘤之一，占女性生殖道恶性肿瘤的20%~30%。在北美和欧洲发病率更高，子宫内膜癌是位列乳腺癌、肺癌和结直肠癌之后的第四个最常见的女性恶性肿瘤。2018年全球数据表明EC新增发病人数超过38万，新增死亡人数8.9万。近年来，随着我国社会经济结构变化，人群饮食及生活习惯的改变以及内分泌和代谢性疾病罹患人群的增加，EC也呈现发病率增高及年轻化的趋势，每年约有5万新发病例，1.8万死亡病例。

EC的主要治疗手段是手术治疗。对大多数早期患者，手术治疗为主的整合治疗可达根治目的。晚期、复发性EC的治疗仍是妇科肿瘤医师的难题，外科治疗、放疗、化疗、结合分子指标的靶向/免疫治疗等多种治疗方式相互配合的多学科整合诊疗（MDT to HIM）将为晚期、复发性EC治疗带来新方向。

第二章

流行病学特征

第一节 发病趋势

流行病学显示，近10年来EC发病率和死亡率在全球呈上升趋势，美国2005—2014年期间，EC的发病率每年增加1.2%，同期死亡率也有增加。2018年美国年度EC发病人数为6.3万，死亡人数为1.1万，预计2030年发病人数将翻倍达到12万人。据2015年我国癌症中心统计EC的发病率从2003年的3.94／10万上升到2015年的6.34／10万，呈明显增高趋势。

第二节 地区分布

EC发病率有明显地区差异。以北美、东中欧地区等发达国家发病率最高，南非、印度等欠发达地区发病率较低。近40年来，EC在日本占子宫恶性肿瘤的比例由5%上升至40%，欧美等国家已接近50%。在我国如北上广等部分经济发达地区，EC已经成为发病率首位的女性生殖恶性肿瘤。总体上看，我国EC的发病率表现为城市高于农村，相关文献报道城市EC的发病率是同期农村的3~10倍。

第三节 人群分布特点

EC多见于围绝经期和绝经后妇女，随年龄增长发病率呈明显上升趋势。在美国，EC发病平均确诊年龄为66岁，而中国，发病年龄高峰为50~59岁，平均确诊年龄为55岁。发病年龄段明显年轻于美国。许多学者把小于40岁的EC称年轻妇女EC，近年来文献报道年轻妇女EC发病率为4.6%~13.3%，有年轻化趋势。EC发病率和死亡率在不同种族间没有明显差异，尽管早期数据显示非裔美国妇女的癌症新发病率低于高加索裔妇女，但自90年代末期，非洲裔美国妇女发病率迅速增加，至2011年两种族的发病率已经相近。经济收入高、受过高等教育的人，较低收入人群发生EC的风险更大，可能与社会人文环境及EC发病高危因素有关。

第三章

发病因素

1 年龄

随着年龄增长，EC发病率呈明显上升趋势，年龄越大，预后越差。

2 月经及孕育因素

初潮早、绝经延迟是EC发病的高危因素。

尽管EC发病风险与妊娠年龄无关，但与是否生育密切相关。相比从未生育的人群，有生育史的人群EC发病风险显著下降，多数研究认为，哺乳对子宫内膜有保护作用，这种保护作用可能不受种族影响。

3 生活方式

有研究结果显示高糖、胆固醇、饱和脂肪酸摄入可增加发病风险，而经常食用豆类食品、水果可减少其发生风险。

4 肥胖、糖尿病、高血压等代谢综合征

代谢综合征（Metabolic syndrome，MS）是以中心性肥胖、血脂紊乱、血压升高、血糖升高等多种代谢异常聚集于某一个体的病理生理现象。有研究表明，MS是女性人群发生EC的独立危险因素，肥胖 、糖尿病 、高血压统称为EC三联征。

5 内源性雌激素作用

大部分EC是雌激素依赖性肿瘤，EC的发生与无保护性的雌激素过度刺激密切相关。内源性雌激素增多与排卵障碍、神经内分泌系统疾病、内分泌腺疾病、功能性卵巢肿瘤有关，也与肝功障碍、雌激素转化障碍等相关。

（1）多囊卵巢综合征（PCOS）

PCOS是一种生殖功能障碍与糖代谢异常并存的内分泌紊乱综合征，以持续性无排卵、雄激素过多及胰岛素抵抗为重要临床特征。流行病学显示，PCOS发生EC的风险是普通人群的3倍。

（2）功能性卵巢肿瘤

卵巢性索间质肿瘤包括颗粒细胞瘤和卵泡膜细胞瘤，而卵泡膜细胞瘤较颗粒细胞瘤具有更强的雌激素分泌功能。约25%的卵泡膜细胞瘤患者并发EC。国外

报道，较多颗粒细胞瘤并发EC，但国内相关病例报道较少。

6 外源性雌激素作用

（1）激素替代治疗

EC的发生与雌激素替代治疗具有一定量效关系，单独使用雌激素替代治疗可增加EC的危险性。此外，EC发病危险性与雌激素用药时间长短、是否合用孕激素、是否中间停药以及患者自身特点等相关，用药时间≤1年者危险性增加40%，用药时间≥10年者危险性上升达10倍以上。不论是间断给药还是持续给药都会增加EC发生的风险，即使已经切除子宫，外源性的雌激素仍有可能会刺激EC患者隐匿的肿瘤生长。有研究表明整合孕激素可降低雌激素替代治疗患者EC的危险性。但孕激素使用是否能降低这种风险仍存在争论。因为即使是激素替代中生理剂量的孕激素也可能增加乳腺癌的风险，且患者依从性较差。激素替代治疗与EC的相关性仍待进一步研究。

（2）三苯氧胺

三苯氧胺（Tamoxifen，TAM）又名他莫昔芬，为非甾体类抗瘤的激素药物，主要应用于雌激素受体阳性乳腺癌患者的内分泌治疗。近来研究结果认为TAM与EC有关，相对危险系数在1.6~10之间，因此需要注意监测服用TAM的人群，及时发现及治疗EC，监测手段是超声和（或）内膜活检。

（3）口服避孕药

雌孕激素联合的口服避孕药在停药几天中内源性雌激素仍能维持在较低水平，可使EC发病风险降低，保护作用始于用药1年后，它对子宫内膜的保护作用随应用时间延长而增加，在停止服用后这种保护作用仍可持续15~20年。

7　遗传因素

3%~5%的EC与遗传学因素有关。研究表明，有卵巢癌，乳腺癌或肠癌家族史者患EC的危险性增大，可能与肿瘤易感基因有关。Lynch综合征（Lynch syndrome）又称遗传性非息肉性结直肠癌综合征（hereditary non-polyposis colorectal cancer，HNPCC）。EC是HNPCC最常见的肠外表现，40%~60%的HNPCC女性患者表现为EC。PTEN错构瘤肿瘤综合征中的考登综合征（cowden syndrome）患者患EC的比率亦高于一般人群，为5%~10%。

8　其他

宫内节育器的应用可诱导子宫环境发生免疫和生化方面的变化，从而可能影响EC的发病风险，但更多研究认为宫内节育器具有保护作用。宫内节育器与EC的确切关系有待进一步研究。

第四章

预防及筛查

第一节 遗传咨询

EC绝大部分为散发性，但约5%患者为遗传性EC。以错配修复（mismatch repair，MMR）系统基因胚系突变为特征的Lynch综合征是最常见的遗传性EC，其他还包括以PTEN基因胚系突变为主要特征的Cowden综合征等。遗传性EC患者平均发病年龄较散发性患者小10~20岁。Lynch综合征为常染色体显性遗传性疾病，患者及其家族成员具有DNA MMR系统（MLH1、MSH2、MSH6和PMS2）之一或EPCAM基因的胚系突变。Lynch综合征也是最常见的遗传性结直肠癌，患者80岁前患结直肠癌的风险为8.7%~61.0%，女性患EC风险为21.0%~57.0%，患卵巢癌风险为≤1.0%~38.0%。此外，患者发生胃、小肠、肝、胆和泌尿系统恶性肿瘤的风险也较普通人群增加。

第二节 子宫内膜癌患者Lynch综合征的筛查

在条件允许时，建议对所有EC患者行Lynch综合征筛查。在条件有限时，至少对以下EC患者进行Lynch综合征筛查：

（1）≤60岁时诊断为EC。

（2）任何年龄被诊断为EC，同时具有以下一个或几个危险因素：患者本人同时或先后患有Lynch综合征相关癌症；一位一级亲属在60岁或更年轻时患Lynch综合征相关癌症；病理学检查强烈提示Lynch综合征相关癌症。

针对EC组织进行Lynch综合征的筛查，包括采用免疫组化检测肿瘤组织MMR蛋白，或检测肿瘤组织微卫星不稳定性（microsatellite instability，MSI）。如一个或多个MMR基因产物表达缺失或MSI高（MSI-high，MSI-H）时，均应高度怀疑Lynch综合征可能性，建议接受遗传咨询，必要时行基因检测以明确诊断。如免疫组化未见MMR蛋白表达缺失，但据家族史或其他情况高度怀疑Lynch综合征时，也应行遗传咨询和进一步检查。肿瘤组织MMR免疫组化检查和MSI检测对Lynch综合征筛查敏感性均能达到90%以上，但免疫组化检查更为简便，且成本较低。

第三节 Lynch综合征患者的管理

对已确诊Lynch综合征的患者，应行长期监测和健康管理，并采取预防措施，及早发现癌前病变，降低Lynch综合征相关恶性肿瘤的发病风险和死亡率。

首先应进行充分健康教育，让携带Lynch综合征相关基因胚系突变的女性认识到罹患EC、结直肠癌、卵巢癌和其他恶性肿瘤的风险。对EC的筛查，一般可从35岁开始，亦可根据患者特定基因突变类型和家族史，来确定开始监测子宫内膜的年龄。建议每年行子宫内膜取样或经阴道超声检查监测子宫内膜情况。并建议定期肠镜检查，以降低患结直肠癌风险。

携带胚系MLH1、MSH2、MSH6基因突变的女性，完成生育后，可考虑在40岁之前接受预防性子宫和双附件切除，以降低EC和卵巢癌的发病风险。这类患者术后可采用激素替代治疗，直至自然绝经年龄。在未切除子宫和双侧附件之前，Lynch综合征的女性患者可使用口服避孕药，以降低EC和卵巢癌的发病风险。口服阿司匹林有助于预防Lynch综合征结直肠癌的发生。

第五章

诊断

第一节　症状与体征

早期患者可无特殊症状，随病情进展，可出现不规则阴道出血、阴道排液等症状，在绝经前常表现为经期紊乱。部分患者可因宫腔积血、积脓出现下腹胀痛。进展期患者如肿瘤侵犯盆腔神经，可引起腰骶部或下肢疼痛，若出现远处转移（肺、脑、骨等），亦可出现转移部位相应症状，如咳嗽、咯血、头痛、骨痛等。

早期EC无明显阳性体征，随疾病发展可出现子宫增大、肿瘤累及宫颈、阴道、盆腔转移或附件转移，妇科检查可见宫颈、阴道肿物，可触及盆腔肿物。存在明显浅表淋巴结转移者，可于腹股沟区或锁骨上区触及肿大淋巴结。

第二节　肿瘤标记物检测

肿瘤标志物可用于EC的术前评估，为诊断、治疗、随访检测和预测预后提供一定帮助。单一血清

HE4、CA125和CA19-9的诊断性能和效能均不理想，整合检测有助于提高准确性。其他肿瘤标志物如CA153、CA724、CD44、上皮细胞黏附分子、谷氨酰胺转氨酶2、中性粒细胞与淋巴细胞比率、血小板与淋巴细胞比率、胃泌素释放肽前体、内脂素、纤维蛋白原、血浆生长分化因子15等血液学指标对EC的诊断和预后均有不同程度价值。

1 传统肿瘤标志物的诊断价值

（1）HE4。HE4于人附睾上皮细胞中发现，在多数良性疾病中低表达，但在EC组织及血清中水平明显升高，且特异性明显高于CA125。Meta分析评估血清HE4对EC诊断的准确性，结果提示，HE4异常诊断EC的灵敏度、特异性分别为65%~78.8%和91%~100%，表明HE4是EC有用的诊断标记物。但需要注意，血清中HE4水平除了和肿瘤负荷相关外，也受年龄、绝经状态、肾功能等因素有关。

（2）整合检测。对HE4、CA125、CA724和CA19-9在诊断为EC的患者中作为潜在标志物的实用性研究发现，EC患者的血清HE4、CA125、CA724和CA19-9浓度显著升高。其中HE4的敏感性（58%）和阳性预测值（60%）均高于其他任何单一肿瘤标志物，整合使用HE4、CA125、CA724和CA19-9的敏感性和阳性预测值分别达到59.1%和88%。因此，HE4、CA125、CA724和CA19-9的整合使用在EC的诊断中具有更高的价值。

2 传统肿瘤标志物对早期患者治疗决策的参考意义

（1）CA125。有学者发现术前血清CA125是EC的重要预测指标，是独立预后因素，也可用于预测淋巴结转移。有前瞻性研究提示低级别EC如有CA125升高，提示预后不良，应视为高危EC，在治疗上应采取积极措施。

（2）整合检测。在肿瘤≥2cm、深肌层浸润（≥50%）或淋巴结转移的患者中，HE4和CA125的水平显著升高。此外。HE4水平随年龄和组织学分级的升高显著升高。对淋巴结转移，HE4的敏感性和阴性预测值均高于CA125。作者认为，整合评估血清HE4和CA125可为医生提供更好信息。

第三节 影像学检查

1 不保留生育功能患者的影像学检查诊断原则

行胸部影像检查者，首选X光片。如不正常，则需胸部CT检查。

盆腔MRI检查了解宫腔和宫颈原发肿瘤情况，以及评估盆腔转移情况。

对病理诊断为高级别患者，需行胸腹盆CT评估肿瘤可能的转移情况。

对因全子宫切除术意外发现的EC或有高危因素而未行全面分期手术的患者，需考虑行胸腹盆CT评估肿瘤可能的转移情况。

怀疑转移的患者建议行全身PET-CT检查。

其他影像学检查根据患者的症状和怀疑转移的部分决定。

2 保留生育功能患者的影像诊断原则

首选盆腔MRI检查排除肌层侵犯和局部转移。如有MRI检查禁忌则采用经阴道盆腔超声检查。

考虑行胸部影像检查者，首选X光片。如不正常，则需胸部CT检查。

怀疑转移的患者建议行全身PET-CT检查。

其他影像学检查根据患者症状和怀疑转移的部分决定。

3 影像学检查特点

3.1 超声检查

超声检查是妇科疾病常用检查方法。优点很多，对子宫内膜病变的检查方便、经济、无创，且可反复、多次检查。

研究显示经阴道超声检查（transvaginal sonography，TVS）诊断EC的灵敏度及特异度都较高，运用肿瘤标志物整合TVS筛查EC的符合率明显高于单独TVS。研究还发现，TVS对恶性程度较低的EC肌层浸润深度的判断有一定灵敏度和特异度，弥补了诊断性刮宫难以判断子宫肌层浸润深度的问题。而经阴道彩色多普勒超声（transvaginal color doppler sonography，TVCDS）检查对子宫内膜血流动力学的变化情况更为敏感，能清晰显示病灶及周围肌层内血流分布情况，EC对肌层浸润深度与血供丰富程度密切相关，对肌层浸润越深，血供越丰富，流速越快，血流阻力越低。因此，采用TVCDS判断子宫肌层的浸润深度会更准确。

但超声检查对以下情况判断的准确率较低：子宫诊刮后破坏了内膜的完整性、EC合并宫颈炎症、宫颈间质浸润、淋巴结转移等，故临床多整合其他检查以提高诊断准确率。

3.2 MRI检查

MRI是骨盆和腹部解剖的首选成像方式，MRI能显示肿瘤大小、病变程度、肌层侵犯及淋巴转移等，可为手术方式的具体选择提供有价值的参考和依据。

NCCN指南基于MRI对病情评估的准确性推荐其为术前首选检查方法。MRI对宫颈管受累、浸润深度、卵巢受累、淋巴结转移的评估均有一定作用。但MRI较CT昂贵，且受体内金属物质和气体的干扰，因此有检查禁忌和需要检查胸部的患者，须改用CT或PET-CT检查评估病情。

3.3 CT检查

CT具有良好的可重复性，不受体内金属物质干扰，且费用比MRI低，最明显优势就是可以扫描胸、腹，查看是否有胸部或腹部远处转移，从而为肿瘤分期做出贡献。但CT对肿瘤组织与子宫肌层的对比分辨率低，使CT在EC肌层浸润和宫颈受累诊断的敏感性和特异性差。何斌分析240例EC患者CT检查结果和术后病理结果，发现CT对EC术前分期、淋巴结转移、宫颈间质浸润诊断的准确率分别为78.9%、74.07%和85.71%，均显著低于MRI。提示CT检查诊断晚期EC术前分期的准确率为58%~78.9%，因此无检查禁忌者盆腹腔建议优先选择MRI检查。

3.4 PET-CT检查

PET-CT对EC远处转移具有高特异度和阳性预测值。综合相关文献，PET-CT诊断淋巴结转移的敏感度为82.8%（53%~97%），特异度为90.4%（69%~100%），阳性预测值为78.4%（60%~100%），阴性预测值为95.6%（93%~98%），准确度为92.6%（90%~95%）。PET-CT对LN诊断的准确性主要取决于淋巴结大小，对于直径<4mm的淋巴结，其检出率仅12%，但对于直径≥10mm的淋巴结，其检出率高达100%。PET-CT也可检出局部浸润病灶，在评估宫颈受累及肌层浸润时，PET-CT和超声以及MRI的准确率相当。此外，PET-CT也可用于监测和确定EC治疗后的复发灶。

总之，PET-CT能较准确地为患者术前分期和手术方式的制定提供依据，但价格也较昂贵。临床可根据实际需要决定是否为患者进行该检查。

第四节　组织病理学检查

1　诊断性刮宫

诊断性刮宫术是诊治异常子宫出血的经典方法。Kisielewski等将204例子宫内膜不典型增生，以及EC患者术前诊刮组织标本与手术后的病理结果进行比较，发现83.75%患者的诊刮病理和手术标本病理一致，其中子宫内膜样腺癌符合率最高，达85.81%。诊断性刮宫操作简单易行，在临床应用广泛，但为盲视操作，有可能遗漏病灶。其为有创性检查，如要做到无痛诊刮，需麻醉配合。

2 宫腔镜检查及子宫内膜组织活检

宫腔镜下子宫内膜组织取样较诊断性刮宫术可更直观地了解宫腔内部情况，同时，直视下活检可疑病灶更准确。据报道，宫腔镜下子宫内膜组织活检诊断EC的灵敏度及特异度分别为91%、90.75%，判断子宫角部局灶病变及萎缩性内膜病变的准确度较高，可显著降低漏诊率。宫腔镜检查时EC细胞是否通过输卵管途径增加盆腔播散率尚存争议。Meta分析结果提示，EC患者术前行宫腔镜检查组与未行宫腔镜检查组的腹水癌细胞学阳性率比较，无明显差异。以生理盐水作为膨宫介质可显著增加癌细胞的腹腔内播散，用5%葡萄糖则不增加。膨宫压力控制在80mmHg以下时，腹腔冲洗液或腹水细胞学阳性的概率为0.063（16/255），压力达到或超过80mmHg后，细胞学阳性概率为0.152（77/508）。术前行宫腔镜检查组与未行宫腔镜检查组的OS和DFS，无显著差异。

3 子宫内膜吸引活检术

子宫内膜吸引活检最初用于不孕患者的常规检查，后逐渐运用于EC的筛查诊断。Pipelle是一种无须麻醉，依靠导管和内部活塞连接负压吸引进行子宫内膜取样的装置，在EC疾病子宫内膜活检中应用广泛。

一项研究对140例异常子宫出血患者同时行Pipelle及诊断性刮宫术，比较两者诊断子宫内膜病变的价值，结果显示两者标本合格率分别为97.9%和100%。Pipelle诊断增殖期和分泌期内膜、子宫内膜增生、EC的灵敏度及准确度均为100%。Pipelle因获取标本的限制，在宫腔形态不规则（子宫内膜息肉和子宫肌瘤）、萎缩性内膜患者中样本满意度较差，对局限性病变诊断存在一定缺陷。此外，Pipelle因获取组织量不足而造成的漏诊也不容忽视。建议对于Pipelle取材失败、有EC患病高危因素或有症状人群进一步行全面的诊断性刮宫术或宫腔镜检查。

第五节　复发的诊断

1　复发的临床表现

EC复发或转移的症状主要包括阴道流血、疼痛、下肢水肿、胃纳下降、恶病质等。症状和体征与肿瘤所在部位、大小以及是否侵犯或压迫周围的组织脏器有关。但早期通常表现隐匿，缺乏特异性表现。

EC复发可能出现的症状包括：①阴道流血或排液，阴道分泌物增多、排液，伴或不伴臭味，以及阴道不规则流血，是肿瘤阴道复发的最常见症状；②疼痛 可表现为下腹痛、股臀部和（或）腰骶部疼痛及下肢疼痛，常为肿瘤盆腔复发或骨转移引起；③肿瘤晚期可侵犯和压迫周围的脏器，如压迫直肠时可出现排便困难和肛门坠胀等症状；④阴道直肠瘘或阴道膀胱瘘；⑤远处转移症状：EC远处复发转移可出现转移病灶相应的症状和体征：如肺转移出现咳嗽、咳痰、痰中带血、胸痛、背部疼痛等；骨转移部位较为固定的局灶性疼痛；肝转移一般无明显临床症状，部分诉肝区不适或疼痛；转移到腹股沟淋巴结、锁骨上淋巴结在相应部位出现肿块。

EC复发常见体征有：阴道残端局部肿块、盆腔或近盆壁肿块、下肢水肿等，常提示宫旁或盆腔淋巴结复发/转移。如发生锁骨上淋巴结转移时，可在锁骨上区扪及大小不等，甚至融合的肿大淋巴结。

2 复发的诊断原则

复发EC的诊断依靠患者病史，体征，影像学检查及病理检查。复发的早期诊断常较困难。原因是术后复发患者早期无特异性症状，症状出现常取决于肿瘤位置以及大小。如手术后残端复发患者，肿瘤浸润阴道黏膜后才出现阴道分泌物增多、不规则流血等症状；位于阴道残端以外盆腔或盆侧壁复发病灶常较晚才出现压迫或疼痛等症状。详细询问有关症状有利于早期发现复发情况。

阴道细胞学检查对早期发现宫颈癌复发病灶作用有限，很多复发病灶的发现有赖于影像学检查，主要影像学检查包括：超声、CT、MRI及PET。PET-CT在诊断复发EC中有较高准确性，D. Albano的回顾性分析157例可疑复发患者，^{18}F-FDG PET/CT检查的准确率优于传统影像学。

如前文所述，大部分EC患者于治疗后2年内复发，而绝大部分病例复发都发生于治疗后5年内。如在治疗后2年内出现相关症状，应高度警惕复发风险，必要时行相关检查。

对复发EC的诊断需尽可能取得病理组织学的确诊。对于盆腔、阴道复发病灶，可行活检或超声/CT引导下穿刺获得病理组织学证据；对远处转移病灶在肝脏、肺部患者，应对相应病灶行穿刺活检明确诊断；对颅脑、骨转移病灶等临床不常规穿刺活检部位，可结合病史、症状体征、肿瘤标记物情况及PET-CT/MRI、骨扫描等影像学诊断和/或动态检查结果做出临床诊断，对一些可疑、体积较小及位置特殊的病灶或淋巴结难以穿刺获得组织病理学诊断的，也可以考虑根据肿瘤标记物、影像学动态检查结果判读病灶性质。

3 要点小结

（1）EC治疗前基本诊断手段主要包括诊断性刮

宫、宫腔镜下内膜活检和影像学检查，用于EC的定性诊断和临床分期诊断。

（2）诊断性刮宫/宫腔镜下内膜活检组织病理学诊断是EC确诊和治疗的依据；术后的病理学诊断，则为明确EC的组织学类型、全面评估EC分期和判断患者预后、制定个体化治疗方案提供依据。

（3）胸腹CT和盆腔MRI，或全身PET/CT检查是治疗前分期的基本手段，影像学报告应提供肌层侵犯情况、淋巴结及远处转移情况信息，以初步确定分期，作为治疗依据。

第六章

分期与分子分型

第一节　手术病理分期

EC多采用手术病理学分期。目前采用的EC的分期包括第8版美国癌症联合会（AJCC）的TNM分期（2017年版）和国际妇产科联盟（FIGO）的FIGO分期（2009年版），详见附录。

手术病理学分期需通过全面分期手术，对子宫、输卵管、卵巢及淋巴结等进行病理学评估后进行分期。然而，并非所有EC患者都适合用手术病理分期，如部分年轻希望保留生育功能的患者、有严重内科疾患或手术禁忌证无法接受手术的患者、单纯放疗或需要术前放疗的患者。对这些患者仍采用1971年FIGO发布的临床分期标准。

1　2009 FIGO分期争议

腹水细胞学对分期的影响：Garg等利用美国监测、流行病学和结果（SEER）数据库对14704例患者进行研究发现，在早期（Ⅰ期或Ⅱ期）EC患者中，腹水细胞学阳性是一个独立危险因素。与低危患者相比，具有高危因素患者（如G3子宫内膜样癌，透明细胞或浆液性癌）细胞学阳性的可能性更大（17.5%vs.7.5%）。另一项共纳入1668例Ⅰ~Ⅱ期EC患者的多中心回顾性研究显示，与腹水细胞学阴性患者相比，阳性患者远处复发风险显著增加（P=0.001），且患者的无病生存率及疾病特异性生存率显著降低。整合分析近年来多个相关研究，结果均提示腹水细胞学异常是降低早期EC患者生存率的因素。此外，腹水细胞学异常与远处复发及转移有关，术后化疗可降低腹膜复发风险。

2 Ⅰ期EC风险分级

Ⅰ期低危型EC需同时满足如下条件：①病理类型为子宫内膜样腺癌。②FIGO手术病理分期为Ⅰ期。③子宫肌层浸润深度<1/2。④病理分级为G1或G2。⑤肿瘤直径<2cm。

如包含以下1项即为Ⅰ期高危型EC：①FIGO手术病理分期为Ⅰ期且病理分级为G3。②病理类型为子宫内膜浆液性乳头状癌或透明细胞。③肌层浸润深度≥1/2。④肿瘤直径≥2cm。

第二节 病理分类及分子分型

1 传统分型及其局限性

1.1 Bokhman分型

Bokhman最早于1983年依据EC与雌激素的关系、组织病理学、流行病学特征等因素，把EC分为Ⅰ型和Ⅱ型。

Ⅰ型即激素相关性EC，占EC发病的80%~90%，多发生于年轻女性，组织学类型主要为子宫内膜样腺癌，疾病进展相对缓慢，预后较好。从分子水平看，Ⅰ型EC中主要的基因变化为：抑癌基因PTEN失活、癌基因K-RAS突变、β-catenin激活、微卫星不稳定（MSI）及PIK3CA、ARID1A基因突变等。这些基因的异常改变可造成PI3K通路、MARK通路、Wnt/β-catenin通路的信号转导异常，导致细胞异常及肿瘤发生。

Ⅱ型即非激素相关性EC，常见于绝经后妇女，主要组织学类型为浆液性腺癌和透明细胞腺癌，发病率为10%~20%，其转移早，恶性度高，预后差。Ⅱ型EC中，抑癌基因p53突变和癌基因HER2过表达是其主要的基因变化，其次为PPP2R1A、p16、IMP3基因突变等。

1.2 2014年WHO女性生殖器官肿瘤学分类

WHO组织学分类根据组织学类型将EC分类为：子宫内膜样腺癌、子宫内膜样腺癌伴鳞状分化、子宫内膜样腺癌绒毛腺样变异、子宫内膜样腺癌伴分泌型分化、子宫内膜样腺癌其他变异、浆液性子宫内膜样上皮内癌、浆液性腺癌、癌肉瘤（恶性苗勒氏混合瘤）、黏液性腺癌、透明细胞腺癌、小细胞神经分泌癌、大细胞神经分泌癌、混合细胞癌、未分化癌、去分化癌、其他类型。

不同分类系统的亚型之间存在一定程度相关性，如WHO组织学分类中Ⅰ型EC主要包括子宫内膜样腺癌及黏液腺癌；Ⅱ型子EC主要包括浆液性腺癌、透明细胞腺癌、癌肉瘤、未分化癌等类型。

1.3 传统分型的局限性

传统的Bokhman分型和WHO组织学分类揭示了EC最常见的临床病理表现，至今仍广泛用于日常工作中，并取得较为一致性的认可。但经过长期的临床实践发现，EC异质性大，传统分型和组织学分类的各型之间镜下常重叠，如高级别EC（G3子宫内膜样腺癌和浆液性癌）。相同亚型的EC会出现预后不同的情况。因此，越来越多学者认为传统二分型及组织学分类难以满足临床要求，尤其在指导个体化精准治疗方面用途更有限。

2 分子分型及进展

2.1 美国NCCN指南分子分型

EC的分子分型根据患者的不同预后情况，分为四种亚型：POLE突变，错配修复（mismatch repair，MMR）/微卫星不稳定性（microsatellite instability，MSI），低拷贝数和高拷贝数。

2.2 癌症基因组图谱（TCGA）分型

近年来，在基因表达谱、mRNA表达、蛋白表达以及DNA甲基化等方面开展了多种肿瘤分子分型的相关研究，以有效指导预后评估及临床治疗，提高生存率及生活质量。目前，最全面的分子研究是2013年TCGA项目，该项目将373例EC（子宫内膜样腺癌307例、浆液性腺癌53例、混合型腺癌13例）分成4个不同的分子亚型：DNA聚合酶（DNA polymerase epsilon，POLE）突变型（7%）、微卫星不稳定（MSI）型（28%）、低拷贝数型（39%）、高拷贝数型（26%）。

相比传统分型，TCGA分型更好地显示不同亚型EC在临床经过、病理表现和分子特征方面的独特性，为患者治疗方案的选择提供了更有价值的信息，尤其是有生育要求的年轻女性。尽管有学者提出POLE突变型和MSI型EC在镜下有相似的形态学表现，如肿瘤周围和肿瘤细胞内有浸润性淋巴细胞、瘤内常存在异质瘤细胞，但仅从镜下形态难以区分4种亚型。TCGA分型经济成本高、耗时长，所纳入的数据并未包含透明细胞癌、未分化癌/去分化癌、癌肉瘤等组织学类型。因此，这个分型体系目前在临床诊断上实用性受限。

（1）POLE突变型

许多研究者认为POLE突变可作为一项提示EC良好预后的指标，对有生育要求的年轻女性可采取保守治疗。形态学上，POLE突变型EC富含过表达程序性死亡因子1（PD-1）和程序性死亡因子配体1（PD-L1）的肿瘤浸润淋巴细胞，提示该型是PD-1/PD-L1抗体免疫治疗的候选亚型。

（2）MSI型

MSI普遍认为是林奇综合征的特征性遗传学标志。林奇综合征女性患者终生患EC和结直肠癌的风险基本持平，约60%，并常以EC为首发临床表现。且林奇综合征是目前唯一已知的遗传性EC的病因，所以对这组患者仍应采用积极的手术治疗。组织学上该型通常为高级别子宫内膜样腺癌，常伴淋巴细胞浸润。有研究显示年轻的MSI型EC患者预后不好，但近几年发现PD-1单抗pembrolizumab对MSI型EC疗效高于MMR完善的EC，可显著改善MSI患者的预后，提示MSI型EC可能是PD-1/PD-L1阻断治疗的获益人群。

（3）低拷贝数型

拷贝数变异被定义为基因组部分重复的现象。

低拷贝数型代表了大部分G1和G2子宫内膜样腺癌，在所有亚型中具有中等预后，该型EC中TP53极少发生突变，但Wnt信号通路基因（CTNNB1、K-RAS和SOX17）及PTEN、PIK3CA和ARID1A基因中均存在频繁突变。此外，CTNNB1突变的早期低级别EC更具侵袭性，因此具有CTNNB1突变的EC患者可能从更积极的治疗中获益。

（4）高拷贝数型

高拷贝数型EC特征是出现高频的p53、PIK3CA和PPP2R1A等基因突变，而PTEN和KRAS基因突变罕见。TCGA数据库显示高拷贝数型组形态上几乎包含所有浆液性腺癌（97.7%）、高级别子宫内膜样腺癌（19.6%）、低级别子宫内膜样腺癌（5%）和混合型子宫内膜癌（75.0%），患者大都预后不良。

2.3 改良TCGA分型（ProMisE模型）

为解决TCGA分型的不足，2017年Hoang等采用ProMisE模型分析了包含粘液性癌、浆液性癌、透明细胞癌、去分化癌、癌肉瘤等400例EC的分子亚型。该方法利用POLE核酸外切酶区域测序、免疫组化检测MMR蛋白和p53蛋白，从而将EC分为4个分子亚型：POLE核酸外切酶突变型、错配修复功能缺陷型（MMR-d）、p53野生型（p53wt）、p53突变型

(p53abn)。结果显示，p53突变型在高级别、进展期肿瘤所占比例最高，而POLE突变型中的肿瘤虽富侵袭性（大部分为G3，并且常伴有深肌层浸润和淋巴脉管受累），但预后较好，这与TCGA的分子分型结果基本一致。ProMisE模型不仅解释了EC的分子异质性，在方法学上也更经济实用。目前研究发现，用ProMisE模型进行分子分型，术前诊断性标本和术后子宫切除标本具有高度一致性，这意味着用该分型可在诊断性刮宫标本中就为临床个体化治疗提供更准确的信息，并为有生育要求的年轻女性带来更多机会。

总之，EC的分子分型与治疗方式的选择、预后评估及林奇综合征的筛查密切相关。但这4种基于形态学外的分子亚型并未涉及与EC预后相关的其他重要参数，如深肌层浸润与否、淋巴脉管是否受累、有无子宫内膜样癌伴MELF浸润等形态学表现。鉴于EC的组织形态和分子表型的异质性，目前单纯基于组织病理学分类或基因改变的分子分型不能很好地全面反映肿瘤的生物学行为及患者的预后，组织病理学特征与分子学信息的整合可能为EC的分类诊断及预后评估提供了一个更合适的方式，这不仅有助于区分G3子宫内膜样癌和浆液性癌，更有助于POLE突变、MSI、高拷贝数亚型的鉴定，为这些患者提供更精准的治疗和更可靠的预后预测。

第七章

治疗

第一节 治疗基本原则

EC治疗以手术为主，放疗和化疗是常用的辅助治疗方式。制定治疗方案应结合患者的年龄、病理学类型和分子分型、临床（影像）分期、体能状态等整合考虑决策。

手术可采用开腹、经阴道、腹腔镜或机器人手术系统等方式。无论采取何种术式，均要坚持无瘤原则，子宫切除后应完整取出，禁止采用子宫粉碎术取标本。肿瘤局限于子宫者（临床Ⅰ/Ⅱ期）应行全面分期手术，推荐术中取腹腔冲洗液送细胞病理学检查，并作记录。术中全面探查评估腹膜、膈肌及腹腔器官，并对可疑处取样活检。

对临床Ⅰ/Ⅱ期的EC，前哨淋巴结定位切除是系统性淋巴结清扫的可选择替代方案。但前哨淋巴结定位切除可能更适合于中低危患者（不存在任何高危因素或仅存在以下一个高危因素：深肌层浸润、G2或

G3、Ⅰa期非内膜样癌无肌层浸润）。如一侧盆腔未检出前哨淋巴结，则该侧需行系统性淋巴结切除术。推荐对前哨淋巴结行病理超分期。

对年龄<45岁的低级别子宫内膜样癌、子宫肌层浸润<1/2、术前检查和术中评估无卵巢累及和子宫外转移证据的绝经前患者，可考虑保留卵巢，但应切除双侧输卵管。对有胚系BRCA突变、Lynch综合征或子宫内膜癌家族史的患者，不建议保留卵巢。

对有子宫外转移的晚期患者，经多学科整合诊治（MDT to HIM）评估能完全切除病灶，且手术风险和对术后生活质量的影响可接受，可考虑行肿瘤细胞减灭术（包括切除肿大淋巴结）。如基于影像学检查和手术探查发现有明显子宫外转移病灶，为分期目的进行淋巴结切除不必要。

第二节　手术治疗

手术是EC的主要治疗手段。对大多数早期患者，手术治疗可达到根治目的。基本术式主要包括子宫切除、双侧附件切除和腹膜后淋巴结切除等。对特殊病理类型的EC，如子宫浆液性腺癌、透明细胞腺癌和癌肉瘤，需同时行大网膜切除，手术原则类似上皮性卵巢癌。

手术入路包括传统的开腹手术或经阴道手术，亦可选择腹腔镜手术、机器人辅助腹腔镜手术等微创手术（minimally invasive surgery）。对早期病例，微创术有利于减少术后切口感染、下肢深静脉血栓形成等并发症，加速术后恢复，且不影响患者的长期预后。但不同治疗中心、不同手术医生的资质、手术设备的不同等因素，每个患者的临床病理特征也不尽相同（如有些患者子宫体积大，难以经阴道完整取出），临床上应遵循肿瘤的无瘤手术原则，根据实际情况决定手术入路。

1 早期子宫内膜癌的手术

早期EC是指术前评估肿瘤局限于宫体和宫颈，未发生宫外播散和远处转移的病例。超过80%的EC患者就诊时处于疾病早期。

1.1 子宫切除

单纯全子宫切除适用于肿瘤局限于宫体，即FIGO Ⅰ期的患者。单纯宫颈黏膜受累者，预后和Ⅰ期相似，FIGO 2009更新分期后，宫颈黏膜受累不再单独分期，而被纳入Ⅰ期。但是，如果宫颈间质受侵犯则预后明显较Ⅰ期患者差。大部分学者认为，EC宫颈受累有别于宫颈癌的生物学行为，其向宫旁组织的侵犯少见。因此，对这一部分患者的子宫切除范围一直有争议。

来自日本的一项回顾性临床研究显示，发生宫颈间质浸润但无子宫外转移的病例，无论接受何种子宫切除方式（广泛性/次广泛性/单纯子宫切除），预后均无显著差异。而次广泛和广泛性子宫切除术由于手术范围更大，给患者带来更多的围术期并发症和长期并发症，影响患者的生活质量。FIGO 2018 cancer report建议，对有明显宫颈间质侵犯的病例，应行次广泛性子宫切除，而非广泛性子宫切除。而欧洲内科和妇科、影像协会（ESMO-ESGO-ESTRO）共识则认为，如果切缘阴性，单纯全子宫切除和腹膜后淋巴结清扫也已经足够。NCCN指南推荐对术前宫颈活检病理阳性或宫颈存在肉眼可见肿瘤的病例，手术治疗可考虑全子宫切除或广泛性子宫切除、双附件切除和分期手术。

综上所述，对于肿瘤侵犯宫颈间质（FIGO分期为Ⅱ期）的病例，行单纯子宫切除或广泛性子宫切除尚无定论。单纯全子宫切除手术创伤较小，患者恢复更快，对患者生活质量的影响较小。但对难以区分EC累及宫颈或原发宫颈癌的病例，次广泛或广泛性子宫切除可能更有利于肿瘤的局部控制。

1.2 腹膜后淋巴结切除

（1）腹膜后淋巴结清扫的必要性和适应证

不同于宫颈癌，EC的腹膜后淋巴结转移缺乏明显规律，淋巴结取样敏感度低，早期患者不建议进行淋巴结取样或活检。而淋巴结状态是重要的分期标准，是否有必要为了分期，对所有的内膜癌患者进行腹膜后淋巴结清扫，目前亦无定论。

多个研究尝试寻找淋巴结清扫的获益人群，然而，至今没有一致结果。多数研究根据患者的临床病理特征将患者分成不同的风险组（见表4-7-1），低危组发生淋巴结转移的风险低，多数研究不建议对这组病人进行淋巴结清扫；对高危组则需进行腹膜后淋巴结清扫。各研究采用的标准难分优劣，临床应用方面亦存在不少问题。例如，淋巴脉管癌栓（Lymphovascular Space Invasion，LVSI）无论是术前诊断性刮宫或术中冰冻病理切片检查都难以及时和准确判断；肿瘤分化程度、肌层浸润深度等都存在术中冰冻病理检查结果和术后石蜡病理结果不一致等问题。

表4-7-1 早期EC的风险分组

	低危组	高危组
Mayo标准	●G1-2，肌层浸润深度≤50%，肿瘤直径≤2cm ●无肌层浸润	●G1-2，肌层浸润深度≤50%，肿瘤直径>2cm ●G3 ●肌层浸润深度>50%

续表

	低危组	高危组
GOG 99 标准危险因素：①G2-3；②LVSI 阳性；③侵犯子宫肌层外1/3	●G1-2，肿瘤局限于内膜层，IA期 ●年龄≤50岁，≤2个危险因素 ●年龄50~69岁，≤1个危险因素 ●年龄≥70岁，无危险因素	●≥3个危险因素 ●年龄50~69岁，≥2个危险因素 ●年龄≥70岁，≥1个危险因素
ESMO-ESGO-ESTRO共识标准	低危组 ●临床FIGO ⅠA期，G1-2，内模样腺癌，LVSI阴性[a] 中危组[b] ●临床FIGO ⅠA期，G3，内模样腺癌 ●临床FIGO ⅠB期，G1-2	●临床FIGO ⅠB期，G3，内模样腺癌 ●FIGO Ⅱ期 ●非内模样腺癌（浆液性癌，透明细胞癌、癌肉瘤或未分化癌）

a《ESMO妇科恶性肿瘤指南2018年》增加了LVSI

b《ESMO妇科恶性肿瘤指南2018年》增加了高-中危组。中危组更改为：临床FIGO ⅠB期，G1-2，LVSI阴性。高-中危组：①临床FIGO ⅠA期，G3，内模样腺癌，LVSI阳性或阴性；②临床FIGO Ⅰ期，G1-2，内模样腺癌，LVSI阳性

腹膜后淋巴结清扫的手术适应证仍无共识，各大指南的推荐也不尽相同（见表4-7-2）。FIGO 2018 cancer report认为，腹膜后淋巴结清扫并不影响临床Ⅰ期患者的PFS和OS，推荐仅对有高危因素的患者进行腹膜后淋巴结清扫。美国NCCN指南推荐对评估可以手术的所有患者都进行包括盆腔淋巴结清扫在内的分

期手术，具有高危因素者则加上腹主动脉旁淋巴结清扫。ESMO-ESGO-ESTRO共识认为，低危患者淋巴结转移风险低，可不进行淋巴结清扫，中危患者若为达到手术分期的目的，可考虑行淋巴结清扫，但不确定是否有生存获益。另有研究在ESMO-ESGO-ESTRO基础上分出“高-中危组”，发现该组患者接受淋巴结清扫有明显的生存获益。

淋巴结清扫的适应证有待更多的临床研究进一步探索。系统的腹膜后淋巴结清扫是EC分期的重要组成部分，有助于更好地评估患者的危险因素，制定更加准确的辅助治疗方案；但不加选择对所有患者进行淋巴结清扫术，不但给低危患者带来更多的手术并发症，影响患者生活质量，而且不一定能带来生存获益。

表 4-7-2 腹膜后淋巴结清扫适应证的推荐

	盆腔淋巴结清扫	腹主动脉旁淋巴结清扫
FIGO cancer report 2018	合并高危因素的患者进行腹膜后淋巴结清扫，未明确清扫的范围： ●肿瘤分化差（G3） ●LVSI阳性 ●非内膜样腺癌（例如浆液性癌、透明细胞癌、未分化癌、小细胞癌等） ●宫颈间质侵犯 ●深肌层浸润 ●术前影像学检查提示存在腹膜后淋巴结转移	

续表

	盆腔淋巴结清扫	腹主动脉旁淋巴结清扫
NCCN指南	●评估可以手术的所有患者	●深肌层浸润 ●肿瘤分化差 ●特殊病理类型
ESMO-ESGO-ESTRO共识	低危组不推荐行腹膜后淋巴结清扫 如果决定做淋巴结清扫，应包括盆腔和腹主动脉淋巴结清扫 ●早期中危组患者为了分期，可考虑进行腹膜后淋巴结清扫 ●早期高危组患者 ●Ⅱ期和Ⅲ期患者，推荐淋巴结切除以便分期 ●Ⅳ期患者，淋巴结切除作为肿瘤细胞减灭术的一部分	

（2）淋巴结清扫的范围

EC腹膜后淋巴结清扫的范围主要包括盆腔和腹主动脉旁。盆腔淋巴结包括髂内外动脉分叉上2cm的髂总动脉表面、髂内外动静脉表面、闭孔区和腹股沟韧带深面（髂外血管下段表面）的淋巴结，有的学者还清扫骶前区域的淋巴结。腹主动脉旁淋巴结清扫一般要求上界达到肠系膜下动脉（Inferior Mesenteric Artery，IMA）水平或肾血管水平。

前文已提到，盆腔和腹主动脉旁淋巴结是否存在转移是区分FIGO ⅢC1期和ⅢC2期的标准。EC的淋巴结转移缺乏规律性，存在腹主动脉旁淋巴结转移的患者不一定先出现盆腔淋巴结转移。高达16%的高危患者可出现孤立的腹主动脉旁淋巴结转移。SEPAL回顾性研究显示，高危和中高危患者，接受盆腔和腹主动脉旁淋巴结清扫，预后明显优于仅接受单纯盆腔淋巴结清扫的患者。虽然该研究被诟病两组患者术后接受辅助治疗的比例不一致，对预后分析造成影响，但也从另一方面提示，对比单纯的盆腔淋巴结清扫，接受腹主动脉旁淋巴结清扫的患者有更大可能因手术而发现危险因素，并接受辅助治疗，从而改善预后。

更全面的分期手术有利于更好地指导辅助治疗，是否能带来生存获益需要前瞻性临床研究进一步证实。需要注意的是，腹主动脉旁淋巴结清扫对术者的手术技巧有更高要求，需要有经验的妇科肿瘤医生进行。

（3）前哨淋巴结的应用

近年来，前哨淋巴结（Sentinel Lymph Node，SLN）标记活检术也逐渐被用于EC。SLN是原发肿瘤发生淋巴结转移时，引流的第一站淋巴结。SLN标记活检术能快速和准确地评估腹膜后淋巴结的状况，避免大范围的淋巴结清扫。同时，SLN标记有助于发现更隐匿的转移淋巴结，特别是仅存在微小转移灶（micro-metastases）的淋巴结。FIRES前瞻性临床研究中，利用SLN标记技术识别EC转移淋巴结的敏感度（发生淋巴结转移的病例中，由SLN标记术识别出来的病例占所有发生淋巴结转移病例的比例）为97.2%，阴性预测值高达99.6%，显示出SLN应用于EC的可靠性。

SLN标记适用于肿瘤局限于宫体、临床早期的低危和中-低危患者，低危患者使用SLN标记术取代系统的腹膜后淋巴结清扫，对预后影响不大。也有一些研究在探索将SLN标记活检应用于高危患者，但目前仅限于临床研究中，其在高危患者中应用的安全性和价值有待研究。

标记SLN的示踪剂可选择异硫蓝、亚甲蓝、吲哚菁绿（indocyanine green，ICG）、放射性同位素锝（Tc-99）等。多数研究显示，使用ICG检出率较高。也有研究联合使用两种示踪剂（例如亚甲蓝和ICG），临床上可根据实际情况选择。

EC SLN示踪剂注射部位包括宫体注射和宫颈注射。宫体注射可在子宫底浆膜下注射、子宫深肌层注射或宫腔内肿瘤周围注射，需要B超引导下或在宫、腹腔镜下进行，操作较复杂。NCCN指南推荐宫颈部位注射，宫颈注射操作简便、可重复注射。宫颈示踪剂的注射方法是，在宫颈3、9点两点注射或3、6、9、12点四点注射。先浅（0.1~0.3cm）后深（10~20mm）注射，分别缓慢推注示踪剂，注意避免示踪剂向宫颈外渗漏而造成宫旁组织污染，影响SLN的识别。但是，宫颈部位注射示踪剂能否反映EC病灶部位的淋巴引流，特别是腹主动脉旁淋巴结检出率相对较低，有待进一步研究。

注射示踪剂后应尽快打开后腹膜探查，沿淋巴引流区寻找示踪剂标记的淋巴管和淋巴结。术中除了切除显影（染色）的SLN，还应切除所有可疑转移的淋巴结。若术中注射示踪剂后探查不到SLN，应对无SLN显影的一侧盆腔进行系统的淋巴结清扫。因术中冰冻病理检查难以准确判断肉眼正常的淋巴结是否存在转移，多数学者不建议对SLN进行常规的冰冻病理检查。

术后建议使用“超分期”方法对切除的SLN进行病理评估，5%~15%的EC患者因超分期病理检查而出现分期上升。和传统的病理检查不同，超分期旨在通过更多的连续切片和免疫组化检查寻找淋巴结中的微小转移病灶。根据美国AJCC指南，微小转移灶指的是包含>200个细胞，直径>0.2mm但≤2.0mm的转移灶；孤立肿瘤细胞（Isolated Tumor Cells，ITCs）指的是包含<200个细胞，直径≤0.2mm的转移灶，或单个癌细胞的转移灶。存在微转移的患者是否需要进一步处理（例如术后辅助治疗）尚无定论。有研究显示，接受SLN切除的患者，存在微转移（包括微小转移灶和ITCs）并不影响预后。

SLN活检术的准确性受到多方面因素的影响。术者操作也存在学习曲线，需要接受一定的培训（要求假阴性率< 5%）以提高SLN检出率，并减少手术并发症。此外，SLN标记术的临床应用仍存在不少问题，例如如何处理术中冰冻病理检查发现的阳性SLN，存在微转移是否需要增加术后辅助治疗，存在高危因素是否适合进行SLN标记活检，如何将SLN活检术和临床病理特征整合，以更好地进行淋巴结状态评估等，需要更多的临床研究进一步探索。

1.3 保留生育功能和生理功能的手术

绝大部分EC具有雌激素依赖性，而卵巢是分泌女性雌孕激素的主要器官。因此，双侧卵巢切除是EC手术治疗的重要组成部分。随着民众生活水平的提高，EC呈现出年轻化的发病特点，切除双侧卵巢导致雌激素缺乏，骨质疏松、心脑血管意外等风险显著增加，无疑会给年轻患者的生活质量带来负面影响。

至今，尚无前瞻性临床研究验证早期EC保留卵巢的安全性。文献报道，不到1%的早期EC存在卵巢转移，保留双侧卵巢并不增加复发风险和死亡风险，且使患者的OS提高。符合以下条件的患者可考虑保留卵巢，但建议切除双侧输卵管：①年龄小于45岁的绝经前女性；②肿瘤局限于内膜层或浅肌层；③病理类型为内膜样腺癌，并且为高分化；④无卵巢和子宫外转移；⑤无患有遗传性肿瘤，如林奇综合征，遗传性乳腺癌-卵巢癌综合征、Cowden综合征等。EC如确定为Lynch综合征，术前还需完善胃肠镜、乳腺超声等检查，明确是否同时存在的第二原发肿瘤。即使考虑为低危早期内膜癌，也不建议保留卵巢。

因此，对于有保留生育功能要求的患者，开始治疗前应全面评估肿瘤情况：①由有经验的妇科肿瘤病理医生审阅分段诊断性刮宫的病理切片，确认病理类型为高分化的内膜样腺癌；②盆腔磁共振检查或经阴道彩超检查显示肿瘤局限于内膜层；③影像学检查提示肿瘤局限于宫体，无宫外或远处转移；④无内分泌治疗的禁忌证；⑤治疗前应咨询生殖专家及遗传学专家，必要时行基因检测排除遗传性疾病。除此之外，需与患者充分沟通，告知保留子宫并非子宫内膜癌的标准治疗方式。完成生育后，建议接受标准的手术治疗。

保留生育功能的手术治疗主要包括：①直接刮宫手术；②宫腔镜检查后刮宫或宫腔镜直视下切除肿瘤（尤其是带蒂的息肉样肿瘤）。直接刮宫术由于是盲刮，存在漏掉病灶的风险。手术去除病灶后需要口服孕激素（如甲地孕酮、甲羟孕酮）治疗，或在宫腔内放置具有孕激素缓释功能的节育环（Levonorgestrel Intrauterine System，LNG-IUS）。病理类型为内膜样腺癌的患者刮宫后，口服孕激素治疗的完全缓解率可达

70%~80%，主要不良反应有体重增加、阴道不规则出血、静脉血栓形成等。LNG-IUS治疗较简便（不需要每天服药），副作用较小，但不适于子宫体积较大的患者，且目前治疗效果不明确，文献报道完全缓解率差别大，为22%~81.3%。另外，有研究提示，孕激素联合二甲双胍能提高内膜逆转的成功率，尤其是肥胖的患者。

保守治疗期间需要密切随访，每3~6个月进行内膜活检评估内膜情况，治疗6~12个月后内膜活检仍存在内膜癌，不建议继续保守治疗。保守治疗成功后再次复发者，如保育意愿强烈，仍可选择继续内分泌治疗，文献报道完全缓解率仍能达80%左右。

2 晚期子宫内膜癌的手术

2.1 肿瘤细胞减灭手术

晚期EC是指肿瘤超出子宫，即FIGO分期为Ⅲ期和Ⅳ期的EC。手术切除能减少晚期患者的肿瘤负荷，缓解肿瘤引起的症状，是改善晚期EC患者预后和生活质量的重要手段。不适合手术治疗的晚期患者，可选择放疗、化疗、激素治疗等整合治疗。近年来，随着对EC分子特征的深入研究，出现了很多相应的靶向治疗药物以及免疫治疗药物，但多数尚处于临床研究阶段，临床疗效有待后续评估。

对晚期患者，常需全面的术前整合评估。若评估直接手术肿瘤难以切净，或手术创伤太大，可选择新辅助化疗，待肿瘤改善后再行手术治疗。手术范围包括切除子宫和双侧附件，并切除盆腹腔内所有肉眼可见的肿瘤，即肿瘤细胞减灭术（Cytoreductive Surgery，CRS）。如探查到可疑转移的腹膜后（盆腔或腹主动脉旁）肿大淋巴结，应一并切除。残留肿瘤的大小是影响患者预后的重要因素，手术应争取切净所有肉眼可见的肿瘤。残留肿瘤小于1cm的ⅢC期和Ⅳ期患者，无论是PFS或OS，都明显优于残留肿瘤大于1cm的患者。研究显示，残留肿瘤超过1cm的患者，死亡风险较残留肿瘤小于1cm的患者增加了3.5倍。

2.2 改良盆腔脏器廓清术

对肿瘤侵犯膀胱或直肠，但局限于盆腔的晚期患者，特别是合并尿瘘或粪瘘者，可考虑行盆腔脏器廓清术（Pelvic Exenteration，PE），切除受累的盆腔脏器，包括子宫、膀胱（前盆腔脏器廓清）和直肠（后盆腔脏器廓清）等。因PE创伤大，对初次治疗，从未接受过放化疗的晚期患者，一般不作为首选治疗手段，多用于复发患者。晚期EC的盆腔扩散类似于卵巢癌，多在道格拉斯窝种植浸润，以侵犯直肠前壁多见，为达到满意的肿瘤减灭，常需经腹膜后将肿瘤连同子宫附件和受累直肠整块切除，部分直肠切除后多有机会将乙状结肠与剩余的直肠肛管吻合（Dixon术），有时需游离结肠脾曲，可避免永久性肠改道，故称改良盆廓术。

2.3 意外发现的EC的补充手术

因良性疾病切除子宫，术后意外发现EC的患者，应根据病理特征，结合影像学检查、患者对生理功能的要求等制定补充治疗方案。

初次手术保留卵巢的年轻患者，若符合保留卵巢条件（见前文），在充分告知相关风险前提下，可选择密切随访。

术后病理检查存在危险因素，如肿瘤为特殊病理类型、低分化、肿瘤浸润深肌层等，或影像学考虑有宫外转移，应补充包括双侧附件切除和腹膜后淋巴结清扫的分期手术，术后根据病理结果制定辅助治疗方案。无法耐受手术的患者，亦可根据肿瘤情况选择放化疗。

3 要点小结

（1）手术治疗是EC的主要治疗手段。对EC的术式应依据临床分期、术中所见，结合患者年龄、生育要求等进行具体决策。

（2）肿瘤细胞减灭术、改良的盆腔脏器廓清术可作为部分晚期和复发患者的治疗选择。

（3）对因其他疾病切除子宫意外发现EC的患者，根据具体术式、病理检查结果和初步分期情况，决定是否补充手术及补充术式。

第三节 放疗

放疗是治疗EC的重要手段之一。可将放疗作为根治性治疗，也可将放疗作为术后辅助性治疗。包括体外照射（External Beam Radiotherapy，EBRT）和（或）阴道近距离腔内照射（Vaginal Brachytherapy，VBT）。放疗前必须进行影像学检查以评估局部照射范围和排除远处转移。一般体外放疗包括盆腔区域和（或）腹主动脉区域。单独近距离放疗可用于术前或术后的辅助放疗。

1 根治性放射治疗

EC中约3%因合并内科疾病（最常见的是肥胖症和严重心肺疾病）或年龄因素不适合手术，可给予根治性放疗。对Ⅰ－Ⅱ期的EC（病理类型为内膜样腺癌），根治性放疗可较好控制疾病，少于16%的患者会发生复发。根据子宫大小、肿瘤病理和病变的扩展情况决定用腔内放疗或加用外照射治疗。

1.1 放疗方法和原则

（1）单纯腔内照射：如病灶局限于宫体且未侵犯深肌层、病理分级为G1或G2，治疗前可行MRI评估，可予单纯腔内放疗。腔内照射的目的是使整个子宫得到均匀的高剂量分布。需要注意的是，当子宫过大时，仅凭腔内的施源器可能无法提供足够大的临床靶区（CTV）包含子宫，此种情况不宜采用单纯腔内照射治疗。

（2）腔内照射联合盆腔外照射：如组织病理学分级为低分化（G3）或子宫体积偏大或有深肌层侵犯或存在宫颈受累或有宫外侵犯或治疗前不能用MRI评估，常需在腔内照射的基础上联合盆腔外照射。

1.2 根治性放疗方式及技术

（1）腔内照射：主要用于EC原发肿瘤区域的照射，包括宫腔、宫颈及部分阴道。传统照射方法是使用黑曼（Heymen）宫腔填塞法。子宫腔因填满放射容器而被撑大、变薄，肌层的浸润可得到有效照射。随着现代后装放疗机的应用，现在常用的方法有：后装宫腔单管照射、“Y型”双管技术、宫腔三管技术、伞状技术、宫腔管联合组织间插植等。中山大学肿瘤防治中心从2006年开始采用宫腔管联合组织间插植技术。组织间插植是通过空心针或导管植入肿瘤所在器官，之后将放射源通过空心针或导管输送到治疗区域对肿瘤进行治疗。该方法与传统技术相比，可以更精准地进行个体化治疗，更好地锁定肿瘤靶区位置的同时，能更好地保护膀胱、直肠等正常组织。美国近距离协会（ABS）2015年专家共识推荐，最好以MRI作为治疗参考。大体肿瘤靶区（GTV）包含MRI T2加权相上可见的肿瘤区，临床靶区（CTV）包含全子宫、宫颈及阴道上段1~2cm。如果无MRI影像作为参考，也可以CT影像来确定上述CTV。根据临床情况，如果单纯腔内照射，子宫、宫颈以及阴道上1~2cm需至少予48Gy剂量；如腔内照射联合外照射，总剂量则需上升至65Gy。

（2）外照射：主要针对肿瘤蔓延和转移区域的治疗。盆腔外照射可采用盆腔箱式四野照射技术、三维适形照射技术或调强放疗技术。目前主要推荐的体外照射技术是调强放疗，其在保证靶区准确照射前提下，可明显减少或避免正常组织和器官的照射剂量，减少并发症发生。照射范围包括大体病灶（如果存在），髂总、髂外、髂内、闭孔、骶前（如果有累及宫颈）淋巴结引流区以及子宫、宫旁、阴道上1/2部分。部分患者还需包括腹主动脉旁淋巴结引流区，上界位于肾静脉上1~2cm。

2 辅助性放射治疗

EC通常首选手术，术后再辅助以放疗、化疗等整合治疗。辅助放疗目的为对可能潜在的亚临床病灶区域进行预防照射，以提高疗效；对残留病灶区域进行照射，以减少复发。是否需要进行术后辅助放疗依据危险因素决定，危险因素包括病理类型、组织学分级、肌层浸润深度、脉管癌栓、年龄等。

2.1 治疗原则

（1）ⅠA期G1-G2：观察或近距离腔内照射。一项丹麦队列研究表明，Ⅰ期G1或G2级，无或只有浅肌层浸润的EC患者，单纯手术5年生存率为96%。

（2）ⅠA期G3级、ⅠB期G1或G2级：近距离腔内照射或观察。

1）EBRT vs观察。

PORTEC-1是首个关于EC术后放疗的临床试验，其研究结果提示给予Ⅰ期EC术后患者放疗虽可减少局部复发率，但不带来生存获益，同时放疗会增加治疗副反应。对年龄小于60岁且为G2级伴浅肌层浸润的患者，并不建议术后放疗。

另外两个大型随机临床试验the US GOG-99和the UK ASTEC得到的结论与PORTEC 1类似（表4-7-4）。研究表明，对高中危（HIR）患者（PORTEC-1和GOG-99对高中危患者的定义略有不同，见表4-7-3），术后辅助外照射放疗（EBRT）可显著降低阴道和盆腔复发；但是，EBRT在增加患者的长期副反应时却无法给患者带来生存获益。

表 4-7-3　比较 PORTEC-1 和 GOG-99 研究

危险因素	PORTEC	GOG-99
年龄	≤60 vs. >60	≤50 vs. ≤70 vs. >70
组织学分级	G1-2 vs. G3	G1 vs. G2-3
浸润深度	≤50% vs. >50%	≤66% vs. >66%
脉管癌栓		有 vs. 无
高中危组	至少符合2个以上条件	任何年龄，满足3个条件； 年龄≥50岁，满足2个条件； 年龄≥70岁，满足1个条件；
结果 （高中危组）	10年局部复发率 放疗组：5% 观察组：23%	4年复发率 放疗组：13% 观察组：27%

表 4-7-4　术后辅助放疗在Ⅰ期子宫内膜癌中的作用

临床试验（年份）	患者数分期	手术类型	随机对照分组	局部复发率	生存率
PORTEC-1（1990-1997）	714 ⅠB期，G2-G3 ⅠC期，G1-G2	TAH-BSO	观察 vs. EBRT	14% vs. 4%（5年）P<0.001	85% vs. 81%（5年）P=0.31
GOG-99（1987-1995）	392 ⅠB期，ⅠC ⅡA	TAH-BSO + 淋巴结清扫	观察 vs. EBRT	12% vs. 3%（2年）P<0.01	86% vs. 92%（4年）P=0.56

续表

临床试验（年份）	患者数分期	手术类型	随机对照分组	局部复发率	生存率
ASTEC/EN5（1996-2005）	905 Ⅰ AB 期，G3 Ⅰ C Ⅰ-ⅡA 浆液性/透明细胞	TAH-BSO±淋巴结清扫	观察 vs. EBRT	7% vs. 4%（5年） P=0.038	84% vs. 84%（5年） P=0.98
PORTEC-2（2002-2006）	427 年龄>60且ⅠBG3或ⅠCG1-2	TAH-BSO	VBT vs. EBRT	4% vs. 4%（5年） P=0.74（无意义）	85% vs. 80%（5年） P=0.57

上述研究结果表明，对中危EC，EBRT并未带来生存获益。由于大部分复发发生在阴道，学界开始探寻，单纯的阴道近距离放疗（VBT）与EBRT相比，是否可在提高生活质量同时，带来相似的局部控制率。

2）VBT vs. EBRT。

一项瑞典的随机对照研究将低危的645位术后EC患者分为VBT和观察两组，两组的局部复发率无显著差异，VBT组1% vs. 观察组3%。再次说明，低危的EC患者不会从术后辅助放疗中获益，所以不需行术后辅助放疗。

PORTEC-2的研究结果提示对高中危患者，VBT可取代EBRT成为术后辅助治疗的方式。

是否需予所有高中危的术后EC行辅助VBT治疗仍存争议。由于这类患者局部复发率约15%，不予术后VBT将为85%的患者节约各项费用和免去相关副反应。但对15%的复发患者，复发后再治疗所承担的治疗和心理负担、相关副作用将远远大于单纯术后VBT。一项患者意向调查表明，相比于术后观察，更多患者倾向于术后VBT。目前，PORTEC-4随机临床试验正在进行，旨在根据患者的临床病理、免疫组化、分子标志物等综合因素为高危患者选择术后观察、VBT或者EBRT。

（3）ⅠB期G3级、Ⅱ-Ⅳ期：EBRT±VBT±化疗。

ⅠB期G3级通常作为Ⅰ期中一个单独的亚组考虑，因为该组较其他Ⅰ期亚组有更高的盆腔复发率、远处转移率以及更低生存率。由于累及宫颈的病变增加LVSI和淋巴结转移风险，病变累及宫颈（Ⅱ期患者）和不良预后相关。一直以来，专家达成共识，Ⅲ-Ⅳ的患者有更高的盆腔复发率和远处转移率。目前，一些研究正在探寻对这些高危患者，联合放疗和化疗的疗效。

GOG-249研究认为，对于Ⅰ-Ⅱ期伴高危因素的患者，盆腔EBRT仍是标准治疗方案。最终结果待发表。

PORTEC-3研究认为，对高危EC患者，虽然联合放化疗提高5年无失败生存率，但并未提高5年总生存率，需要个体化决定治疗方案。

GOG-258结果显示联合放化疗组并未因为加入放疗而增加PFS或OS。但单纯化疗组的盆腔复发率（7% vs. 3%）和腹主动脉旁淋巴结复发率（21% vs. 10%）均较联合放化疗组显著升高。

综上，对Ⅰ-Ⅱ期伴高危因素的患者（G3级伴深肌层浸润和/或脉管癌栓，预后不良病理类型，预后不良分子分型），盆腔EBRT仍是标准治疗方案。对Ⅲ期患者，化疗整合放疗目前是最有效增加PFS的治疗方案，但该方案并没有提高5年OS，所以需要个体化决定治疗方案。ⅣB期患者以化疗为主，有时考虑用盆腔EBRT局部控制肿瘤或治疗阴道流血、局部肿瘤压迫引起的疼痛、淋巴结转移导致的下肢水肿等。短程放疗可姑息性治疗脑或骨转移。

（4）预后不良的病理类型：浆液性和透明细胞性EC分别占EC的10%和5%。两者因侵袭性强、易远处转移，预后差。但因这两种病理类型很少见，所以缺乏大规模随机对照研究。目前主要治疗方式为手术+EBRT±VBT±化疗。

表 4-7-5 NCCN 指南对 EC 术后处理的推荐

<table>
<tr><th colspan="4">Ⅰ期</th></tr>
<tr><td>FIGO分期</td><td>组织学分级</td><td>高危因素</td><td>术后辅助治疗</td></tr>
<tr><td rowspan="4">ⅠA</td><td rowspan="2">G1、G2</td><td>无</td><td>观察</td></tr>
<tr><td>有</td><td>阴道近距离放疗</td></tr>
<tr><td rowspan="2">G3</td><td>无</td><td>阴道近距离放疗或观察</td></tr>
<tr><td>有</td><td>阴道近距离放疗</td></tr>
<tr><td rowspan="3">ⅠB</td><td rowspan="2">G1、G2</td><td>无</td><td>阴道近距离放疗或观察</td></tr>
<tr><td>有</td><td>阴道近距离放疗</td></tr>
<tr><td>G3</td><td>不考虑危险因素</td><td>阴道近距离放疗±外照射放疗±全身治疗</td></tr>
<tr><th colspan="4">Ⅱ期</th></tr>
<tr><td rowspan="2">手术方式</td><td colspan="3">组织学分级</td></tr>
<tr><td colspan="2">G1、G2</td><td>G3</td></tr>
<tr><td>筋膜外子宫切除术</td><td colspan="2">阴道近距离放疗±外照射放疗</td><td>外照射放疗±阴道近距离放疗±全身治疗</td></tr>
<tr><td rowspan="2">广泛性子宫切除</td><td colspan="2">切缘及淋巴结阴性</td><td>观察或阴道近距离放疗</td></tr>
<tr><td colspan="2">切缘和（或）淋巴结阴性</td><td>按Ⅲ处理</td></tr>
<tr><th colspan="4">Ⅲ期、Ⅳ期</th></tr>
<tr><td>ⅢA—ⅣA</td><td colspan="3">外照射放疗±阴道近距离放疗±全身治疗或全身治疗±阴道近距离放疗</td></tr>
<tr><td>ⅣB</td><td colspan="3">外照射放疗±阴道近距离放疗±全身治疗</td></tr>
</table>

表 4-7-6 ASTRO 对 EC 术后处理的专家共识

术后观察	1. 活检病理阳性，但全子宫切除后，标本没有残留病灶 2. 组织学分级 G1-G2，无肌层侵犯或肌层侵犯深度<50%，尤其是不伴其他危险因素时
	可酌情加 VBT： 1. 淋巴结阴性，G3 级但没有肌层侵犯 2. 淋巴结阴性，G1-G2 级，肌层浸润<50% 伴 LVSI 和/或年龄大于 60 岁
术后 VBT	1.G1-G2 且肌层侵犯深度≥50% 2.G3 级且肌层侵犯深度<50%
术后 EBRT	1.G3 级且肌层浸润深度≥50% 或宫颈间质侵犯 2. G1-G2 级，肌层浸润≥50% 伴 LVSI 和/或年龄大于 60 岁 3. 淋巴结阳性、肿瘤累及子宫浆膜、卵巢/输卵管、阴道、膀胱或直肠，除了辅助 EBRT，还应包括辅助化疗
术后 EBRT+VBT	缺乏前瞻性以及大样本的回顾性研究，证明 EBRT 后加 VBT 能使患者获益。通常不推荐 EBRT+VBT，除非有阴道复发的危险因素存在（弱推荐，低级别证据）

2.2 辅助性放疗方式

（1）术后腔内照射：主要用于阴道残端和阴道上段的照射。可单独使用，也可作为体外照射后的推量治疗。推荐在阴道残端愈合后尽快开始术后腔内照射，通常开始的时间为术后 6~8 周，最好不要超过 12 周。照射范围通常为阴道上 1/2 或阴道上段 3~5cm。照射长度通常不超过阴道的 2/3，如有广泛的 LVSI 或者切缘阳性时，可酌情增加照射长度。剂量参考点为阴道表面或阴道黏膜下0.5cm。如单独使用，常予阴道表面6Gy*5F或予阴道表面黏膜下0.5cm 7Gy*3F；如联合盆腔外照射，常予阴道黏膜（4~6Gy）*（2~3）次。

（2）术后外照射：术后外照射的临床靶区（CTV）照射范围包括髂总下段、髂外、髂内、闭孔、骶前和髂总上段（如果病灶累及宫颈或者淋巴结阳性）淋巴结引流区以及宫旁、阴道上1/2部分。部分患者还需包括腹主动脉旁淋巴结引流区，上界位于肾静脉上1~2cm。由于摆位误差、器官运动等原因，计划靶区（PTV）需要在临床靶区的基础上外扩一定边界。如有镜下病灶，处方剂量为45~50Gy，每日分割剂量为1.8~2Gy；如有肉眼残留病灶或者切缘阳性，需推量至60~70Gy。理想状态下，在术中会放置银夹标记这些危险区域。

3 放疗毒副反应及处理

EC放疗副反应受广泛关注，副反应发生率、严重程度和放疗照射范围、处方剂量、分割模式、放疗技术等有关，和患者自身相关的危险因素包括腹部手术史、年轻、体重偏低、肥胖、高血压、炎性肠病或其他盆腔炎症等。

3.1 近期毒副反应

近期毒副反应指放疗过程中或放疗结束3个月内

出现的毒副反应。近期毒性在生殖泌尿系统表现为尿路刺激症状（少尿、尿频、尿急和夜尿增多）和膀胱痉挛等；在胃肠道表现为恶心、呕吐、厌食、腹泻、腹部疼痛、直肠不适、里急后重等；在阴道反应表现为黏膜炎（从红斑到表面溃疡）、渗出性流液、浆液性流液、易感染等；在骨和骨髓表现为无完全性骨折、血液毒性（三系减低）等；照射区域皮肤反应可表现为红疹、疼痛、湿性脱皮、溃疡等，外阴和腹股沟区域的反应尤甚。

3.2 远期毒副反应

远期毒副反应指放疗结束3个月后发生的毒副反应。远期毒性在生殖泌尿系统反应表现为尿频、尿急、血尿、尿失禁、尿道阴道瘘、直肠阴道瘘等；胃肠道毒性表现为慢性腹泻、吸收不良、溃疡、反复肠道绞痛或梗阻、肠道瘘等；在阴道表现为溃疡、组织坏死、狭窄、瘘等，患者在放疗后容易因阴道狭窄而影响性功能。可让患者在放疗结束后2~4周开始使用阴道扩张器预防或治疗阴道狭窄。

总之，EC放疗常见的并发症为腹泻、直肠炎、尿频尿痛、阴道狭窄等。其中，EBRT与小肠的并发症相关，VBT则会增加阴道和直肠的副反应，比如纤维化、狭窄、溃疡和瘘道等。EBRT联合VBT的副作用率高于单纯EBRT。如手术进行了全面淋巴结清扫，也会增加术后EBRT的副作用率。研究表明，全子宫双附件切除术后联合EBRT或EBRT+VBT或单纯VBT，发生严重并发症的概率分别为2%~6%、4%~13%、0~7%（和剂量相关）。如果子宫双附件切除术加淋巴结清扫术后EBRT，严重并发症的概率则上升为7%~18%。

第四节 系统治疗

1 系统治疗原则

EC的药物治疗包括内分泌治疗、传统化学药物（细胞毒药物）治疗和靶向药物治疗。激素内分泌治疗用于早期子宫内膜样腺癌患者保留生育功能和高危患者的维持治疗、复发患者的姑息治疗，细胞毒药物治疗用于有高危因素患者的辅助治疗及复发患者的治疗，靶向治疗目前多用于复发患者的治疗中。

2 细胞毒药物治疗

2.1 新辅助化疗

对初诊时评估肿瘤负荷较大，特别是有盆腔外腹腔内播散，或远处转移到晚期患者，经妇科肿瘤专科医师评估无法通过初始手术满意切除病灶，或患者不能耐受手术治疗，NCCN指南（2019）和中国常见妇科恶性肿瘤诊治指南（2019）建议可给予新辅助化疗，化疗后重新评估是否可行手术治疗。

Vandenput I等学者的研究结果表明新辅助化疗后中间细胞减灭术92%可达到R0切除，另8%残余病灶亦在1cm以下。多项研究结果提示，手术达到满意减灭是PFS和OS的重要影响因素，提示新辅助化疗后再行手术治疗，或能改善初治时晚期无法手术的EC的预后。

2.2 术后辅助化疗

表4-7-7 各指南中EC术后辅助化疗适应证

ESMO（2013）	NCCN（2020 V1）	中国常见妇科恶性肿瘤诊治指南（2019）	SYSUCC指南
FIGO分期Ⅰ期，存在年龄大于70岁、淋巴脉管间隙受累、肿瘤负荷大等高危因素； FIGO分期为Ⅱ期、Ⅲ期； 特殊病理类型：如浆液性腺癌、透明细胞癌	FIGO分期为Ⅰ、Ⅱ期，存在肿瘤分化差、淋巴脉管间隙受累、年龄大于60岁等高危因素； FIGO分期为Ⅲ期、Ⅳ期； 特殊病理类型：如浆液性癌、透明细胞癌、分化差的癌等	FIGO分期为IB期，存在肿瘤分化为G3，淋巴脉管间隙受累、年龄大于60岁等高危因素； FIGO分期为Ⅱ期，肿瘤分化为G3； FIGO分期为Ⅲ期、Ⅳ期； Ⅱ型子宫内膜癌患者	肿瘤细胞分化差（G3）（ⅠA期小病灶除外） 脉管受累 特殊类型子宫内膜癌（ⅠA期病灶局限于子宫内膜层除外）；透明细胞腺癌、浆液性腺癌、癌肉瘤 Ⅲ、Ⅳ期患者

研究发现，早期的EC患者，如肿瘤分化差，且为深肌层侵犯，其发生远处转移的风险较高，建议在术

后补充全身化疗以降低复发转移风险。Hogberg T等的研究整合分析了NSGO 9501/EORTC 55991和MaNGO ILIADEIII两项研究的结果，提示高危早期EC术后放疗的基础上辅以放化疗可带来PFS的延长，降低复发、死亡的风险。

某些特殊病理类型（如浆液性腺癌、透明细胞癌及癌肉瘤等）的EC无论手术病理分期早晚，术后均建议行辅助化疗以降低复发、转移的风险。

对病灶超出子宫的晚期患者术后建议化疗，是基于发表自2006年的GOG122研究结果：FIGO Ⅲ/Ⅳ期患者术后辅助治疗的化疗组无论PFS还是OS都较放疗组更胜一筹，目前术后治疗需包括全身化疗已成为多数指南的推荐。

2.3 晚期和复发患者的挽救化疗

全身化疗是肿瘤已出现广泛转移的晚期和复发EC的主要治疗手段，化疗方案见下文详述，如患者化疗后肿瘤消退不理想或进展，则建议给予最佳支持治疗或参加临床研究。

2.4 化疗方案

在20世纪中后期，EC的化疗多采用单药方案，所用药物包括：蒽环类药物、顺铂、环磷酰胺、紫杉醇等。

EORTC 55872和GOG107两项随机对照研究的结

果提示了多柔比星+顺铂的整合用药方案在晚期EC的治疗中疗效优于多柔比星单药方案，因此，在研究结果公布之后很多年中，多柔比星+顺铂（AP）方案一直是EC的标准一线化疗方案。随后的GOG177研究，对比TAP方案（紫杉醇+多柔比星+顺铂+非格司亭支持治疗）与标准AP方案用于晚期/复发EC的疗效和安全性，结果提示，虽然TAP方案在PFS、OS等疗效指标方面均优于AP方案，但TAP方案由于治疗副反应较严重，其并未得到广泛应用。

JGOG2041研究对比了多种紫杉类药物和铂类的组合在晚期/复发性EC治疗中的情况，紫杉醇+卡铂（TC）/多西他赛+顺铂（DP）/多西他赛+卡铂（DC）方案的治疗反应率分别为60.0%/51.7%/48.3%，提示TC方案疗效略优于其他组合，且毒副反应可控。GOG209研究结果显示尽管TC方案在生存数据上的表现稍逊于TAP方案（差异无统计学意义），但治疗相关毒副反应显著低于TAP方案。目前，TC方案已成为EC的治疗中临床应用最广泛的方案。

对子宫癌肉瘤，既往研究提示含异环磷酰胺的化疗方案为该类型肿瘤的首选化疗方案，推荐单药异环磷酰胺、异环磷酰胺+紫杉醇（IP）、异环磷酰胺+顺铂（IT）等方案用于子宫癌肉瘤的化疗。2019年ASCO年会报道了一项对比TC方案和IP方案用于子宫或卵巢癌肉瘤的Ⅲ期临床研究结果（GOG0261），TC方案组的中位PFS和OS均优于IP方案，对比IP方案，使用TC方案化疗未降低患者的生活质量，可考虑推荐作为子宫癌肉瘤的标准化疗方案。

表4-7-8　EC化疗方案

首选方案	其他可选方案	
紫杉醇+卡铂 紫杉醇+卡铂+曲妥珠单抗（用于HER-2阳性的浆液性癌）	联合化疗方案 多西他赛+卡铂 多柔比星+顺铂 紫杉醇+卡铂+贝伐珠单抗 异环磷酰胺+紫杉醇（癌肉瘤可选） 异环磷酰胺+顺铂（癌肉瘤可选）	单药化疗方案 顺铂 卡铂 多柔比星/脂质体多柔比星 紫杉醇 白蛋白结合紫杉醇 托泊替康 多西他赛 异环磷酰胺（癌肉瘤可选）

3　内分泌药物治疗

由于Ⅰ型EC为雌激素依赖型肿瘤，孕激素对雌激素相关的子宫内膜增生/子宫内膜癌有拮抗作用，可使增生的子宫内膜/子宫内膜样腺癌细胞向正常转化，拮抗雌激素及抑制雌激素产生的药物亦可使雌激素依赖型肿瘤消退，因此，内分泌药物治疗可用于部分Ⅰ型EC的治疗，使用的药物包括孕激素类药物、芳香化酶抑制剂、抗雌激素类药物、促性腺激素释放激素激动剂（GnRH-a）。

表4-7-9 EC常用的内分泌治疗药物

药物类别	孕激素类	芳香化酶抑制剂	抗雌激素类药物	促性腺激素释放激素激动剂
代表药物通用名	醋酸甲羟孕酮	来曲唑	他莫昔芬	戈舍瑞林
	醋酸甲地孕酮	阿那曲唑	阿佐昔芬	亮丙瑞林
	左炔诺酮宫内缓释系统（LNG-IUS）	依西美坦	福维司群	曲普瑞林

3.1 年轻患者保留生育功能的内分泌治疗

文献报道40岁以下的EC占总人群的1%~14%，患者中部分尚未生育，近年来随着我国二胎政策开放，更多已育1孩的患者也有了保留生育功能的需求。

Gunderson等对多项EC保留生育功能的研究进行综述，纳入研究45项，子宫内膜不典型增生/子宫内膜癌病例共391例，其中280例为高分化（G1）EC，治疗总体的CR 53.2%，不典型增生/EC的CR分别为65.8%/48.2%，复发率分别为23.2%/35.4%。约35%治疗后CR的患者获得成功分娩。

基于研究数据，2019年V4的NCCN指南指出，年轻EC接受保留生育功能的治疗需满足以下要求：

①诊断性刮宫提示病理类型为子宫内膜样腺癌，G1；②MRI或经阴道超声提示病灶局限于内膜层；③影像学未见转移病灶；④无药物治疗禁忌（乳癌、深静脉血栓、心梗等）或妊娠禁忌；⑤患者需了解保留生育功能的治疗不是EC的标准治疗。

建议保留生育功能治疗前咨询生殖专家和进行遗传相关检测。

首选治疗：大剂量孕激素口服，醋酸甲地孕酮160~320mg/d或醋酸甲羟孕酮250~500mg/d，必要时进行代谢及体重管理。每3~6个月使用经阴道超声/盆腔MRI及诊断性刮宫进行评估，如治疗6个月已完全缓解，有妊娠计划者，应尽快就诊辅助生殖中心助孕；无妊娠计划者建议含孕激素方案维持治疗及评估。如治疗6个月时病灶有反应，但未达到完全缓解，可建议联用GnRH-a、芳香化酶抑制剂。如治疗6个月无反应，则建议行标准的手术治疗。

可选治疗：宫腔镜手术电切病灶组织，术前、术后联用大剂量孕激素或LNG-IUS+GnRH-a。

保留生育功能治疗后复发率高，建议完成生育后行EC的标准手术治疗。

3.2 晚期/复发患者的内分泌治疗

高效孕激素用于晚期/复发性EC的治疗已有超过50年历史，后续亦有研究报道使用芳香化酶抑制剂、雌激素拮抗药物、促性腺激素释放激素激动剂等用于治疗EC，但由于有效率不及孕激素，除部分存在孕激素使用禁忌的患者外，目前晚期/复发性EC的内分泌治疗多数仍然使用孕激素类药物。与细胞毒药物相比，激素治疗的毒副反应较小，治疗期间患者生活质量较高，小部分患者亦能获得长期生存。

1999年发表的一项GOG的研究对比口服高剂量（1000mg/d）和低剂量（200mg/d甲羟孕酮）治疗晚期/复发性EC，结果提示，增加剂量并未提高疗效。另外，该研究亦发现，肿瘤为高分化，PR阳性的患者能获得较好的治疗反应。另有研究探索联合激素治疗在EC中的应用，结果提示，他莫昔芬的加入并未提高疗效。故目前推荐的治疗仍为标准剂量的单药内分泌治疗。

第五节　靶向治疗及免疫治疗

随着对EC生物学特性的研究逐渐深入，越来越多的药物针对不同生物标记，而不一定将组织学类型作为治疗的主要适应证，这些靶向特定分子标志物的治疗（Molecular-targeted therapies，MTT）已经显现出令人鼓舞的疗效。例如，识别对免疫治疗特别敏感的亚群（微卫星不稳定的肿瘤），可能会极大地改善这一群体的治疗结果。

1 免疫治疗

肿瘤免疫治疗分为主动免疫治疗和被动免疫治疗：前者是增强自身的免疫系统的抗瘤能力，包括免疫检测点抑制剂（靶向程序性死亡受体/配体、靶向CTLA-4）、抗瘤疫苗；而后者是基于给予外源性产生的免疫系统成分来促进抗瘤免疫反应，包括各种过继细胞疗法、过继因子。POLE-mutated和MSI-H的EC和肿瘤浸润性淋巴细胞富集及较多的新抗原相关，提示对免疫治疗可能产生较好的反应，其中研究最为活跃、临床应用较多的是免疫检查点抑制剂。

1.1 免疫检查点抑制剂（immune checkpoint blockade，ICB）

（1）免疫检查点抑制剂单药应用

研究表明MMR-D的肿瘤因为有更多突变新抗原，所以能对ICB治疗有更高反应率。美国FDA快速批准了PD-L1用于在前线治疗进展后无更满意的治疗选择的MSI-H或MMR-D的实体肿瘤，包括EC。也有相关研究结果提示用IHC检测MMR相关蛋白可用于筛选可能有效的患者。

（2）免疫检查点抑制剂疗效预测

众多研究显示，对具有某些生物标记的人群，ICB治疗可能带来强烈而持久的治疗反应。KEY-

NOTE-028中PD-L1表达（+）的EC ORR 13%（3/23），预测效果并不理想。有报道，POLE mutated EC/癌肉瘤对ICB治疗反应好、持续时间长。PD-L1预测价值仍有待验证。肿瘤组织的高通量测序有助于更全面发现相关的生物标记物，避免盲目使用ICB治疗。

（3）免疫检测点抑制剂在整合治疗中的作用

通过生物标记物筛选的基因组不稳定的EC对ICB的反应率13.1%~53%，但超过70%的子宫内膜样腺癌和84%的非内膜样腺癌不具基因组不稳定的分子特征。对这类不具基因组不稳定分子特征的EC，ICB治疗热点集中在通过整合不同靶点的ICB、其他靶向药物、化疗或放疗来提高反应率。

Lenvatinib是一个口服的多靶点激酶抑制剂，靶点包括VEGFR1-3，FGFR1-4，PDGFRα，RET和KIT。Ⅱ期单臂研究发现，在已接受过系统性治疗的MSI/PD-L1状态非选择性的转移性EC中应用Lenvatinib整合pembrolizumab至肿瘤进展，中位随访13.3个月，24周的ORR 39.6%（21/53）。Ⅲ期随机对照验证了在经治的晚期生物标记物非选择性的EC中使用ICB整合多靶点激酶抑制剂（Lenvatinib+Pembrolizumab）较化疗 可获得更好的PFS和OS（NCT03517449）。NCCN指南（2019版）将Lenvatinib联合pembrolizumab列为晚期或复发性EC治疗的可选择方案。

CTLA-4抑制剂（Ipilimumab）整合PD-1抑制剂（Nivolumab）、PD-L1抗体（Durvalumab）整合PARP抑制剂（Olaparib）和VEGFR1-3抑制剂（Cediranib）均有研究在进行。

还有其他研究在探索潜在的协同增效的治疗方法，如ICB与放疗及免疫调节剂整合（PRIMMO研究，NCT03192059），ICB与化疗（表柔比星）整合（NCT03276013），与叶酸受体抗体整合（NCT03835819）等。

1.2 抗肿瘤疫苗

肿瘤疫苗主要分为基因修饰的肿瘤细胞疫苗、重组病毒疫苗、核酸疫苗、合成肽疫苗、DC疫苗等。Brown TA等的小样本研究发现肽疫苗E39对预防卵巢癌、EC复发有作用。小规模的研究显示，在HLA-A2+的EC患者应用搭载WT1 mRNA的树突状细胞（dendritic cells，DC）疫苗有反应。尚需进一步研究证实。

1.3 被动免疫

被动免疫又称过继免疫，通过将体外扩增的自体或异体的免疫细胞或因子输入肿瘤患者体内起抗瘤作用。过继免疫细胞治疗（adoptive cell transfer therapy，ACT）、BiTE抗体（Bispecific T cell engager Antibodies）等在EC中的应用尚在研究当中。

2 靶向HER2的药物

人表皮生长因子受体-2（human epithermal growth factor receptor 2/neu，HER-2/neu）又名c-erbB-2或P185基因，是HER家族中的重要成员。研究发现，该基因过度表达与细胞转化、肿瘤发生、转移、预后不良相关。

EC HER2过表达率在13%~17%，在侵袭性高的浆液性腺癌、透明细胞癌、癌肉瘤等HER2的过表达率更高，和预后差相关。其中子宫内膜浆液性腺癌HER2过表达率为17%~80%。HER2过表达率各家报道差异较大可能与HER2免疫组化检测在EC尚无标准的判读标准有关。美国FDA批准HercepTest用于HER2免疫组化检测，根据肿瘤细胞膜染色情况评为0，1+，2+，3+，以HercepTest 3+为HER2过表达来预测ERBB-2扩增有较好的敏感性和特异性。11.5%~14%EC，17%~28%内膜浆液性腺癌检测到HER2扩增。

Trastuzumab是一种靶向HER2的人源化的单抗，1998年已被FDA批准用于HER2过表达的高危乳腺癌整合治疗和维持治疗，一项前瞻性随机对照的Ⅱ期研究提示，Trastuzumab整合TC方案化疗及维持治疗可明显改善晚期或复发HER2阳性的子宫浆液性腺癌的预后。NCCN指南（2019）将该方案作为HER2阳性晚期或复发性子宫浆液性腺癌的首选方案推荐。

新型的抗HER2的抗体偶联药物（antibody-drug conjugate，ADC）：如T-DM1（ado-trastuzumab emtansine）和DS-8201（Trastuzumab Deruxtecan）、SYD985（Trastuzumab duocarmazine）等在具有HER2阳性分子特征的EC的作用也值得探讨。

3 抗血管生成药物

Bevacizumab（贝伐单抗）是靶向VEGF-A（vascular endothelial growth factor-A）重组人单克隆抗体，已被FDA批准用于肠癌、非小细胞肺癌。Bevacizumab在EC有一定疗效。GOG Ⅱ期研究提示在接受过一线或二线化疗的持续或复发EC中应用单药Bevacizumab或整合应用Bevacizumab和temsirolimus，均有一定的疗效。将Bevacizumab应用于前线（未接受过化疗）进展期或复发的EC整合化疗的GOG-86P研究结果显示，与历史的化疗疗效比较，紫杉醇联合卡铂方案增加Bevacizumab并未改善治疗反应率和PFS，但OS获益。NCCN指南建议Bevacizumab可考虑用于已使用过细胞毒性药物进展的病例。

4 小分子靶向药物

小分子类靶向药均为激酶抑制剂，通常口服吸收好，但半衰期短、需每日服用。Sunitinib是一个靶向VEGFR1-3以及包括PDGFR、KIT、RET、FLT3在内的大部分酪氨酸激酶受体的抑制剂（tyrosine kinase inhibitor，TKI）。一项Ⅱ期研究显示，接受过不超过一线治疗的复发转移EC中，客观反应率18.1%，30.3%的患者无进展超过6个月，21%的患者无进展超过12个月。Brivanib是一个靶向VEGFR和FGFR的TKI，在接受过一线或两线的持续或复发EC的Ⅱ期研究中客观有效率18.6%，30.2%的患者PFS超过6个月。Lenvatinib 整合 pembrolizumab 24 周的 ORR 达 39.6%，被NCCN指南（2019）推荐为晚期或复发性EC治疗的可选择方案。Lenvatinib单药用于接受过一线或二线的转移性/转移性EC的ORR为14.3%。

5 PARP抑制剂

PARP抑制剂（Poly（ADP-Ribose）Polymerase Inhibitors，PARPi）已被FDA批准用于上皮卵巢癌一线治疗后或铂敏感复发治疗后的维持治疗以及有胚系或体系BRCA1/2突变的复发性卵巢癌的治疗。EC同源重组修复缺陷（Homologous recombination repair deficiency，HRD）的发生率目前只有小样本的报道。Marthe M.报道一组25例患者（非内膜样腺癌占52%，60%为低分化癌）中HRD 6例（24%）。子宫内膜样腺癌无一例是HRD（0/11），非内膜样癌46%（6/13）为HRD。除一例外，所有的HRD病例都有致病性BRCA1突变或体细胞HR相关基因高拷贝数丢失。分析TCGA的病例也支持这一结果，非内膜样癌中48%（63/132）有BRCA相关基因组疤痕，而内膜样癌中只有12%（37/312），差异显著。

目前尚无PARP抑制剂用于EC的临床研究结果报道。一项前瞻性随机对照研究比较olaparib单药、cediranib单药及olaparib整合cediranib在复发/转移EC的研究正在进行（NRG-GY012，NCT03660826）。

6 PI3K/mTOR/Akt通路抑制剂

Ⅰ型EC常有PI3K通路的改变（大部分是PTEN和PIK3CA突变）。TCGA数据提示，92%的内膜样癌有PI3K通路突变。已开发的PI3K/AKT/mTOR通路的靶向抑制剂很多，但单独使用疗效有限，ORR基本上都低于10%。mTOR抑制剂Everolimus联合Letrozole抗雌激素治疗用于接受过不超过两线的复发EC，ORR 32%（CR 9例，PR 2例），临床获益率（CR/PR/SD）40%。病理类型为浆液性癌是治疗无反应的预测因子，内膜样癌及CTNNB1突变者对Everolimus整合letrozole治疗反应好。另外一项mTOR抑制剂Temsirolimus加或不加孕激素和tamoxifen的Ⅱ期随机对照研究提示增加内分泌治疗并未提高反应率，反而增加了静脉血栓风险。

7 靶向治疗的毒性管理

靶向药物有特殊的作用靶点，其不良反应相对于细胞毒性药物少且较轻。但是靶向药物的靶点在人体正常组织也会存在，所以靶向药物也会有一定的不良反应，最常见的是乏力、虚弱、发热寒战和关节肌肉痛等全身性反应。此外，对不同靶点药物特有的毒性应特别留意，如EGFR抑制剂常见皮疹、瘙痒、干燥、红斑等皮肤毒性；高血压是VEGF/VEGFR单抗最常见的不良反应；靶向VEGFR的抑制剂引起内皮细胞凋亡而诱发血栓性事件和出血；曲妥珠单抗可通过激活蛋白介导的线粒体凋亡途径来抑制线粒体功能，导致ATP合成不足而引起心肌细胞收缩功能障碍等。

随着免疫治疗适应证的不断获批，越来越多的患者接受免疫治疗。免疫治疗的毒性可能涉及多个系统，更重要的是部分不良反应会引起非常严重的后果，甚至是致命的。NCCN 、ASCO或ESMO都有免疫治疗相关毒性处理指南，对不同系统不同分级的毒性反应处理给出指引。总体原则是对毒性反应进行准确、动态评估，继续、暂停或永久性停用免疫治疗，合理使用激素。毒性反应严重者，建议转至专科医院就诊。

由于靶向治疗、免疫治疗发展迅速，不少的适应证获批是基于样本量不大的Ⅱ期研究，部分的毒性反应在临床研究阶段并未暴露或被识别。对于靶向治疗、免疫治疗使用，更应注重毒性反应的监控和管理，不断更新不良反应谱，从而更好地预防和处理相关的毒性反应。

第六节 复发性EC的治疗

复发性EC是指EC经系统的初始治疗完全缓解一段时间后，临床又发现癌灶，且组织病理类型与原发灶完全一致。广义上，初始治疗未达完全缓解肿瘤进展或肿瘤持续存在也归为复发性EC。文献报道，EC治疗后复发率约为15%，一半以上的复发发生在初始治疗后2年内。早期患者的复发率从2%到15%不等，而晚期患者或低分化、特殊病理类型患者的复发率可高达50%。

对复发EC的治疗需要整合考虑复发部位、组织病理学类型、既往治疗（是否放疗、化疗及其用药）、复发时间间隔以及初治分期、组织学、肿瘤分化等情况。一般将EC复发部位分为阴道残端孤立复发、盆腔区域复发、远处复发3种情况。具有较长的无瘤间隔、分化好的子宫内膜样癌或阴道孤立复发的患者预后较好，而非子宫内膜样癌（浆液性癌和透明细胞癌）、盆腔外复发、放疗野外复发的患者总生存率较低。早期患者的复发约50%局限于盆腔，其余患者出现孤立的盆腔外转移（25%）或盆腔以及盆腔外病灶（25%）。初治为晚期（Ⅲ/Ⅳ期）的患者有较高的复发风险，并且更有可能在复发时出现盆腔外转移。盆腔内和盆腔外复发患者的五年总体生存率分别为55%和17%。

复发EC的治疗需要整合考虑复发部位、是否接受了先前的辅助放疗、既往是否接受化疗、复发间隔时间以及患者的一般状况等因素。胸部、腹部和骨盆的成像是排除转移性疾病所必需的，按照复发部位可分为阴道残端孤立复发、盆腔区域复发、远处复发3种情况。常用的治疗方法包括放射治疗、化疗、手术治疗、激素治疗、抗血管生成药物、靶向药物、免疫治疗等。

1 复发后的放射治疗

对复发EC，放疗是常用的治疗手段。尤其对阴道孤立复发的患者，需要优先考虑采用放疗，其他可施行放疗的情况包括：局限于盆腔复发孤立病灶、腹主动脉旁淋巴结孤立转移等。

1.1 阴道残端孤立复发

EC的局部复发一般是指在阴道残端或顶端穹窿处孤立复发性病灶。对既往未接受过辅助放疗的患者，放疗（盆腔外照射和/或后装放疗）是首选的治疗方法。在PORTEC-1研究结果发现阴道残端孤立复发，放疗CR达87%，且在随访8年后，20例（67%）患者没有出现再次复发。在一项多中心的回顾性分析也显示了类似结果，对有孤立性阴道复发并且既往未接受过放疗的患者69例实施了放疗，总体5年的生存率为75%。

一些作者建议可以采用FIGO阴道癌分期系统对EC的孤立阴道复发病灶进行评估，对预后有一定预测价值，Jereczek Fossa等人的回顾分析中，EC阴道复发病灶按照阴道癌分期为Ⅰ期、ⅡA、ⅡB或Ⅲ期的患者3年生存率分别为62%、55%、38%和5%。

对既往接受过辅助放疗的复发患者，对放疗反应率有所下降，预后较接受过放疗患者差。在PORTEC-1中，该部分患者的3年总生存率为43%，远低于未接受过放疗的患者。尽管对放疗的反应率有所降低，副作用发生的风险增高，放疗仍是这部分患者治疗选择之一，需要有资质的放疗中心评估后选择合适的患者并确定放疗方案，新的放疗技术如适型调强放疗（IMRT），影像介导的后装放疗（IGBT）有助于减少对周围正常组织的毒性。同期放化疗模式还需要更多证据支持。

1.2 盆腔复发

与孤立的阴道复发相比，这部分患者可能伴随阴道、盆腔组织的直接浸润或淋巴转移，预后更差。病灶累及到盆腔侧壁的妇女3年的OS约为5%，宫旁组织浸润者为38%，而仅阴道黏膜受累者为62%。治疗可考虑放疗，放疗反应率较阴道孤立复发患者差；手术也是这部分患者（尤其是放疗野内复发患者）的治疗选择，有条件情况下可施行术中放疗；对盆腔复发病灶患者的治疗需要考虑全身化疗在内的整合治疗，全身化疗可作为整合治疗一部分，或对不适合手术或放疗患者仅行化疗。

1.3 腹主动脉旁淋巴结孤立转移

对孤立腹主动脉旁淋巴结转移患者可考虑放疗。一项回顾性分析报道对7例孤立腹主动脉旁淋巴结复发转移患者实施立体定向放疗（stereotactic body RT, SBRT），放疗剂量为36~51 Gy/3 fraction，治疗后患者1年，3年的生存率分别为100%和71.4%。由于这部分病例数较少，治疗方式还有待更多证据。

2 复发后的手术治疗

对阴道、盆腔孤立复发不适合施行放疗或放疗未能控制肿瘤患者，手术是另一种治疗选择，手术前需影像学评估肿瘤局限于盆腔，无远处转移病灶。此外评估可达满意的手术切缘，是提高患者生存的关键因素，必要时可考虑盆腔脏器廓清术。对仔细评估观察仅为远处孤立转移病灶如肺转移结节，可考虑行姑息病灶切除手术。

2.1 盆腔脏器廓清术

对复发肿瘤局限于盆腔，评估局部切除难达满意切缘，或肿瘤侵犯膀胱、直肠患者（尤其是既往已经接受过盆腔放疗的患者），可考虑实施盆腔脏器廓清术。手术分为前盆、后盆、全盆腔脏器廓清术。局部复发EC进行盆腔脏器廓清术既往报告5年OS为20%~45%，术后并发症发生率为60%~80%。更多的近期病例系列报道了5年的OS为40%~73%，并发症发生率为30%~48%。Seagle等人分析美国国家癌症数据库652例因EC复发而接受盆腔廓清手术切除的数据，通过多因素回归，年龄增加，手术边缘阳性，淋巴结转移，组织学分化差，黑人种族与死亡危险增加有关。盆腔脏器廓清手术创伤大，往往涉及多个器官的切除和重建、改道，围术期和术后并发症发生率高，并不适合全部患者。因此，实施盆腔脏器廓清要有严格的手术适应证，并尽量做到切缘阴性以提高患者生存，肿瘤已经发生远处转移者不建议进行盆腔脏器廓清手术。除严格把握手术适应证，术前需和患者做好充分沟通，并经多学科整合诊疗（MDT to HIM）讨论，进一步优化治疗方案。

2.2 肿瘤细胞减灭术

复发肿瘤在盆腹腔内播散，经影像学评估可以切除的患者，肿瘤细胞减灭术仍能给患者带来生存获益。虽然缺乏前瞻性数据，一些回顾性分析表明，满意的肿瘤细胞减灭术后患者5年OS可高达60%。Barlin等人报告了14项回顾性研究，包括672名患者的汇总数据也显示满意肿瘤细胞减灭术将为患者带来16个月的总体生存获益。无论是初次治疗的晚期患者或复发的患者，肿瘤细胞减灭术后残留肿瘤的大小是影响预后的重要因素，应争取切净所有肉眼可见的肿瘤。

总体而言，复发EC手术治疗需要整合考虑病灶位置、是否局部/孤立复发病灶、是否可施行放疗、外科医生的经验和评估达到满意手术切缘/肿瘤细胞减灭术的可能性，以及病人的一般状况和手术对生活质量的影响。

3 复发后的化疗

化疗是复发EC整合治疗的重要组成部分。对盆腔非孤立复发患者、盆腔外扩散患者，生存期显著下降，全身化疗是主要的治疗方法。常用的化疗药物选择包括有：紫杉醇、铂类、蒽环类细胞毒性药物。需要结合患者既往是否接受过化疗及复发时间间隔进行药物选择。

对既往未接受过化疗患者，紫杉醇整合卡铂是首选的治疗方案。

既往接受过化疗的患者预后更差，是一个不良的预后因素，再次接受化疗的反应率和疾病控制时间更短。部分观点认为，类似于复发性卵巢癌中"铂敏感"的定义，EC无铂间隔的长短也有重要意义。回顾性分析发现，在二线治疗中，对于复发无铂间隔小于6个月、6个月至12个月、12个月至23个月和大于24个月的EC患者，二线以铂为基础的化疗反应率分别为25%、38%、61%和65%。因此，对无铂间隔大于12个月的患者再次给予含铂的方案如紫杉醇整合卡铂方案化疗是合理的。

复发性EC二线化疗常用药物反应率均较低，包括一些一线常用的有效药物如阿霉素。阿霉素在对转移、复发性EC的治疗中反应率为17%~22%，然而，在一些对既往使用过紫杉醇联合卡铂化疗后的复发病例的研究中，该药物反应率为0。同样多西他赛周疗的反应率也较低（7.7%）。其他细胞毒性药物包括脂质体阿霉素、拓扑替康、培美曲塞和吉西他滨的反应率介于4%至12%之间。其中紫杉醇和脂质体阿霉素的反应率相对较高。对既往未使用过紫杉醇的患者，紫杉醇的药物反应率可高达27.3%~37%。

一些新药对这些EC也并未显示出让人满意的疗效，如伊沙贝酮（Ixabepilone）一种半合成的EpothiloneB类似物，在Ⅲ研究中未展现出生存获益。

总体而言，紫杉醇和铂类是复发EC常用药物，对复发无铂间隔大于12个月患者，可再选择铂为基础化疗如紫杉醇联合卡铂；对无铂间隔较短的患者，除更换化疗方案外，更加需要考虑激素治疗，进行相关检测了解是否适合免疫治疗或分子靶向治疗。化疗可考虑整合靶向药物治疗。复发性EC相关临床研究及常用化疗方案、用药见表4-7-10。

4 复发后的靶向药物治疗

4.1 抗血管生成药物

虽然贝伐单抗在EC中展现出一定抗瘤活性，但在卡铂和紫杉醇中加入贝伐单抗的生存效益还需进一步证实。小样本研究提示，Bevacizumab整合放疗对复发EC，尤其是不可切除的淋巴结，有很好局部控制率和生存。

4.2 抗HER－2抗体

NCCN指南已将Trastuzumab（曲妥珠单抗）整合紫杉醇加卡铂的方案作为HER2阳性晚期或复发性子宫浆液性腺癌的推荐方案。

4.3 免疫检查点抑制剂治疗

与其他实体肿瘤相类似，免疫检查点抑制剂被批准可用于MSI-H或MMR-D（MMR-deficient）、既往接受过抗瘤治疗的EC后线治疗。一项Ⅱ期临床研究观察了15例既往接受过至少1次抗瘤治疗且为MMR-D（MMR-deficient）EC患者，使用PD-1抑制剂pembrolizumab治疗后其中3例患者（20%）达到完全缓解，5例患者（33%）部分缓解。而分析KEYNOTE-028研究中EC患者的数据，其中24例PD-L1阳性患者接受治疗并进行疗效和安全性评估，客观缓解率为13%（均为部分缓解，无完全缓解病例）。对免疫检查点抑制剂在EC中的应用适应证和效果还需更多证据证实。

5 复发后的内分泌治疗

主要用于远处播散转移、分化好的子宫内膜样腺癌、ER/PR阳性、无明显症状的患者。高效孕酮是激素治疗主要药物，对未接受过化疗患者，醋酸甲羟孕酮的客观反应率为18%~25%，但药物疾病控制时间较短，平均为3~4个月；其他药物包括雌激素受体调节剂（SERM）如他莫昔芬，应答率在10%左右，中位PFS较短（小于2个月）；促性腺激素释放激素激动剂（GnRH-a）在EC中表现出相对较差的活性，反应率为0~12%。芳香化酶抑制剂阿纳斯特罗唑和来曲唑在

Ⅱ期临床研究中反应率为9%左右。

以高效孕酮为主的整合用药可能获得更好的反应率，在两项随机试验评估了孕酮和他莫昔芬联合治疗的更大效果。GOG153每3周评估一次未接受过化疗的复发患者使用他莫昔芬和醋酸甲地孕酮的疗效，结果显示客观反应率可达27%，并且在病理为1级和2级的患者中，客观反应率为38%，支持I型子宫内膜癌激素治疗更为有效。在另一项对未接受过化疗的复发EC临床研究中（GOG 119），甲羟孕酮联合他莫昔芬的疗效客观反应率可达32%。

表4-7-10　晚期/复发子宫内膜癌相关研究及常用方案

研究	研究人群	试验组	对照组	结果
GOG 177: Fleming 2004（N = 263）	晚期/复发患者	TAP：阿霉素（45mg/m²）、紫杉醇（160mg/m²）、顺铂（50mg/m²）每3周×7疗程	AP：阿霉素（60mg/m²）+顺铂（50mg/m²）每3周×7疗程	ORR：57% vs. 34% PFS：8.3 vs. 5.3个月 OS：15.3 vs. 12.3个月
GOG 209: Miller 2012（N = 1381）	晚期/复发患者	CT：卡铂（AUC5或6）+紫杉醇（135或175mg/m²）每3周×7疗程	TAP：阿霉素（45mg/m²）、紫杉醇（160mg/m²）、顺铂（50mg/m²）每3周×7疗程	PFS：14 vs. 14个月（HR，1.03）；OS：32 vs. 38个月（HR，1.01）；CT不低于TAP

续表

研究	研究人群	试验组	对照组	结果
GOG 3007：Slomovitz 2018（N = 74）	晚期/复发患者	Everolimus / letrozole （EL）或 megestrol acetate / tamoxifen（MT）	NA	ORR（既往未接受化疗者）：EL：53%；MT：43%
Fader 2018（N = 61）	晚期/复发患者，HER2阳性，浆液性癌	CT + trastuzumab：卡铂（AUC5）、紫杉醇（175mg/m²）+ trastuzumab（6mg/kg）	CT：卡铂（AUC5）+紫杉醇（175mg/m²）	ORR：44% vs. 75%（无显著差异）PFS：8 vs. 12.6个月
GOG 86P：Aghajanian 2018（N = 349）	晚期/复发患者	CT+贝伐单抗：卡铂、紫杉醇+贝伐单抗	历史对比（GOG209）	ORR：60% vs. 51% OS：HR，0.71（95%CI，0.55-0.91）

AUC：曲线下面积；GOG：美国妇科肿瘤学组；ORR：客观反应率；OS：总体生存率；PFS：无进展生存率。

6 要点小结

对阴道孤立复发的EC首选放疗（盆腔外照射和/或后装放疗）；盆腔局部复发患者需要考虑多种治疗方式的整合治疗，对孤立复发病灶可考虑放疗（既往未接受放疗者）或手术治疗，结合全身化疗，对放疗野内复发、放疗后肿瘤未控、评估无远处转移及可达到满意切缘患者可选择手术治疗整合化疗；盆腔外复发转移患者应采用全身化疗为主的治疗，同时考虑是否适合联用靶向药物、免疫治疗、激素治疗等整合治疗方法。

第八章

营养治疗与中医调理

应向患者宣教健康生活方式，指导饮食营养，鼓励适当性生活（包括阴道扩张器、润滑剂的使用），评估其他合并疾病如糖尿病、高血压等情况，注意治疗的远期不良反应处理等。

第一节 营养治疗

在最近的流行病学调查中，以患者主观整体评估（PG-SGA）评估492例EC的营养状况，发现营养正常仅占26.0%，轻度、中度及重度营养不良的患者分别占24.4%、33.5%和16.1%。营养不良在EC的发生不容忽视。

1 营养筛查

可用营养风险筛查（NRS-2002）、主观全面评定（SGA）、肿瘤患者整体主观营养评定（PG-SGA）等工具对EC进行筛查。

2 营养评定

从EC临床资料中收集相关资料，如一般状况、饮食情况、身体测量指标和生化指标，肌肉功能测量、人体组成等并对此进行评估。

3 营养支持治疗方法

3.1 治疗前

营养支持的目的是提供营养、改善机体状态，纠正治疗前营养不良，保证各项生命适应证稳定，使患者机体有可能接受治疗。

如患者无营养风险或营养不良，经口能进普通饮食，应维持基本正常的饮食摄入，给予普通饮食，一般无须提供额外的营养治疗。

如患者有营养风险或营养不良，经口能进普通饮食，应指导患者从基本正常的饮食获取足够的营养摄入，如经口进食饮食依然不能满足患者营养需要，可予口服营养补充（ONS）。

需行手术治疗的患者，若合并下列情况之一：6个月内体重丢失10%~15%，或体质指数（BMI）<18.5kg/m^2，或主观全面评定（SGA）达到C级，或无肝功能不全患者的血清白蛋白<30g/L，营养治疗可改善患者的临床结局（降低感染率，缩短住院时间）。

这些患者应在术前给予营养治疗7~14天，即使手术因此而推迟也是值得的。首选经口服或管饲途径予肠内营养。

3.2 治疗期

减少患者在治疗期间因经口摄入减少而导致的饥饿，使患者如期、按计划、最少的并发症地完成治疗，或在治疗期间尽管有某些严重并发症时仍能按计划完成治疗。

外科手术：

大部分EC可参考ERAS项目进行营养管理。推荐对存在营养不良及营养风险的患者开展围术期营养治疗。如预计围术期超过5天无法经口进食，或经口进食量低于需要量的60%且持续7天，应尽快给予营养治疗，首选肠内营养（口服营养补充或管饲营养）。但通过肠内营养仍无法达到需要量的60%且持续7天以上者，推荐肠内营养与肠外营养联合使用。如患者需要营养治疗，但存在着肠内营养禁忌（如肠梗阻、腹膜炎等），应尽早给予肠外营养。

如术后出现乳糜腹进行保守治疗时，可首选给予无脂或低脂的饮食或肠内营养，如经口摄入不足，可予部分肠外营养补充。

放疗、化疗、激素治疗、靶向治疗及免疫治疗：

放疗、化疗、激素治疗、靶向治疗及免疫治疗期间因患者会产生不同程度的胃肠道反应，特别是放疗中的腹泻、食欲不振等，造成患者营养不良进一步加重。营养支持治疗可明显改善患者的营养不良状态，有利于提高治疗的完成率，进而提高肿瘤控制率；还能帮助患者尽快度过不良反应恢复期，缩短肿瘤治疗间歇期。

如患者无营养风险或营养不良，经口能进普通饮食，应维持患者基本正常的饮食摄入，给予普通饮食，一般无须提供额外的营养治疗。

如患者有营养风险或营养不良，经口能进普通饮食，应指导患者从基本正常的饮食获取足够的营养摄入，如经口进食饮食依然不能满足患者营养需要，可予口服营养补充（ONS）。如经口进食不能满足患者营养需要，可予建立肠内营养支持途径，经管予肠内营养。

如患者存在恶心、呕吐、腹胀、腹痛、腹泻持续超过3天者，应检查患者目前经口进食是否达到需要量，如不能达到需要量，建议使用营养治疗，首选肠内营养。

治疗中如有腹泻：增加液体摄入补偿丢失，少吃多餐；食用含可溶性纤维的食物，如苹果、香蕉等中的果胶有增稠作用；暂时避免食用含不可溶性纤维的食物，如未成熟的蔬菜和水果、绿豆、椰子奶、咖喱或咖喱粉、菠菜、啤酒或其他含酒精的饮料、牛奶、冰冻饮料、过分油炸的食物、含高浓度香料的食物等；使用益生元和/或益生菌；药物治疗。

3.3 治疗后

及时发现与处理导致EC治疗后营养不良的各种因素，使患者在治疗后有较好的生活质量。

建议患者每周测量体重1次并记录。

如患者有/无营养风险或营养不良，经口能进普通饮食，应鼓励患者从正常的饮食摄入获取足够的营养，如经口进食饮食不能满足患者营养需要，可予口服营养补充（ONS）。

治疗后的患者不管是否存在营养风险或营养不良，如出现吞咽哽咽感加重、存在进食后呕吐、腹泻、经口进食量极少或进食时存在呛咳和/或误吞，应细心诊查患者，排除导致症状体征出现的因素，如暂时不能纠正患者症状，应考虑予积极营养支持。

4 营养需要量

（1）建议热量：25~30kcal/kg体重，蛋白质：1.0~1.5g/kg体重，视患者营养及代谢状况变化调整营养供给量

（2）有并发症者，热量可增加至30~35kcal/kg体重，视患者营养及代谢状况变化调整营养供给量

5 配方选择

（1）肠内营养：整蛋白配方已能满足EC患者的一般需要。

（2）肠外营养：按常规设计。

第二节 中医调理

子宫内膜癌在中国医学中归于“崩漏”“五色带下”“石瘕”“癥瘕”等病证中。《血证论》云：“崩漏者，非经期而下血之谓也。”《诸病源候论》云：“带下病者，由劳伤血气，损动冲脉任脉，致令其血与秽液相兼带而下也。”“五色带下”即妇人带下青、赤、黄、白、黑五色相杂。这些描述与子宫内膜癌大致类同。

中国医学认为“崩漏”“带下”“癥瘕”是由于情志失调，冲任受损；或肝肾亏虚，冲任二脉功能失调；或脾失健运，水湿内停，聚而成痰，痰湿阻滞经脉，蕴而化热，下注胞宫与瘀血互结而成。

根据子宫内膜癌的分期不同，西医治疗上采用手术、放疗、化疗及免疫靶向治疗等等，中医以扶正祛邪的总体治则，通过辨证论治，可促进患者术后康复，尽快地为及时下一步治疗创造条件，减少肿瘤的复发和转移，减轻放化疗及免疫靶向等治疗的不良反应，促进患者及时、规范地完成相关治疗。对于晚期患者，中医药可减缓肿瘤生长、提高生活质量、延长生存时间。

1 EC术后中医调理

手术祛除病邪的同时也给患者带来不同程度的损伤。所谓“邪之所凑，其气必虚”；术中失血、元气受损；术后机体多见正气亏虚、阴血不足；机体各脏器功能受损，导致气机郁滞，升降失司，开阖失常；或余毒未清，瘀阻经脉，血行不畅，导致气滞血瘀等邪实存在。因此，正虚邪滞是EC术后的辨治特点，以气血亏虚为本，气滞血瘀为标。

1.1 中医辨证调理

术后应根据正虚邪滞的体质特点，通过不同的临床证候辨明正邪盛衰，分清标本主次，采取不同的阶段性治疗方法，调整机体阴阳、气血，恢复脏器功能。气血亏虚型以益气补血为治则，方用八珍汤加减；气阴两虚型以滋阴益气为治则，方用补中益气汤加减；脾气虚弱型以健脾益气为治则，方用四君子汤加减。气滞血瘀型以活血化瘀为治则，方用少腹逐瘀汤加减；湿热下注型以清热利湿解毒为治则，方用黄连解毒汤加减。

1.2 术后并发症的中医调理

EC术后会出现一些并发症和不良反应，中医药在改善某些术后并发症和减少不良反应发生等方面具有独特优势，可提高患者生活质量。

（1）胃肠功能紊乱

手术直接或间接损伤脾胃，易出现恶心、呕吐、腹胀、便秘等。病机为脾胃功能虚弱、气机升降失常。术后恶心呕吐的发生多与胃中寒冷，难以腐熟食物；肠道壅塞，胃腑不降有关，治以温中健脾、降逆止呕，方用理中汤加减。术后腹胀便秘多属气机不畅，升降失常，腑气不通有关，治以理气通便，方用四磨汤加减。

（2）淋巴水肿

淋巴水肿是EC术后常见并发症，属于中医学“脉痹”“水肿”等范畴。中医学认为EC术后会消耗损伤人体自身正气，损伤人体脉络，以致气虚血瘀，络脉不通，津液不能循脉络正常运行，渗出脉外而发为水肿，积聚于下则引起会阴、下肢淋巴水肿。如果部分患者术后要接受放疗化疗，进一步损伤正气，无力推动血行，津血溢出脉外，日久则发生阴阳失衡、气血不足，甚者会导致血瘀、水湿、痰凝。其辨证分型主要有寒湿阻络型、湿热下注型、痰凝血瘀型，以温阳利水、清热利水、活血利水为治则，方用五皮饮合胃苓汤、疏凿饮子、少腹逐瘀汤合三仁汤加减。

（3）血栓

因肿瘤患者血液高凝状态、手术部位、手术范围等原因，血栓成为EC术后并发症之一，临床以下肢静脉血栓多见，偶尔也见脑梗、心梗或肺梗等。中医认为血栓属于“血瘀证”范畴。临床上常常使用活血化瘀的药物来防治血栓形成。下肢深静脉血栓常见湿热下注型、血瘀湿重型和脾肾阳虚型，在清热利湿、利湿通络、温肾健脾的基础上，注重加强活血通络。方用五苓散、苓桂术甘汤、阳和汤加减。

（4）乳糜样腹水

EC行腹主动脉旁淋巴结清扫术后，少数患者会出现乳糜样腹水。腹水中医称为鼓胀，是由于脾脏运化失司，水湿不化，肾脏气化不利，膀胱功能失调，三焦壅滞，津液输布失常，积聚日久，湿热或寒湿内停，气血交阻，脉络瘀结，邪毒内聚，而成鼓胀。脉络阻滞，清浊相混，水谷精微失于运化传输，行于脉络之外，湿浊与精微脂液相溢于腹中，积聚为乳糜腹水。病机为本虚标实，虚实并见，治疗宜攻补兼施为原则。气滞湿阻证治宜疏肝理气、运脾化湿为主，方选柴胡疏肝散加减；水瘀互结证以活血化瘀利水为治法，方用调营饮加减；而脾肾阳虚证治宜温补脾肾、行气利水为主，首选附子理中丸合五苓散加减治疗；

肝肾阴虚证，以补肝益肾、滋阴利水为法，方用六味地黄丸合一贯煎加减。

（5）尿潴留

术后尿潴留多因术后气血亏损、经脉受阻、气化失利、膀胱开阖功能失常所致。手术多损及膀胱细小络脉，引起经脉瘀滞、气化失常，同时手术造成气血耗失，因而致小便淋漓不畅，多属虚实夹杂证。中医辨证治疗多考虑从“腑以通为用”论治，以活血、利尿、通淋为原则，方用石韦散、代抵当汤加减治疗。

2 EC化疗后的中医调理

中医药配合肿瘤化学治疗，在减轻消化道反应，改善骨髓抑制，提高化疗完成率等方面具有良好的疗效。化疗药物对癌细胞的杀灭作用，类似于中医攻伐、祛邪，攻伐太过则人体气、血、阴、阳俱损。化疗偏于耗气伤阴，表现为脾胃失调、气阴两虚及气血两亏。中医药通过扶正固本，既能减轻化疗的毒副反应，又能增强机体免疫功能，起到减毒增效的作用。

2.1 消化道反应的中医调理

化疗引起的消化道反应多是由于胃失和降、胃气上逆所致。脾气虚弱型治以益气健脾，方用香砂六君子汤加减。肝脾不和型治以健脾和胃，降逆止呕，方用旋覆代赭汤加减。

2.2 骨髓抑制的中医调理

中医认为，化疗引起的骨髓抑制，如白细胞减少、贫血、血小板减少等，其病因为“药毒”所为，其发生与进展是动态的变化过程，与患者脏腑功能状态、气血阴阳盛衰程度密切相关。大致可分4个阶段：①气血亏损：药毒直接损伤气血，导致气血亏虚。治以益气补血，方用八珍汤加减。②脾胃虚弱：在气血亏虚基础上，药毒中伤脾胃，脾虚胃弱，气血生化无源。治以健脾和胃、补益中气，方用补中益气汤加减。③肝肾阴虚：药毒损伤肝肾，精气不足，骨髓失养，髓不生血。治以滋补肝肾、益气养血，方用知柏地黄汤合当归补血汤加减。④脾肾阳虚：药毒蓄积，损伤脾肾，阳气耗损。治以温补脾肾，方用右归丸合当归建中汤加减。

3 EC放疗后的中医调理

放疗在中医理论上是属于热毒之邪，患者接受放疗之后，机体被辐射之热邪灼伤，造成体内热毒之邪过盛，邪气伤阴耗气、损伤机体津液，损害脾胃之功能，影响气血生化之源，造成阴虚火旺、气滞血瘀或湿热蕴结等证。阴虚火旺型治以滋阴降火，方用青蒿鳖甲汤、秦艽鳖甲散加减。气滞血瘀型治以活血化瘀，行气止痛，方用少腹逐瘀汤加减。湿热蕴结型治以清热利湿止痛，方用八正散、葛根芩连汤加减。

4 EC激素治疗的中医调理

内分泌治疗阶段所产生的类更年期综合征可归结为中医范畴“郁证”“百合病”“脏躁”，中医认为内分泌药物易引起肾-天癸-冲任-子宫轴的平衡失调、脏腑失和而发病，与肾、肝、心、脾、胃密切相关。肝肾阴虚型治以滋补肝肾，方用六味地黄丸、知柏地黄丸加减。肝郁气滞型治以疏肝解郁，方用逍遥散、丹栀逍遥散等加减。脾虚湿阻型治以健脾化湿，方用四君子汤加减。冲任失调型治以调摄冲任，方用二仙汤加减。

5 EC免疫靶向治疗的中医调理

免疫靶向引起的不良反应是以药物引起的“药毒”为主要病因。主要病机特点可见风邪兼夹湿邪与热毒，侵及肌表而发为瘙痒、皮疹等皮肤相关不良反应；辛散耗气至脾胃虚弱而出现中焦气机运行失常，升降失和而发为腹泻等胃肠道相关不良反应；气血亏虚则因气血生化亏耗不足而发为疲劳、贫血等相关不良反应。

5.1 皮肤相关不良反应

免疫治疗引起皮肤相关不良反应以“本虚标实”为病机特点。外治法当以祛风、清热、燥湿为主，选用金银花、苦参、黄芩、白鲜皮等清热燥湿类中药溻渍或药浴。内服法则基于辨证论治，分别针对风热侵犯肌表者选用消风散，湿热蕴结肌肤者选用萆薢渗湿汤加减，热毒入于营血者选用清营汤加减，阴虚血燥在内而毒邪结聚在外者选用荆防四物汤加减，气阴两伤者选用增液汤合益胃汤加减等。

5.2 胃肠道相关不良反应

胃肠道相关不良反应治疗当以健脾和胃为主，辅以清热燥湿，选用参苓白术散、香砂六君子、理中丸等作为基础方，配合葛根芩连汤加减。如若久泻不愈而致中气下陷，选用补中益气汤/藿香正气丸加减；如若里急后重、腹痛痉挛，甚至血便或黏液便严重，加以葛根芩连汤、芍药汤等，在清热燥湿的同时应注意苦寒之品勿进一步败伤脾胃。

5.3 气血亏虚相关不良反应

免疫靶向治疗引起的疲劳、乏力等症状，其病机为正气不足，气血生化不足或气血耗伤太过，导致气虚血亏而引起疲乏。气虚者可重用补气药，方用补中益气汤加减；血虚者可用升血调元汤、方用四物汤加减；气血亏虚者方用八珍汤加减。

6 EC姑息治疗中的中医调理

对无法根治的晚期EC，当抗肿瘤治疗可能不再获益时，以姑息治疗为主。以中医整体观念、辨证论治为治疗原则，进行积极、全面的中医干预姑息治疗，主要目的是缓解症状、减轻痛苦、改善生活质量、延长生存期。

6.1 辨证选药

临床常见6个分型：湿热下注型以清热解毒利湿为原则，方用黄连解毒汤加减。肝郁血热型以疏肝清热、凉血止血为原则，方用丹栀逍遥散加减。瘀血内停型以活血化瘀、散结止痛为原，方用少腹逐瘀汤加减。脾气亏虚型以健脾益气、固摄止血为原则，方用参苓白术散加减。肝肾阴虚型以滋补肝肾、清热止血为原则，方用左归丸加减。脾肾阳虚型以健脾益肾为原则，方用右归丸加减。

6.2 辨病选药

在辨证论治基础上，应加上辨病用药。可适当选用下列药物：山慈姑、蒲公英、忍冬藤、薏苡仁、败酱草、白花蛇舌草、蜈蚣、全蝎等。

6.3 随症加减

阴道流血较多：生蒲黄、三七粉、血余炭、阿胶、仙鹤草、茜草炭、黄芩炭等。

带下量多：苍术、焦薏苡仁、淮山、蒲公英、土茯苓、黄柏、车前草等。

少腹胀痛：广木香、香附、大腹皮、莱菔子等。

神疲乏力：党参、白术、生黄芪、山药等。

胸闷纳呆：佛手、枳壳、鸡内金、砂仁、焦三仙、麦芽等。

腰膝酸软：淮牛膝、杜仲、川断、山茱萸、桑寄生等。

头晕耳鸣：杭菊、牡蛎、龙骨、龟板、白芍、钩藤、天麻、牛膝等。

EC是发病率居第四位的女性恶性肿瘤，多数患者诊断时尚处早期，经过手术为主的治疗可得到治愈，但仍有小部分患者预后不佳，目前针对此部分患者的诊疗及预后改善是EC领域探索的重点。在EC诊疗方面有如下展望：

（1）居民教育，让居民知晓体检的重要性，并重视不规则阴道出血症状，早诊早治。健康大数据、人工智能、云计算等将助力EC危险因素控制和筛查。

（2）加强全国性的EC治疗临床大数据平台的建设，完善临床EC组织及血液标本库的建立，加强全国多中心临床医疗数据的交流共享。

（3）进一步促进临床诊疗过程中多学科整合诊疗（MDT to HIM）模式发展，发挥其优势，为疑难患者制定个体化整合治疗方案。

（4）研发新药物，优化药物组合。药物治疗是高危早期及进展期、复发性EC的主要治疗手段之一。进一步研发各类分子靶向药物、免疫治疗药物及措施，整合有效治疗手段，成为提高EC疗效的关键。应积极参与国际、国内多中心临床研究，探索新的药物及治疗方法，进一步改善患者预后。

（5）EC的整合诊疗仍在探索中，子宫内膜癌整合诊疗研究热点可能包括：精准诊断，寻找优势通路和在疾病发生发展中起关键作用的靶点，精细化EC的分子分型研究，以指导精准治疗。根据生物标志物与药物疗效关系，建立疗效预测模型，明确免疫靶向治疗获益的优势人群。

随着基础研究、临床研究、转化研究的不断深入，EC的整合诊疗在未来定会取得更大突破。

第九章

随访

第一节　康复随访

康复随访的总体目标：一方面通过合理的综合调理，降低肿瘤治疗相关并发症对患者长期生活质量的影响，并帮助患者逐步回归社会；另一方面通过适当的医学监测，及早发现肿瘤复发或相关第二原发肿瘤，并及时干预处理。研究已发现罹患EC或结直肠癌的患者，发生第二原发肿瘤标准化发病率比（standardized incidence ratio，SIR）为2.98，诊断年龄<60岁的患者罹患第二原发肿瘤的SIR为5.47，风险明显高于普通人群。第二原发肿瘤发生风险高可能和患者的生活方式、环境因素、肥胖等相关，遗传性因素比如错配修复基因突变可能也起一定作用。

1　常见问题的处理

除了保留生育功能治疗外，EC患者多数接受了手术为主的治疗，有的患者还接受了辅助的放疗和/或化疗，一些治疗相关的并发症可能在较长一段时间里影响患者的生活质量。

1.1 下肢淋巴水肿

通过对EC患者的问卷调查发现，接受过淋巴清扫和前哨淋巴结活检的患者，下肢淋巴水肿的发生率分别是41%和27%，常在术后数周到一年内出现。接受过外照射放疗的患者有51%报告发生下肢淋巴水肿，明显高于无外照射者，肥胖者更容易发生淋巴水肿。淋巴水肿早期多在较长时间站立或行走后出现，抬高下肢休息后可缓解。严重者仍渐发生患侧肢体皮肤组织皮革化、活动功能受限。

在手术前知情同意、治疗后随访过程中，均要告知患者有出现淋巴水肿可能。出现下肢水肿时要注意完善检查，排除静脉血栓形成、肿瘤复发压迫、心源性水肿等其他原因导致的下肢水肿。如考虑手术和/或放疗引起的下肢淋巴水肿，应督促患者及早就诊专科进行淋巴水肿管理，治疗的方法包括手法淋巴引流、压力绷带或者压力袜、功能锻炼、皮肤护理等。应用外科淋巴管重建术来治疗淋巴水肿，疗效并不确定、争议很多。

1.2 医源性绝经

绝经年龄前的EC患者治疗后发生医源性绝经，多数患者会出现更年期的表现。一项GOG随机双盲研究，对比雌激素替代（estrogen replacement therapy，ERT）治疗和安慰剂在Ⅰ、Ⅱ期EC治疗后的应用。虽然该研究因后期入组进度慢而提前终止入组，中位随访35.7个月，并未发现ERT组的EC复发风险和第二原发肿瘤的风险增加。NCCN指南也指出，对于复发风险低的EC，ERT是合理的，但应注意和患者充分地讨论，个体化应用。ERT的使用要注意把握窗口期，并加强乳腺检查。对于罹患乳腺癌风险高（如Lynch综合征患者）、有吸烟、中风史的患者，应避免使用ERT。雌激素受体表达阴性（常有TP53突变）的EC，使用ERT的安全性尚缺乏研究。临床上有使用黑升麻提取物来治疗绝经症状，目前尚无足够的证据说明黑升麻提取物在治疗绝经症状、改善骨骼状况等方面的有效性和安全性。

2 随访间隔和内容

2.1 随访的主要内容

（1）病史：包括不适主诉、治疗并发症、生活质量、体能状况的改变、肿瘤家族史的收集等。

（2）体检：浅表淋巴结、妇科检查等。由于大约40%的患者复发为局部复发，常规的妇科检查（包括窥器下对整个阴道壁视诊、三合诊）对于发现阴道及盆腔内复发很有帮助。

（3）肿瘤标志物：CA125、CA153、CEA、CA19-9、HE4等，结合治疗前肿瘤标志物异常情况选择。

（4）影像学检查：盆腔、腹部超声检查、胸部X线。怀疑有复发或第二原发肿瘤考虑使用CT、MR或PET/CT等检查。

（5）阴道细胞学检查的敏感性和经济效用比都不高，在随访中不建议常规使用。

2.2 随访间隔

治疗结束3年内每3~6个月随访一次；第3~5年每6个月随访一次；5年以后每年随访一次。对于分期晚（FIGO分期Ⅲ、Ⅳ期）或分子分型为TP53突变型（p53-abn）、特殊病理类型等（透明细胞癌、高级别浆液性腺癌、未分化癌、癌肉瘤等）预后差的病例，适当缩短随访间隔。

第二节 特殊人群随访

1 保留生育功能治疗患者的随访

EC有保留生育意愿的通常比较年轻，多合并多囊卵巢综合征等内分泌异常、代谢异常（脂肪、糖代谢异常）、肥胖等问题。患者在采用孕激素为主治疗EC的过程中，以及后续维持治疗、备孕、妊娠等过程中，都应该将控制体重、调节代谢异常等作为治疗和总体健康管理的重要组成部分。研究发现，治疗、维持治疗、妊娠过程中使用二甲双胍，可能与提高缓解率、延长无复发间隔和获得更好的妊娠结局相关，但有待进一步研究证实。

EC保育治疗后有较高的复发率，目前NCCN指南、FIGO指南等均建议在完成生育后切除子宫。用孕激素为主的保育治疗获得完全缓解后，应敦促患者就诊辅助生殖专科，对于因未婚等原因短期内不考虑妊娠的患者需考虑维持治疗，严密随访，并进行体重、代谢异常等管理，随访间隔3~6个月，随访主要内容包括：

①病史采集：月经情况、有无异常阴道流血、性生活情况；体重变化；药物副反应；家族史再收集。②体检：体重、毛发分布、腰围、妇科检查（包括三合诊）。③影像检查：经阴道超声、盆腔MR、下肢静脉彩超。④肿瘤标志物：CA125、CA153、HE4、CEA、CA99等。⑤其他血液检查：空腹血糖、餐后两小时血糖、空腹胰岛素水平、糖化血红蛋白、血脂、肝功能、血肌酐、止血凝血功能、性激素等。⑥子宫内膜活检：通过诊刮或宫腔镜检查获得。

2 遗传性肿瘤综合征患者的随访

大约有3%EC是遗传性基因突变相关，其中由错配修复（MMR）基因（MLH1，MSH2，MSH6或PMS2）或上皮细胞黏附分子（EPCAM）胚系突变引起显性遗传的Lynch综合征最为常见。Lynch综合征人群终生患癌风险明显高于一般人群，包括结直肠癌（52%~82% vs.5.5%）、EC（16%~60% vs.2.7%）、卵巢癌（5%~38% vs.1.3%）、乳腺癌（12%~17% vs.13%）、胃癌、胰腺癌、输尿管癌、肾盂癌、胆道癌、脑（胶质母细胞瘤）癌和小肠癌，以及皮脂腺腺瘤性息肉和角化棘皮瘤等。Lynch综合征的识别对于癌症患者本人监测早期发现、预防第二原发癌或异时性结直肠癌，以及其亲属突变携带者中患癌风险管理都有很重要的意义。

以EC为首发肿瘤的患者治疗后的随访除常规内容外，还应关注以下内容：①进一步的家族史收集，详细记录亲属中恶性肿瘤的类型、诊断年龄。敦促适龄亲属进行家系认证。②肠镜检查：20~25岁以后每1~2年一次，如亲属中有<25岁诊断结肠癌的患者，肠镜检查较亲属中最早诊断肠癌的年龄提前1~2年。③乳腺自查和彩超检查。④胃十二指肠镜：40岁以上的每3~5年一次。⑤MMR相关蛋白检测：关注患者切除的子宫肿瘤标本是否已经完成MMR相关蛋白检测。如MLH1/PMS2（-），可进行MLH1启动子甲基化检测、BRAF突变检测或直接进行遗传性肿瘤多基因检测；

MSH2/MSH6（-）者进行遗传性肿瘤多基因检测。所有考虑有遗传性肿瘤综合征、筛查结果异常且无法解释的患者均应转介至肿瘤遗传咨询。

第三节 要点小结

（1）随访/监测的主要目的，是尽早发现尚可接受治疗的复发肿瘤，并及时干预处理，以提高患者总生存、改善生活质量。

（2）随访应按照患者个体化情况和肿瘤分期的原则进行。

第十章

附录

子宫内膜癌诊治流程图

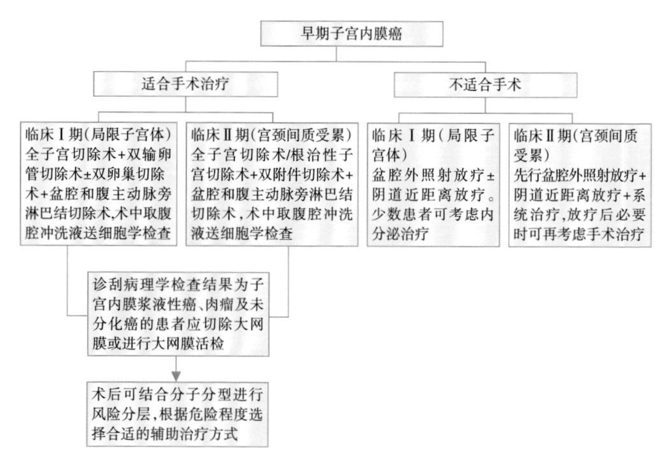

图 4-10-1　早期子宫内膜癌诊治流程

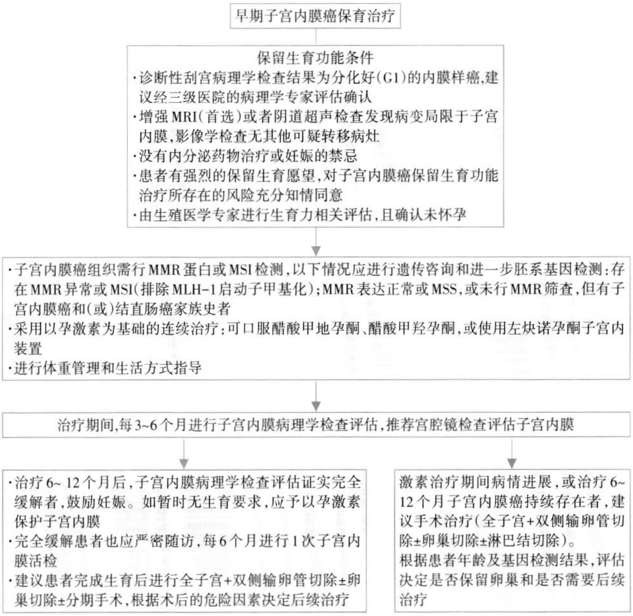

早期子宫内膜癌保育治疗
保留生育功能条件
·诊断性刮宫病理学检查结果为分化好(G1)的内膜样癌,建议经三级医院的病理学专家评估确认
·增强MRI(首选)或者阴道超声检查发现病变局限于子宫内膜,影像学检查无其他可疑转移病灶
·没有内分泌药物治疗或妊娠的禁忌
·患者有强烈的保留生育愿望,对子宫内膜癌保留生育功能治疗所存在的风险充分知情同意
·由生殖医学专家进行生育力相关评估,且确认未怀孕
·子宫内膜癌组织需行MMR蛋白或MSI检测,以下情况应进行遗传咨询和进一步胚系基因检测:存在MMR异常或MSI(排除MLH-1启动子甲基化);MMR表达正常或MSS,或未行MMR筛查,但有子宫内膜癌和(或)结直肠癌家族史者
·采用以孕激素为基础的连续治疗:可口服醋酸甲地孕酮、醋酸甲羟孕酮,或使用左炔诺孕酮子宫内装置
·进行体重管理和生活方式指导
治疗期间,每3~6个月进行子宫内膜病理学检查评估,推荐宫腔镜检查评估子宫内膜
·治疗6~12个月后,子宫内膜病理学检查评估证实完全缓解者,鼓励妊娠。如暂时无生育要求,应予以孕激素保护子宫内膜
·完全缓解患者也应严密随访,每6个月进行1次子宫内膜活检
·建议患者完成生育后进行全子宫+双侧输卵管切除±卵巢切除±分期手术,根据术后的危险因素决定后续治疗
激素治疗期间病情进展,或治疗6~12个月子宫内膜癌持续存在者,建议手术治疗(全子宫+双侧输卵管切除±卵巢切除±淋巴结切除)。
根据患者年龄及基因检测结果,评估决定是否保留卵巢和是否需要后续治疗

图4-10-2　早期子宫内膜癌保留生育功能的诊治流程

晚期(临床Ⅲ/Ⅳ期)子宫内膜癌
局限盆腹腔
远处转移
适合手术治疗
不适合手术治疗
系统治疗为主
新辅助化疗后手术或直接手术,行肿瘤细胞减灭术,包括全子宫切除+双附件切除术淋巴结切除(切除肿大的淋巴结±腹盆腔内肿物切除±大网膜切除等
行盆腔外照射±阴道近距离放疗±系统治疗再次评估是否可以手术治疗
根据系统治疗的效果,再次评估是否可以手术治疗(姑息性子宫+双附件切除)和(或)盆腔放疗
系统治疗
再次评估是否可以手术治疗

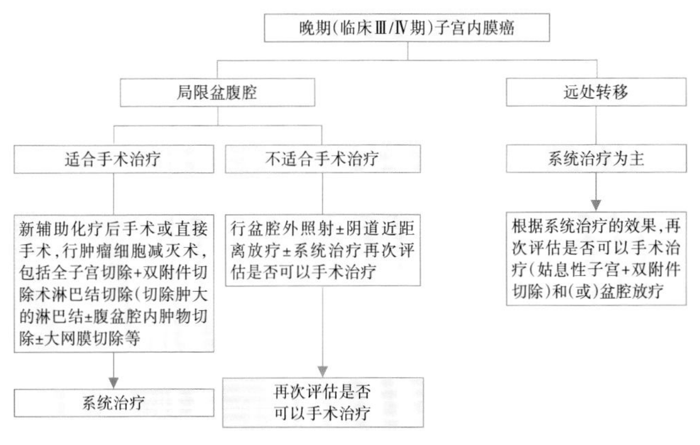

图4-10-3　晚期子宫内膜癌的诊治流程

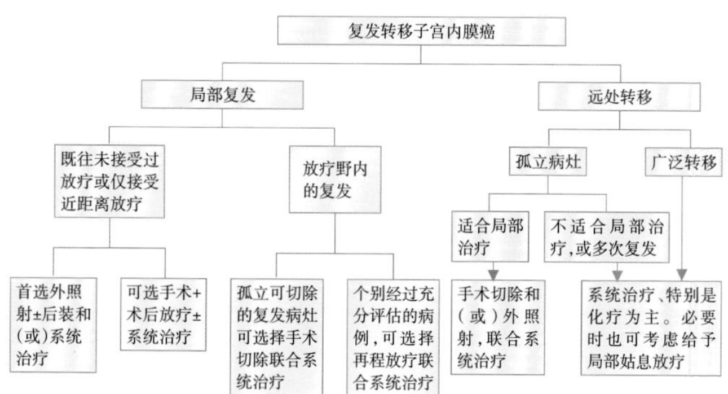

图 4-10-4　复发转移子宫内膜癌的诊治流程

表 4-10-1　2017 AJCC TNM 分期及 2009 FIGO 分期

AJCC TNM 分期			FIGO 分期	肿瘤情况
T1			Ⅰ期	肿瘤局限于宫体，包括宫颈管黏膜受累。
T1a			ⅠA	肿瘤局限于子宫内膜或肿瘤浸润深度小于1/2肌层。
T1b			ⅠB	肿瘤浸润深度大于1/2肌层。
T2			Ⅱ期	肿瘤侵犯宫颈间质但无宫体外蔓延。
			Ⅱ	肿瘤浸润宫颈间质，除外宫颈管黏膜受累。
			Ⅲ期	肿瘤侵犯子宫浆膜、附件、阴道或宫旁组织。
T3			ⅢA	肿瘤侵犯子宫浆膜和/或附件（直接蔓延或转移）。
T3a			ⅢB	阴道转移（直接蔓延或转移）；或宫旁受累。
T3b	N1a		ⅢC1	盆腔淋巴结转移。
	N2a		ⅢC2	腹主动脉旁淋巴结转移。

续表

AJCC TNM 分期			FIGO 分期	肿瘤情况
			Ⅳ期	
T4			ⅣA	肿瘤侵犯膀胱和/或直肠黏膜。
		M1	ⅣB	远处转移（包括腹腔内转移和/或腹股沟淋巴结转移）。

注：腹水细胞学阳性不参与疾病分期，但须记录；有盆底种植者建议诊断为ⅢA期。

参考文献

[1] 樊代明.整合肿瘤学·临床卷[M].北京：科学出版社，2021.

[2] NJOKU K，ABIOLA J，RUSSELL J，et al.Endometrial Cancer Prevention in High Risk Women [J]. Best practice & research Clinical obstetrics & gynaecology，2019，65.

[3] LORTET-TIEULENT J，FERLAY J，BRAY F，et al.International Patterns and Trends in Endometrial Cancer Incidence，1978-2013 [J].Journal of the National Cancer Institute，2018，110（4）：354-61.

[4] CHEN W，ZHENG R，BAADE P D，et al.Cancer statistics in China，2015 [J].CA：a cancer journal for clinicians，2016，66（2）：115-32.

[5] SMITH R A，ANDREWS K S，BROOKS D，et al. Cancer screening in the United States，2018：A review of current American Cancer Society guidelines and current issues in cancer screening [J]. CA：a cancer journal for clinicians，2018，68（4）：297-316.

[6] 周琦，吴小华，刘继红，等.子宫内膜癌诊断与治疗指南（第四版）[J].中国实用妇科与产科杂志，2018，34（08）：880-886.DOI：10.19538/j.fk2018080114.

[7] CHEN Q，TONG M，GUO F，et al.Parity Correlates with the Timing of Developing Endometrial Cancer，But Not Subtype of Endometrial Cancer [J]. Journal of Cancer，2015，6（11）：1087-92.

[8] ROSATO V，ZUCCHETTO A，BOSETTI C，et al. Metabolic syndrome and endometrial cancer risk [J].Annals of oncology：official journal of the European Society for Medical Oncology，2011，22（4）：884-9.

[9] GAO J，YANG G，WEN W，et al.Impact of known risk factors

on endometrial cancer burden in Chinese women [J]. European journal of cancer prevention: the official journal of the European Cancer Prevention Organisation (ECP), 2016, 25 (4): 329-34.

[10] BIAN J, SUN X, LI B, et al.Clinical Significance of Serum HE4, CA125, CA724, and CA19-9 in Patients With Endometrial Cancer [J].Technology in cancer research & treatment, 2017, 16 (4): 435-9.

[11] ABBINK K, ZUSTERZEEL P L, GEURTS-MOESPOT A J, et al.HE4 is superior to CA125 in the detection of recurrent disease in high-risk endometrial cancer patients [J].Tumour biology: the journal of the International Society for Oncodevelopmental Biology and Medicine, 2018, 40 (2): 1010428318757103.

[12] TORRES A, PAC-SOSIŃSKA M, WIKTOR K, et al.CD44, TGM2 and EpCAM as novel plasma markers in endometrial cancer diagnosis [J].BMC cancer, 2019, 19 (1): 401.

[13] AOYAMA T, TAKANO M, MIYAMOTO M, et al.Pretreatment Neutrophil-to-Lymphocyte Ratio Was a Predictor of Lymph Node Metastasis in Endometrial Cancer Patients [J].Oncology, 2019, 96 (5): 259-67.

[14] KISELI M, CAGLAR G S, YARCI GURSOY A, et al.Pro-Gastrin Releasing Peptide: A New Serum Marker for Endometrioid Adenocarcinoma [J].Gynecologic and obstetric investigation, 2018, 83 (6): 540-5.

[15] NIE D, YANG E, LI Z.Pretreatment thrombocytosis predict poor prognosis in patients with endometrial carcinoma: a systematic review and meta-analysis [J].BMC cancer, 2019, 19 (1): 73.

[16] ENGERUD H, HOPE K, BERG H F, et al.Plasma growth differentiation factor-15 is an independent marker for aggres-

sive disease in endometrial cancer [J]. PloS one, 2019, 14 (1): e0210585.

[17] GIANNELLA L, MFUTA K, SETTI T, et al. A risk-scoring model for the prediction of endometrial cancer among symptomatic postmenopausal women with endometrial thickness > 4 mm [J].BioMed research international, 2014, 2014: 130569.

[18] MA A, FAN D, YAN F.A study of the application of TAP combined with transvaginal ultrasound in the diagnosis of early-stage endometrial cancer [J].Oncology letters, 2018, 16 (4): 5186-90.

[19] PINEDA L, ALCáZAR J L, CAPARRóS M, et al.Agreement between preoperative transvaginal ultrasound and intraoperative macroscopic examination for assessing myometrial infiltration in low-risk endometrioid carcinoma [J]. Ultrasound in obstetrics & gynecology: the official journal of the International Society of Ultrasound in Obstetrics and Gynecology, 2016, 47 (3): 369-73.

[20] 俞立琛，高立，周荷妹.磁共振常规平扫联合扩散加权成像和动态增强检查诊断子宫内膜癌的应用[J].影像研究与医学应用，2018，2（22）：81-82.

[21] XU X, LI N, CHEN Y, et al. Diagnostic efficacy of MRI for pre-operative assessment of ovarian malignancy in endometrial carcinoma: A decision tree analysis [J].Magnetic resonance imaging, 2019, 57: 285-92.

[22] 马伟泓.MR不同序列对子宫内膜癌盆腔淋巴结的诊断[J].影像研究与医学应用，2018，2（22）：202-203.

[23] GEE M S, ATRI M, BANDOS A I, et al.Identification of Distant Metastatic Disease in Uterine Cervical and Endometrial Cancers with FDG PET/CT: Analysis from the ACRIN 6671/ GOG 0233 Multicenter Trial [J]. Radiology, 2018, 287 (1): 176-84.

[24] ANTONSEN S L, JENSEN L N, LOFT A, et al.MRI, PET/CT and ultrasound in the preoperative staging of endometrial cancer – a multicenter prospective comparative study [J].Gynecologic oncology, 2013, 128 (2): 300–8.

[25] KISIELEWSKI F, GAJEWSKA M E, MARCZEWSKA M J, et al.Comparison of endometrial biopsy and postoperative hysterectomy specimen findings in patients with atypical endometrial hyperplasia and endometrial cancer [J]. Ginekologia polska, 2016, 87 (7): 488–92.

[26] MOROTTI M, MENADA M V, MOIOLI M, et al.Frozen section pathology at time of hysterectomy accurately predicts endometrial cancer in patients with preoperative diagnosis of atypical endometrial hyperplasia [J]. Gynecologic oncology, 2012, 125 (3): 536–40.

[27] OZTURK E, DIKENSOY E, BALAT O, et al.Intraoperative frozen section is essential for assessment of myometrial invasion but not for histologic grade confirmation in endometrial cancer: a ten–year experience [J].Archives of gynecology and obstetrics, 2012, 285 (5): 1415–9.

[28] MAHESHWARI A, GUPTA S, PRAT J.A proposal for updating the staging of endometrial cancer [J].International journal of gynaecology and obstetrics: the official organ of the International Federation of Gynaecology and Obstetrics, 2019, 145 (2): 245–52.

[29] GARG G, GAO F, WRIGHT J D, et al.Positive peritoneal cytology is an independent risk–factor in early stage endometrial cancer [J].Gynecologic oncology, 2013, 128 (1): 77–82.

[30] MATSUO K, YABUNO A, HOM M S, et al.Significance of abnormal peritoneal cytology on survival of women with stage I–II endometrioid endometrial cancer [J]. Gynecologic oncology, 2018, 149 (2): 301–9.

[31] KITCHENER H， SWART A M， QIAN Q， et al.Efficacy of systematic pelvic lymphadenectomy in endometrial cancer （MRC ASTEC trial）：a randomised study [J].Lancet （London，England），2009，373（9658）：125–36.

[32] PIULATS J M，GUERRA E，GIL–MARTíN M，et al.Molecular approaches for classifying endometrial carcinoma [J].Gynecologic oncology，2017，145（1）：200–7.

[33] HOANG L N， ANEJA A， CONLON N， et al.Novel High–grade Endometrial Stromal Sarcoma：A Morphologic Mimicker of Myxoid Leiomyosarcoma [J].The American journal of surgical pathology，2017，41（1）：12–24.

[34] TAKANO M，OCHI H，TAKEI Y，et al.Surgery for endometrial cancers with suspected cervical involvement：is radical hysterectomy needed （a GOTIC study）？[J].British journal of cancer，2013，109（7）：1760–5.

[35] AMANT F， MIRZA M R， KOSKAS M， et al.Cancer of the corpus uteri [J].International journal of gynaecology and obstetrics：the official organ of the International Federation of Gynaecology and Obstetrics，2018，143 Suppl 2：37–50.

[36] COLOMBO N，CREUTZBERG C，AMANT F，et al.ESMO–ESGO–ESTRO Consensus Conference on Endometrial Cancer：Diagnosis，Treatment and Follow–up [J].International journal of gynecological cancer：official journal of the International Gynecological Cancer Society，2016，26（1）：2–30.

[37] KOH W J，ABU–RUSTUM N R，BEAN S，et al.Cervical Cancer，Version 3.2019，NCCN Clinical Practice Guidelines in Oncology [J].Journal of the National Comprehensive Cancer Network：JNCCN，2019，17（1）：64–84.

[38] SHEPHERD J H.Revised FIGO staging for gynaecological cancer [J].British journal of obstetrics and gynaecology，1989，96（8）：889–92.

[39] CREASMAN W.Revised FIGO staging for carcinoma of the endometrium [J]. International journal of gynaecology and obstetrics: the official organ of the International Federation of Gynaecology and Obstetrics, 2009, 105 (2): 109.

[40] KITCHENER H, SWART A M, QIAN Q, et al. Efficacy of systematic pelvic lymphadenectomy in endometrial cancer (MRC ASTEC trial): a randomised study [J].Lancet (London, England), 2009, 373 (9658): 125-36.

[41] OULDAMER L, BENDIFALLAH S, BODY G, et al.Call for Surgical Nodal Staging in Women with ESMO/ESGO/ESTRO High-Intermediate Risk Endometrial Cancer: A Multicentre Cohort Analysis from the FRANCOGYN Study Group [J].Annals of surgical oncology, 2017, 24 (6): 1660-6.

[42] MARIANI A, WEBB M J, KEENEY G L, et al.Low-risk corpus cancer: is lymphadenectomy or radiotherapy necessary? [J]. American journal of obstetrics and gynecology, 2000, 182 (6): 1506-19.

[43] KEYS H M, ROBERTS J A, BRUNETTO V L, et al.A phase III trial of surgery with or without adjunctive external pelvic radiation therapy in intermediate risk endometrial adenocarcinoma: a Gynecologic Oncology Group study [J]. Gynecologic oncology, 2004, 92 (3): 744-51.

[44] MARIANI A, DOWDY S C, CLIBY W A, et al. Prospective assessment of lymphatic dissemination in endometrial cancer: a paradigm shift in surgical staging [J]. Gynecologic oncology, 2008, 109 (1): 11-8.

[45] TODO Y, KATO H, KANEUCHI M, et al.Survival effect of para-aortic lymphadenectomy in endometrial cancer (SEPAL study): a retrospective cohort analysis [J]. Lancet (London, England), 2010, 375 (9721): 1165-72.

[46] ROSSI E C, KOWALSKI L D, SCALICI J, et al. A compari-

son of sentinel lymph node biopsy to lymphadenectomy for endometrial cancer staging (FIRES trial): a multicentre, prospective, cohort study [J].The Lancet Oncology, 2017, 18 (3): 384-92.

[47] HOLLOWAY R W, ABU-RUSTUM N R, BACKES F J, et al.Sentinel lymph node mapping and staging in endometrial cancer: A Society of Gynecologic Oncology literature review with consensus recommendations [J]. Gynecologic oncology, 2017, 146 (2): 405-15.

[48] NIIKURA H, KAIHO-SAKUMA M, TOKUNAGA H, et al. Tracer injection sites and combinations for sentinel lymph node detection in patients with endometrial cancer [J].Gynecologic oncology, 2013, 131 (2): 299-303.

[49] LIN K Y, MILLER D S, BAILEY A A, et al.Ovarian involvement in endometrioid adenocarcinoma of uterus [J]. Gynecologic oncology, 2015, 138 (3): 532-5.

[50] MATSUO K, MACHIDA H, SHOUPE D, et al.Ovarian Conservation and Overall Survival in Young Women With Early-Stage Low-Grade Endometrial Cancer [J]. Obstetrics and gynecology, 2016, 128 (4): 761-70.

[51] YANG B Y, GULINAZI Y, DU Y, et al. Metformin plus megestrol acetate compared with megestrol acetate alone as fertility-sparing treatment in patients with atypical endometrial hyperplasia and well-differentiated endometrial cancer: a randomised controlled trial [J]. BJOG: an international journal of obstetrics and gynaecology, 2020, 127 (7): 848-57.

[52] MITSUHASHI A, HABU Y, KOBAYASHI T, et al. Long-term outcomes of progestin plus metformin as a fertility-sparing treatment for atypical endometrial hyperplasia and endometrial cancer patients [J].Journal of gynecologic oncology, 2019, 30 (6): e90.

[53] RAJKUMAR S， NATH R， LANE G， et al. Advanced stage (IIIC/IV) endometrial cancer： Role of cytoreduction and determinants of survival [J].European journal of obstetrics， gynecology， and reproductive biology，2019，234：26-31.

[54] AREND R C， JONES B A， MARTINEZ A， et al.Endometrial cancer： Molecular markers and management of advanced stage disease [J].Gynecologic oncology，2018，150（3）：569-80.

[55] TEMPFER C B， KERN P， DOGAN A， et al. Cytoreductive surgery with hyperthermic intraperitoneal chemotherapy for endometrial cancer-derived peritoneal metastases： a systematic review [J].Clinical & experimental metastasis，2019，36（4）：321-9.

[56] SCHMIDT A M， IMESCH P， FINK D， et al.Pelvic Exenterations for Advanced and Recurrent Endometrial Cancer： Clinical Outcomes of 40 Patients [J].International journal of gynecological cancer： official journal of the International Gynecological Cancer Society，2016，26（4）：716-21.

[57] CHIANTERA V， ROSSI M， DE IACO P， et al.Pelvic exenteration for recurrent endometrial adenocarcinoma： a retrospective multi-institutional study about 21 patients [J].International journal of gynecological cancer： official journal of the International Gynecological Cancer Society，2014，24（5）：880-4.

[58] NCCN Clinical Practice Guidelines in Uterine Neoplasms. Version 5.2019.http：//www.nccn.org.

[59] 侯晓荣，张福泉.子宫内膜癌的放射治疗[J].中国实用妇科与产科杂志，2017，33（05）：465-469.DOI：10.19538/j.fk2017050108

[60] CREUTZBERG C L， VAN PUTTEN W L， KOPER P C， et al. Surgery and postoperative radiotherapy versus surgery alone for patients with stage-1 endometrial carcinoma： multicentre randomised trial. PORTEC Study Group. Post Operative Radiation

Therapy in Endometrial Carcinoma [J]. Lancet (London, England), 2000, 355 (9213): 1404-11.

[61] BLAKE P, SWART A M, ORTON J, et al. Adjuvant external beam radiotherapy in the treatment of endometrial cancer (MRC ASTEC and NCIC CTG EN. 5 randomised trials): pooled trial results, systematic review, and meta-analysis [J]. Lancet (London, England), 2009, 373 (9658): 137-46.

[62] CREUTZBERG C L, VAN PUTTEN W L, KOPER P C, et al. Survival after relapse in patients with endometrial cancer: results from a randomized trial [J]. Gynecologic oncology, 2003, 89 (2): 201-9.

[63] NOUT R A, SMIT V T, PUTTER H, et al. Vaginal brachytherapy versus pelvic external beam radiotherapy for patients with endometrial cancer of high-intermediate risk (PORTEC-2): an open-label, non-inferiority, randomised trial [J]. Lancet (London, England), 2010, 375 (9717): 816-23.

[64] Randall M, Filiaci V, McMeekin D, et al. A Phase 3 trial of pelvic radiation therapy versus vaginal cuff brachytherapy followed by paclitaxel/carboplatin chemotherapy in patients with high-risk, early-stage endometrial cancer: A Gynecology Oncology Group Study. Int J Rad Oncol Biol Phys. 2017, 99: 1313.

[65] DE BOER S M, POWELL M E, MILESHKIN L, et al. Adjuvant chemoradiotherapy versus radiotherapy alone for women with high-risk endometrial cancer (PORTEC-3): final results of an international, open-label, multicentre, randomised, phase 3 trial [J]. The Lancet Oncology, 2018, 19 (3): 295-309.

[66] Matei D, Filiaci VL, Randall M, Steinhoff M, DiSilvestro P, Moxley KM. A randomized phase III trial of cisplatin and tumor volume directed irradiation followed by carboplatin and pa-

clitaxel vs. carboplatin and paclitaxel for optimally debulked, advanced endometrial carcinoma. J Clin Oncol. 2017, 35: 5505.

[67] VAN DER STEEN-BANASIK E, CHRISTIAENS M, SHASH E, et al. Systemic review: Radiation therapy alone in medical non-operable endometrial carcinoma [J]. European journal of cancer (Oxford, England: 1990), 2016, 65: 172-81.

[68] VARGO J A, BOISEN M M, COMERCI J T, et al. Neoadjuvant radiotherapy with or without chemotherapy followed by extrafascial hysterectomy for locally advanced endometrial cancer clinically extending to the cervix or parametria [J]. Gynecologic oncology, 2014, 135 (2): 190-5.

[69] KLOPP A, SMITH B D, ALEKTIAR K, et al. The role of postoperative radiation therapy for endometrial cancer: Executive summary of an American Society for Radiation Oncology evidence-based guideline [J]. Practical radiation oncology, 2014, 4 (3): 137-44.

[70] VANDENPUT I, VAN CALSTER B, CAPOEN A, et al. Neoadjuvant chemotherapy followed by interval debulking surgery in patients with serous endometrial cancer with transperitoneal spread (stage IV): a new preferred treatment? [J]. British journal of cancer, 2009, 101 (2): 244-9.

[71] HOGBERG T, SIGNORELLI M, DE OLIVEIRA C F, et al. Sequential adjuvant chemotherapy and radiotherapy in endometrial cancer--results from two randomised studies [J]. European journal of cancer (Oxford, England: 1990), 2010, 46 (13): 2422-31.

[72] HAVRILESKY L J, SECORD A A, BAE-JUMP V, et al. Outcomes in surgical stage I uterine papillary serous carcinoma [J]. Gynecologic oncology, 2007, 105 (3): 677-82.

[73] RANDALL M E, FILIACI V L, MUSS H, et al. Randomized

phase III trial of whole-abdominal irradiation versus doxorubicin and cisplatin chemotherapy in advanced endometrial carcinoma: a Gynecologic Oncology Group Study [J].Journal of clinical oncology: official journal of the American Society of Clinical Oncology, 2006, 24 (1): 36-44.

[74] THIGPEN J T, BRADY M F, HOMESLEY H D, et al.Phase III trial of doxorubicin with or without cisplatin in advanced endometrial carcinoma: a gynecologic oncology group study [J]. Journal of clinical oncology: official journal of the American Society of Clinical Oncology, 2004, 22 (19): 3902-8.

[75] FLEMING G F, BRUNETTO V L, CELLA D, et al.Phase III trial of doxorubicin plus cisplatin with or without paclitaxel plus filgrastim in advanced endometrial carcinoma: a Gynecologic Oncology Group Study [J].Journal of clinical oncology: official journal of the American Society of Clinical Oncology, 2004, 22 (11): 2159-66.

[76] SORBE B, ANDERSSON H, BOMAN K, et al.Treatment of primary advanced and recurrent endometrial carcinoma with a combination of carboplatin and paclitaxel-long-term follow-up [J].International journal of gynecological cancer: official journal of the International Gynecological Cancer Society, 2008, 18 (4): 803-8.

[77] NOMURA H, AOKI D, TAKAHASHI F, et al.Randomized phase II study comparing docetaxel plus cisplatin, docetaxel plus carboplatin, and paclitaxel plus carboplatin in patients with advanced or recurrent endometrial carcinoma: a Japanese Gynecologic Oncology Group study (JGOG2041) [J].Annals of oncology: official journal of the European Society for Medical Oncology, 2011, 22 (3): 636-42.

[78] GUNDERSON C C, FADER A N, CARSON K A, et al.Oncologic and reproductive outcomes with progestin therapy in wom-

en with endometrial hyperplasia and grade 1 adenocarcinoma: a systematic review [J]. Gynecologic oncology, 2012, 125 (2): 477-82.

[79] HAHN H S, YOON S G, HONG J S, et al.Conservative treatment with progestin and pregnancy outcomes in endometrial cancer [J].International journal of gynecological cancer: official journal of the International Gynecological Cancer Society, 2009, 19 (6): 1068-73.

[80] DECRUZE S B, GREEN J A. Hormone therapy in advanced and recurrent endometrial cancer: a systematic review [J].International journal of gynecological cancer: official journal of the International Gynecological Cancer Society, 2007, 17 (5): 964-78.

[81] THIGPEN J T, BRADY M F, ALVAREZ R D, et al.Oral medroxyprogesterone acetate in the treatment of advanced or recurrent endometrial carcinoma: a dose-response study by the Gynecologic Oncology Group [J].Journal of clinical oncology: official journal of the American Society of Clinical Oncology, 1999, 17 (6): 1736-44.

[82] RENDINA G M, DONADIO C, FABRI M, et al. Tamoxifen and medroxyprogesterone therapy for advanced endometrial carcinoma [J].European journal of obstetrics, gynecology, and reproductive biology, 1984, 17 (4): 285-91.

[83] RANDALL M E, FILIACI V, MCMEEKIN D S, et al.Phase III Trial: Adjuvant Pelvic Radiation Therapy Versus Vaginal Brachytherapy Plus Paclitaxel/Carboplatin in High-Intermediate and High-Risk Early Stage Endometrial Cancer [J].Journal of clinical oncology: official journal of the American Society of Clinical Oncology, 2019, 37 (21): 1810-8.

[84] MATEI D, FILIACI V, RANDALL M E, et al.Adjuvant Chemotherapy plus Radiation for Locally Advanced Endometrial

Cancer [J].The New England journal of medicine, 2019, 380 (24): 2317-26.

[85] KANDOTH C, SCHULTZ N, CHERNIACK A D, et al.Integrated genomic characterization of endometrial carcinoma [J]. Nature, 2013, 497 (7447): 67-73.

[86] KOMMOSS S, MCCONECHY M K, KOMMOSS F, et al.Final validation of the ProMisE molecular classifier for endometrial carcinoma in a large population-based case series [J].Annals of oncology: official journal of the European Society for Medical Oncology, 2018, 29 (5): 1180-8.

[87] WORTMAN B G, BOSSE T, NOUT R A, et al.Molecular-integrated risk profile to determine adjuvant radiotherapy in endometrial cancer: Evaluation of the pilot phase of the PORTEC-4a trial [J].Gynecologic oncology, 2018, 151 (1): 69-75.

[88] LE D T, DURHAM J N, SMITH K N, et al.Mismatch repair deficiency predicts response of solid tumors to PD-1 blockade [J].Science (New York, NY), 2017, 357 (6349): 409-13.

[89] KONSTANTINOPOULOS P A, LUO W, LIU J F, et al.Phase II Study of Avelumab in Patients With Mismatch Repair Deficient and Mismatch Repair Proficient Recurrent/Persistent Endometrial Cancer [J].Journal of clinical oncology: official journal of the American Society of Clinical Oncology, 2019, 37 (30): 2786-94.

[90] HODI F S, CHIARION-SILENI V, GONZALEZ R, et al. Nivolumab plus ipilimumab or nivolumab alone versus ipilimumab alone in advanced melanoma (CheckMate 067): 4-year outcomes of a multicentre, randomised, phase 3 trial [J].The Lancet Oncology, 2018, 19 (11): 1480-92.

[91] BHANGOO M S, BOASBERG P, MEHTA P, et al.Tumor Mutational Burden Guides Therapy in a Treatment Refractory POLE-Mutant Uterine Carcinosarcoma [J]. The oncologist,

2018, 23 (5): 518-23.

[92] MAKKER V, RASCO D, VOGELZANG N J, et al. Lenvatinib plus pembrolizumab in patients with advanced endometrial cancer: an interim analysis of a multicentre, open-label, single-arm, phase 2 trial [J]. The Lancet Oncology, 2019, 20 (5): 711-8.

[93] OH M S, CHAE Y K. Deep and Durable Response With Combination CTLA -4 and PD-1 Blockade in Mismatch Repair (MMR) -proficient Endometrial Cancer [J]. Journal of immunotherapy (Hagerstown, Md: 1997), 2019, 42 (2): 51-4.

[94] ZIMMER A S, NICHOLS E, CIMINO-MATHEWS A, et al. A phase I study of the PD-L1 inhibitor, durvalumab, in combination with a PARP inhibitor, olaparib, and a VEGFR1-3 inhibitor, cediranib, in recurrent women's cancers with biomarker analyses [J]. Journal for immunotherapy of cancer, 2019, 7 (1): 197.

[95] BROWN T A, BYRD K, VREELAND T J, et al. Final analysis of a phase I/IIa trial of the folate-binding protein-derived E39 peptide vaccine to prevent recurrence in ovarian and endometrial cancer patients [J]. Cancer medicine, 2019, 8 (10): 4678-87.

[96] HALLE M K, TANGEN I L, BERG H F, et al. HER2 expression patterns in paired primary and metastatic endometrial cancer lesions [J]. British journal of cancer, 2018, 118 (3): 378-87.

[97] MARIANI A, SEBO T J, KATZMANN J A, et al. HER-2/neu overexpression and hormone dependency in endometrial cancer: analysis of cohort and review of literature [J]. Anticancer research, 2005, 25 (4): 2921-7.

[98] 章杰捷，吕卫国. 子宫内膜浆液性腺癌组织HER-2的表达及其临床意义研究[J]. 浙江医学，2018，40（19）：35.

[99] SLOMOVITZ B M, BROADDUS R R, BURKE T W, et al. Her-2/neu overexpression and amplification in uterine papillary serous carcinoma [J].Journal of clinical oncology: official journal of the American Society of Clinical Oncology, 2004, 22 (15): 3126-32.

[100] SANTIN A D, BELLONE S, GOKDEN M, et al.Overexpression of HER-2/neu in uterine serous papillary cancer [J].Clinical cancer research: an official journal of the American Association for Cancer Research, 2002, 8 (5): 1271-9.

[101] JONES N L, XIU J, REDDY S K, et al.Identification of potential therapeutic targets by molecular profiling of 628 cases of uterine serous carcinoma [J].Gynecologic oncology, 2015, 138 (3): 620-6.

[102] GRUSHKO T A, FILIACI V L, MUNDT A J, et al.An exploratory analysis of HER-2 amplification and overexpression in advanced endometrial carcinoma: a Gynecologic Oncology Group study [J].Gynecologic oncology, 2008, 108 (1): 3-9.

[103] FLEMING G F, SILL M W, DARCY K M, et al.Phase II trial of trastuzumab in women with advanced or recurrent, HER2-positive endometrial carcinoma: a Gynecologic Oncology Group study [J].Gynecologic oncology, 2010, 116 (1): 15-20.

[104] HAINSWORTH J D, MERIC-BERNSTAM F, SWANTON C, et al.Targeted Therapy for Advanced Solid Tumors on the Basis of Molecular Profiles: Results From MyPathway, an Open-Label, Phase IIa Multiple Basket Study [J].Journal of clinical oncology: official journal of the American Society of Clinical Oncology, 2018, 36 (6): 536-42.

[105] FADER A N, ROQUE D M, SIEGEL E, et al.Randomized Phase II Trial of Carboplatin-Paclitaxel Versus Carboplatin-

Paclitaxel–Trastuzumab in Uterine Serous Carcinomas That Overexpress Human Epidermal Growth Factor Receptor 2/neu [J].Journal of clinical oncology：official journal of the American Society of Clinical Oncology，2018，36（20）：2044–51.

[106] MODI S，PARK H，MURTHY R K，et al.Antitumor Activity and Safety of Trastuzumab Deruxtecan in Patients With HER2–Low–Expressing Advanced Breast Cancer：Results From a Phase Ib Study [J].Journal of clinical oncology：official journal of the American Society of Clinical Oncology，2020，38（17）：1887–96.

[107] SHITARA K，IWATA H，TAKAHASHI S，et al.Trastuzumab deruxtecan（DS–8201a）in patients with advanced HER2–positive gastric cancer：a dose–expansion，phase 1 study [J].The Lancet Oncology，2019，20（6）：827–36.

[108] ALVAREZ E A，BRADY W E，WALKER J L，et al.Phase II trial of combination bevacizumab and temsirolimus in the treatment of recurrent or persistent endometrial carcinoma：a Gynecologic Oncology Group study [J].Gynecologic oncology，2013，129（1）：22–7.

[109] VISWANATHAN A N，LEE H，BERKOWITZ R，et al.A prospective feasibility study of radiation and concurrent bevacizumab for recurrent endometrial cancer [J].Gynecologic oncology，2014，132（1）：55–60.

[110] CASTONGUAY V，LHEUREUX S，WELCH S，et al.A phase II trial of sunitinib in women with metastatic or recurrent endometrial carcinoma：a study of the Princess Margaret，Chicago and California Consortia [J].Gynecologic oncology，2014，134（2）：274–80.

[111] POWELL M A，SILL M W，GOODFELLOW P J，et al.A phase II trial of brivanib in recurrent or persistent endometrial

cancer: an NRG Oncology / Gynecologic Oncology Group Study [J].Gynecologic oncology, 2014, 135 (1): 38-43.
[112] Vergote I, Teneriello M, Powell MA, et al: A phase II trial of lenvatinib in patients with advanced or recurrent endometrial cancer: Angiopoietin-2 as a predictive marker for clinical outcomes.Journal of Clinical Oncology, 2013
[113] DE JONGE M M, AUGUSTE A, VAN WIJK L M, et al.Frequent Homologous Recombination Deficiency in High-grade Endometrial Carcinomas [J].Clinical cancer research: an official journal of the American Association for Cancer Research, 2019, 25 (3): 1087-97.
[114] GOCKLEY A A, KOLIN D L, AWTREY C S, et al.Durable response in a woman with recurrent low-grade endometrioid endometrial cancer and a germline BRCA2 mutation treated with a PARP inhibitor [J].Gynecologic oncology, 2018, 150 (2): 219-26.
[115] MORICE P, LEARY A, CREUTZBERG C, et al.Endometrial cancer [J]. Lancet (London, England), 2016, 387 (10023): 1094-108.
[116] SLOMOVITZ B M, JIANG Y, YATES M S, et al.Phase II study of everolimus and letrozole in patients with recurrent endometrial carcinoma [J].Journal of clinical oncology: official journal of the American Society of Clinical Oncology, 2015, 33 (8): 930-6.
[117] FLEMING G F, FILIACI V L, MARZULLO B, et al.Temsirolimus with or without megestrol acetate and tamoxifen for endometrial cancer: a gynecologic oncology group study [J].Gynecologic oncology, 2014, 132 (3): 585-92.
[118] ALBANO D, ZIZIOLI V, ODICINO F, et al.Clinical and prognostic value of (18) F-FDG PET/CT in recurrent endometrial carcinoma [J].Revista espanola de medicina nuclear e

imagen molecular, 2019, 38 (2): 87-93.

[119] KHOURY-COLLADO F, EINSTEIN M H, BOCHNER B H, et al.Pelvic exenteration with curative intent for recurrent uterine malignancies [J].Gynecologic oncology, 2012, 124 (1): 42-7.

[120] SEAGLE B L, DAYNO M, STROHL A E, et al.Survival after pelvic exenteration for uterine malignancy: A National Cancer Data Base study [J].Gynecologic oncology, 2016, 143 (3): 472-8.

[121] BARLIN J N, PURI I, BRISTOW R E.Cytoreductive surgery for advanced or recurrent endometrial cancer: a meta-analysis [J].Gynecologic oncology, 2010, 118 (1): 14-8.

[122] CORNALI T, SAMMARTINO P, KOPANAKIS N, et al.Cytoreductive Surgery Plus Hyperthermic Intraperitoneal Chemotherapy for Patients with Peritoneal Metastases from Endometrial Cancer [J].Annals of surgical oncology, 2018, 25 (3): 679-87.

[123] HOMESLEY H D, FILIACI V, GIBBONS S K, et al.A randomized phase III trial in advanced endometrial carcinoma of surgery and volume directed radiation followed by cisplatin and doxorubicin with or without paclitaxel: A Gynecologic Oncology Group study [J].Gynecologic oncology, 2009, 112 (3): 543-52.

[124] GARCIA A A, BLESSING J A, NOLTE S, et al.A phase II evaluation of weekly docetaxel in the treatment of recurrent or persistent endometrial carcinoma: a study by the Gynecologic Oncology Group [J].Gynecologic oncology, 2008, 111 (1): 22-6.

[125] MCMEEKIN S, DIZON D, BARTER J, et al.Phase III randomized trial of second-line ixabepilone versus paclitaxel or doxorubicin in women with advanced endometrial cancer [J].

Gynecologic oncology，2015，138（1）：18-23.

[126] AGHAJANIAN C，SILL M W，DARCY K M，et al.Phase II trial of bevacizumab in recurrent or persistent endometrial cancer：a Gynecologic Oncology Group study [J].Journal of clinical oncology：official journal of the American Society of Clinical Oncology，2011，29（16）：2259-65.

[127] LORUSSO D，FERRANDINA G，COLOMBO N，et al.Randomized phase II trial of carboplatin-paclitaxel（CP）compared to carboplatin-paclitaxel-bevacizumab（CP-B）in advanced（stage III-IV）or recurrent endometrial cancer：The MITO END-2 trial [J].Journal of Clinical Oncology，2015，33（15_suppl）：5502-.

[128] Aghajanian，C.，et al.，A randomized phase II study of paclitaxel/carboplatin/bevacizumab，paclitaxel/carboplatin/temsirolimus and ixabepilone/carboplatin/bevacizumab as initial therapy for measurable stage III or IVA，stage IVB or recurrent endometrial cancer，GOG-86P.JOURNAL OF CLINICAL ONCOLOGY，2015.33S（15）.

[129] ROSE P G，BRUNETTO V L，VANLE L，et al.A phase II trial of anastrozole in advanced recurrent or persistent endometrial carcinoma：a Gynecologic Oncology Group study [J].Gynecologic oncology，2000，78（2）：212-6.

[130] FIORICA J V，BRUNETTO V L，HANJANI P，et al.Phase II trial of alternating courses of megestrol acetate and tamoxifen in advanced endometrial carcinoma：a Gynecologic Oncology Group study [J].Gynecologic oncology，2004，92（1）：10-4.

[131] WHITNEY C W，BRUNETTO V L，ZAINO R J，et al.Phase II study of medroxyprogesterone acetate plus tamoxifen in advanced endometrial carcinoma：a Gynecologic Oncology Group study [J].Gynecologic oncology，2004，92（1）：4-9.

[132] WILTINK L M, NOUT R A, FIOCCO M, et al.No Increased Risk of Second Cancer After Radiotherapy in Patients Treated for Rectal or Endometrial Cancer in the Randomized TME, PORTEC-1, and PORTEC-2 Trials [J].Journal of clinical oncology: official journal of the American Society of Clinical Oncology, 2015, 33 (15): 1640-6.

[133] BARAKAT R R, BUNDY B N, SPIRTOS N M, et al.Randomized double-blind trial of estrogen replacement therapy versus placebo in stage I or II endometrial cancer: a Gynecologic Oncology Group Study [J].Journal of clinical oncology: official journal of the American Society of Clinical Oncology, 2006, 24 (4): 587-92.

[134] 吴燕平，王建芬.妇科恶性肿瘤术后早期中医干预加速康复体会[J].中国中医急症，2012，21（10）：1611-1612.

[135] 陈信义，史哲新，侯丽.肿瘤化疗相关性血小板减少症中医药防治专家共识[J].北京中医药，2021，40（05）：451-455.DOI：10.16025/j.1674-1307.2021.05.002.

[136] 史玉树.肿瘤放疗反应的中医中药治疗[J].中国卫生产业，2012，9（27）：175.DOI：10.16659/j.cnki.1672-5654.2012.27.046

[137] 陈泓志，梁伟林，顾瞻，张慧卿.程序性细胞死亡蛋白-1及其配体抑制剂免疫相关不良反应的中医病因病机及治法[J].世界中医药，2021，16（09）：1386-1390+1399.

[138] 鹿竞文，徐力.肿瘤中医姑息治疗概念的建立及其优势探讨[J].中医临床研究，2013，5（01）：110-112.

[139] 樊代明.整合肿瘤学·基础卷[M].西安：世界图书出版西安有限公司，2021.

第五篇　子宫肉瘤

第一章

流行病学及筛查

子宫肉瘤（uterine sarcomas，US）约占所有女性生殖道恶性肿瘤的1%，占子宫体恶性肿瘤的3%~7%。其病因尚不明确。肥胖、糖尿病史可能是US的相关危险因素。雌激素替代治疗或乳腺癌患者长期使用他莫昔芬均可使US的发病风险升高。盆腔接受放射治疗者远期继发US的可能性也明显升高。由于该病少见，目前尚无有效早期筛查方法。影像学检查难以在术前辨别子宫体部肿瘤的良恶性，许多患者就诊时常诊断为子宫良性疾病，直到术后病理检查时才得以确诊。肿瘤分期是US患者最重要的预后因素。

第二章

诊断

第一节 子宫肉瘤的组织病理分类

US是一类恶性间叶组织源性肿瘤，病理类型及治疗方案的选择与预后关系密切，主要包括以下几种类型。

1 子宫平滑肌肉瘤（uterine leiomyosarcoma，uLMS）

uLMS是呈现平滑肌分化的子宫间叶源性恶性肿瘤，占US的40%~50%，占所有子宫体恶性肿瘤的1%~2%。病理组织学类型包括梭形细胞型（普通型）、上皮样型和黏液型，其中梭形细胞型（普通型）uLMS最为常见，肿瘤细胞为梭形，呈束状排列，细胞核多形，具有异形，核分裂象通常≥4个/mm^2，相当于≥10个/10HPF（HPF指0.55mm直径的高倍镜视野），出现肿瘤细胞坏死对诊断梭形细胞型uLMS具特征性意义。当肿瘤细胞主要（>50%）由圆形、多角形细胞组成时，且细胞核具有中-重度异型，核分裂象≥1.6个/mm^{2}相当于≥4个/10HPF，则诊断为上皮样型uLMS。黏液型uLMS最为少见，肿瘤具有丰富的黏液间质，细胞具有中-重度异型，但细胞较稀疏，核分裂象≥0.4个/mm^2，相当于≥1个/10HPF，肿瘤向周围肌壁浸润性生长。

2 子宫内膜间质肉瘤（endometrial stromal sarcoma，ESS）

ESS较少见，发病率不足整个子宫体恶性肿瘤的1%，约占US的20%。包括以下两种类型。

2.1 低级别子宫内膜间质肉瘤（low-grade endometrial stromal sarcoma，LGESS）

LGESS是第二常见的子宫间叶源性恶性肿瘤，仅次于uLMS。肿瘤由类似于增生期子宫内膜间质细胞的肿瘤细胞组成，瘤细胞呈弥漫浸润性生长，有时可见瘤细胞围绕小血管漩涡状生长。肿瘤舌状浸润肌层，或出现淋巴血管侵犯是诊断LGESS的病理依据。免疫组化染色显示肿瘤细胞雌激素受体（estrogen receptor，ER）/孕激素受体（progesterone receptor，PR）阳性，CD10弥漫强阳性表达。分子病理学显示大约2/3的肿瘤出现多个基因融合，其中以JAZF1-SUZ12基因融合最为多见。

2.2 高级别子宫内膜间质肉瘤（high-grade endometrial stromal sarcoma，HGESS）

HGESS是极为罕见的高度恶性肿瘤，尚无具体发病率统计。肿瘤由一致的高级别的圆形或是梭形细胞构成，核分裂象活跃，有时肿瘤中可见LGESS成分。肿瘤呈现膨胀、穿透及浸润性生长。瘤细胞免疫组化染色常表达CyclinD1。分子病理学显示HGESS具有两种主要分子遗传学改变，最为常见是YWHAE-FAM22 A/B基因重排，较为少见的是ZC3H7B-BCOR基因重排，后者肿瘤细胞经常呈现梭形，间质伴有黏液变性。

3 未分化子宫肉瘤（undifferentiated uterine sarcoma，UUS）

UUS是缺乏特异性分化的高度恶性间叶性肿瘤，瘤细胞显示高度多形性及核异形性、核分裂象活跃、可见破坏性肌层侵犯，肿瘤缺乏特异性免疫标记及分子遗传学改变，病理诊断需除外HGESS、癌肉瘤以及未分化癌等高度恶性肿瘤。

4 其他少见的类型

包括腺肉瘤（adenosarcoma）、血管周上皮样细胞肿瘤（perivascular epithelioid cell tumor，PEComa）以

及横纹肌肉瘤（rhabdomyosarcoma）等。子宫腺肉瘤是由良性上皮和恶性间叶成分组成的肿瘤，占所有US的5%~10%。病理学表现为肿瘤呈现分叶状，其间可见呈裂隙或扩张的衬覆良性子宫内膜上皮的腺体成分，腺体周围可见袖套状环绕的肿瘤间质细胞，细胞丰富，呈现不同程度异形性，核分裂象一般少见或不出现。多数情况下，腺肉瘤中的肉瘤成分为同源性，呈现子宫内膜间质或平滑肌分化，此时肿瘤整体预后优于其他US。当间质肉瘤成分生长明显超过腺体成分，且细胞异形性增加，呈现高级别肉瘤表现或是出现横纹肌肉瘤等异源性分化时，称为腺肉瘤伴肉瘤过度生长（adenosarcoma with sarcomatous overgrowth），此时肿瘤具有高侵袭性，预后差。此外，近年发生在子宫的PEComa陆续有报道，并且发现部分PEComa可以出现TFE3基因易位。诊断恶性PEComa需具备以下条件中的3个及以上：肿瘤>5cm、浸润性生长、细胞高度异形、核分裂象>1个/50HPF、坏死以及血管侵犯。

第二节　临床表现

US常缺乏特异的临床表现，对短期内明显增大的子宫平滑肌瘤应引起重视，尤其在绝经后妇女。

1 uLMS

uLMS是最常见的US亚型，患者的症状和体征常与子宫平滑肌瘤相似，术前难以区分。多见于40岁以上女性，通常表现为异常阴道出血（56%）、可触及的盆腔肿块（54%）和（或）盆腔疼痛（22%）。子宫平滑肌瘤与子宫平滑肌肉瘤比例约为800：1。如果发现平滑肌瘤短期内增大（如6个月内增大1倍），应怀疑uLMS可能。在未使用激素替代疗法的绝经后妇女，如子宫平滑肌瘤持续增大应怀疑为恶性。

2 LGESS

LGESS多见于40~55岁女性，其中50%以上发生于绝经前。常表现为异常子宫出血、盆腔疼痛和痛经，但多达25%的患者无任何症状。LGESS常发生在多囊卵巢、长期使用雌激素或三苯氧胺的女性。卵巢是子宫外扩散最常见的部位，占1/3以上。由于LGESS生长缓慢，临床多见远期复发，因而需要长期随访。复发部位以盆腔和腹腔多见，肺和阴道少见。

3 HGESS

HGESS发病年龄28~67岁（平均50岁）。临床表现为异常阴道出血、子宫增大或盆腔肿块。恶性度介于LGESS和UUS之间，常在一年内复发。

4 UUS

UUS临床罕见，常发生在绝经后女性（平均60岁）。表现为绝经后阴道出血，或继发于子宫外扩散的症状与体征。60%的患者就诊时已属晚期（Ⅲ或Ⅳ期）。该病预后差，生存期常小于2年。

5 腺肉瘤

腺肉瘤好发于绝经后女性（平均58岁），但绝经前甚至青少年也可发病（占30%）。典型肿瘤在宫腔内呈外生型息肉状生长，可长在宫腔下段，但宫颈内膜或子宫外部位罕见。最多见症状为异常阴道出血，部分患者可表现为盆腔疼痛或白带增多等。

第三节 临床检查

US缺乏特异性肿瘤标志物，影像学检查无论B超、CT、MRI或PET-CT，都难以在术前区分肿瘤的良恶性。MRI弥散加权成像（diffusion weighted imaging，DWI）对肿瘤的定位和定性有帮助，但结果尚待证实。部分有症状的患者行诊断性刮宫或子宫内膜活检，可提高LGESS的诊断率，但敏感性较差。术中怀疑恶性子宫肿瘤者应行冰冻切片检查，术后确诊为US

者需常规检测ER和PR。病理诊断为uLMS者需重视与其他类型子宫平滑肿肌瘤鉴别，如富细胞性平滑肌瘤、不典型平滑肌瘤、奇异型平滑肌瘤、核分裂活跃平滑肌瘤、上皮样平滑肌瘤以及不能确定恶性潜能的平滑肌瘤等。

第四节　肿瘤分期

US采用国际妇产科联盟（FIGO）2009年修订的分期标准（见表5-2-1和表5-2-2）。

表5-2-1　uLMS和ESS的FIGO分期标准

Ⅰ期	肿瘤局限于子宫
ⅠA	≤5 cm
ⅠB	>5 cm
Ⅱ期	肿瘤超出子宫但局限于盆腔
ⅡA	侵犯附件
ⅡB	侵犯其他盆腔组织
Ⅲ期	肿瘤侵犯腹腔组织（并非仅凸向腹腔）
ⅢA	1个部位
ⅢB	2个或以上部位
ⅢC	转移至盆腔或（和）腹主动脉旁淋巴结
Ⅳ期ⅣA	肿瘤侵犯膀胱或（和）直肠
ⅣB	远处转移

注：若子宫体和卵巢或盆腔同时发生与卵巢或盆腔子宫内膜异位症相关的子宫内膜间质肉瘤，应归类为独立的原发性肿瘤。

表 5-2-2　子宫腺肉瘤的FIGO分期标准

Ⅰ期	肿瘤局限于子宫
ⅠA	肿瘤局限于子宫内膜/颈管内膜，未侵及肌层
ⅠB	肌层侵犯≤1/2
ⅠC	肌层侵犯>1/2
Ⅱ期	肿瘤超出子宫但局限于盆腔
ⅡA	侵犯附件
ⅡB	侵犯其他盆腔组织
Ⅲ期	肿瘤侵犯腹腔组织（并非仅凸向腹腔）
ⅢA	一个部位
ⅢB	两个或以上部位
ⅢC	转移至盆腔或（和）腹主动脉旁淋巴结
Ⅳ期ⅣA	肿瘤侵犯膀胱或（和）直肠
ⅣB	远处转移

第三章

治疗

治疗原则：以手术为主，内分泌治疗、化疗和（或）放疗为辅。

第一节 初始治疗

1 初治患者治疗流程图（见图 5-3-1）

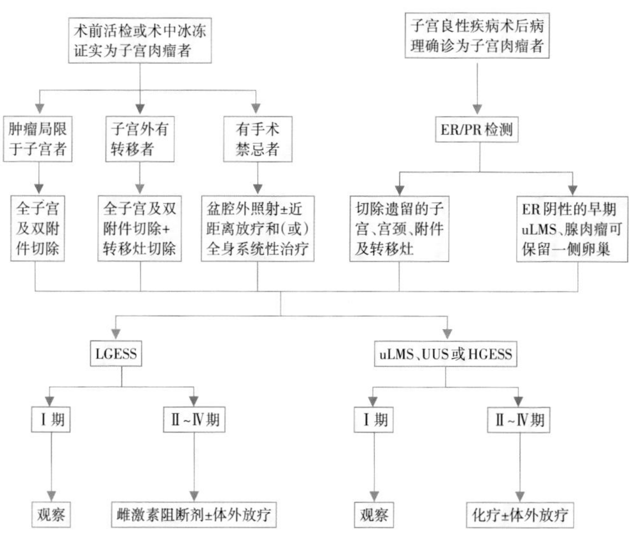

图 5-3-1 初治 US 患者治疗流程图

2 手术

2.1 术前或术中确诊为US的处理

US的标准术式是全子宫切除术及双附件切除术，一般不常规施行系统性盆腔及腹主动脉旁淋巴结切除术，但术中应予探查，肿大或可疑淋巴结应予切除。①局限于子宫者：全子宫+双附件切除；不能手术者：盆腔外照射±近距离放疗和（或）全身系统性治疗。②子宫外有病灶者：全子宫+双附件切除+转移病灶切除，包括转移淋巴结切除；不能手术者：盆腔外照射±近距离放疗和（或）全身系统性治疗。由于LGESS患者保留卵巢复发率极高，故建议双侧附件切除，也不提倡术后雌激素替代治疗。尽管有人提出对I期LGESS患者经严格选择可考虑保留卵巢，但仍需积累更多证据证实。子宫腺肉瘤卵巢转移发生罕见，绝经前低危患者可考虑保留卵巢。US的手术强调完整切除子宫肿瘤，切忌在腹腔内施行肿瘤分碎术。

2.2 子宫良性疾病手术后病理确诊为US的处理

由于US常被误诊为子宫良性疾病，在实施手术以后病理检查才得以确诊，故多数患者需补做手术。再次手术前应尽可能明确病理类型，同时影像学检查（增强CT或MRI）明确有无盆腔以外的转移灶。盆腔MRI对判断子宫外受侵或局部肿瘤残留有一定优势。

组织切片做ER和PR检测有助于决定年轻女性是否可能保留卵巢。通常再次手术需切除遗留的子宫、宫颈或附件等。对年轻的、ER阴性的早期uLMS患者，可谨慎保留一侧卵巢。术中探查到肿大淋巴结或可疑转移淋巴结应予以切除，对宫外转移病灶应切除干净。对前次手术行子宫或肌瘤分碎术的患者，应再次进腹清理散落病灶，尽可能彻底减灭肿瘤细胞。

2.3 保留生育功能问题

对有生育要求者实施保留生育功能手术应格外谨慎。目前没有高级别证据支持US患者实施保留生育功能手术的安全性，仅见于一些个例报道。一般认为恶性程度高的US，诸如uLMS、HGESS及UUS等均不主张实施保留子宫的手术；仅在少数恶性程度低，如早期的LGESS、腺肉瘤或横纹肌肉瘤的患者中有报道。如患者愿意承担风险，在充分知情同意下，临床检查无宫外转移灶发现，可以选择保守性手术。术后需严密随访，并建议完成生育后切除子宫。

3 术后辅助治疗

US的处理常需根据临床病理等预后因素进行修正，强烈建议由妇科病理专家复核阅片。相关危险因素包括子宫切除方式，肿瘤标本是否完整（完整、开放或分碎），肿瘤大小（大于或小于5 cm），组织学类型，核分裂象多少以及有无脉管浸润等。对腺肉瘤还需明确子宫肌层有无受侵和组织学分级。此外，若有子宫外转移还需详细记录部位、数目等，若已行淋巴结切除，需明确淋巴结受累数目及部位（如左右盆腔、腹主动脉旁等）。随着分子病理学进展，一些基因检测方法也被用于US的评估。尽管目前没有针对US特有的靶向治疗或免疫治疗方案，但一些泛肿瘤靶点可考虑检测，建议至少应包含NTRK（neurotrophic tyrosine receptor kinase，神经营养酪氨酸受体激酶）基因融合、MSI（microsatellite instability，微卫星不稳定性）和TMB（tumor mutation burden，肿瘤突变负荷）等。

3.1 LGESS

对Ⅰ期的LGESS可术后观察，尤其是绝经后或已实施双附件切除的患者，也可行内分泌治疗（雌激素阻断剂）。对Ⅱ~Ⅳ期的LGESS术后给予雌激素阻断剂治疗，对切缘阳性或有肿瘤残留的患者可补充体外放疗。

3.2 uLMS、UUS或HGESS

对Ⅰ期的uLMS、UUS或HGESS可术后观察，不建议常规辅助放疗，辅助化疗对早期uLMS也无益处。而ER或PR阳性的患者可使用雌激素阻断剂。对Ⅱ~Ⅳ期的uLMS、UUS或HGESS可术后辅助化疗和（或）体外放疗。

4 姑息治疗

姑息治疗适用于无法耐受手术或手术无法切除，

或有远处转移的患者。一般LGESS给予雌激素阻断剂治疗，酌情选用放化疗。uLMS、UUS或HGESS则给予全身化疗，酌情选用姑息性放疗。

第二节 复发性US患者的治疗

复发患者的治疗策略主要取决于2个因素：①是否可能再次手术切除；②以前有无放疗史。此外，需根据复发的部位及肿瘤的恶性程度选择治疗方法。选择全身系统性治疗时，LGESS首先考虑雌激素阻断剂，而uLMS、UUS或HGESS则采用化疗。有证据表明肿瘤细胞减灭术可改善复发性ESS患者的生存期，因此，尽可能切除所有复发病灶对患者生存有益。

1 复发患者治疗流程图（见图5-3-2）

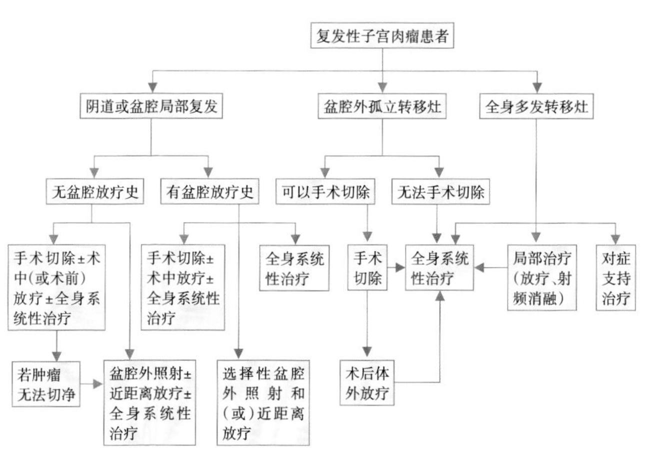

图5-3-2 复发US患者治疗流程图

2 对于阴道或盆腔局部复发，影像学排除有远处转移患者的处理

对于既往盆腔未接受过放疗的患者，治疗选择包括：①手术切除±术中放疗±全身系统性治疗；②若肿瘤无法切净，术后盆腔外照射±近距离放疗±全身系统性治疗；③术前放疗和（或）全身系统性治疗+手术切除+全身系统性治疗；④盆腔外照射±近距离放疗±全身系统性治疗。

对于既往盆腔接受过放疗的患者，治疗选择包括：①手术切除±术中放疗±全身系统性治疗；②全身系统性治疗；③选择性盆腔外照射和（或）近距离放疗。

3 对于盆腔外孤立转移灶患者的处理

应争取手术切除，并在术后辅以体外放疗和（或）全身系统性治疗。对于转移灶无法切除者，可选择全身系统性治疗和（或）局部治疗（如射频消融，立体定向放疗等）。

4 对于全身多发转移患者处理

一般选择全身系统性治疗和（或）姑息性放疗。也可考虑对症支持治疗。

第三节　靶向治疗和免疫治疗

目前，一些US的靶向治疗多在临床试验阶段。一项非随机的Ⅱ期临床研究显示曲贝替定（trabectedin）加多柔比星在晚期uLMS或软组织平滑肌肉瘤患者中观察到了60%的客观缓解率。一项随机双盲安慰剂对照Ⅲ期临床研究证实培唑帕尼（pazopanib）可以显著延长转移性非脂肪细胞软组织肉瘤患者的PFS。但另一项对无法切除的、转移性uLMS行一线治疗的Ⅲ期临床研究，在吉西他滨和多西他赛联合化疗方案中加入贝伐珠单抗并不提高疗效。对TMB≥10的手术无法切除或全身多处转移的初治或复发患者，在无更满意的治疗方法时可选择免疫治疗，如帕姆单抗（pembrolizumab）等。对检测有NTRK基因融合的患者可选择拉罗替尼（larotrectinib）或恩曲替尼（entrectinib）等药物。对晚期复发患者，在常规治疗失败情况下，可行基因检测，尝试个体化靶向治疗。并鼓励患者参加临床试验。

第四节　治疗方案选择

1　全身系统性治疗

1.1　雌激素阻断剂

主要用于LGESS，首选芳香化酶抑制剂（来曲唑、阿那曲唑或依西美坦等），也可用竞争性雌激素受体拮抗剂（氟维司群）、高剂量孕酮或促性腺激素释放激素（GnRH）类似物（亮丙瑞林，曲普瑞林等），目前已不使用他莫昔芬。此外，一些ER和PR阳性的uLMS、HGESS、腺肉瘤也可选用雌激素阻断剂治疗。雌激素阻断剂的使用方案并未达成共识，如芳香化酶抑制剂或孕激素的最佳剂量、给药方案及治疗持续时间等均不明确。有人认为需用2年，也有人认为需终生使用。

1.2 化疗

主要用于uLMS、UUS或HGESS，首选多柔比星单药化疗，也可选择联合化疗（见表5-3-1）。

表5-3-1 US的全身系统性治疗

首选方案	其他联合化疗	其他单药方案	其他雌激素阻断剂
化疗： 多柔比星单药 雌激素阻断剂： 芳香化酶抑制剂（用于LGESS）	吉西他滨+多西他赛 多柔比星+异环磷酰胺 多柔比星+氮烯咪胺 吉西他滨+氮烯咪胺 吉西他滨+长春瑞滨	氮烯咪胺 吉西他滨 表柔比星 异环磷酰胺 脂质体多柔比星 培唑帕尼 替莫唑胺 曲贝替定 艾日布林（eribulin）	芳香化酶抑制剂（ER / PR 阳性的uLMS） 氟维司群 甲地孕酮（ER/PR阳性的uLMS） 甲羟孕酮（ER/PR阳性的uLMS） GnRH类似物（用于LGESS和ER/PR阳性的uLMS）

2 放疗治疗

放疗不作为US治疗的首选，主要用于有肿瘤残留或有亚临床转移区域的补充治疗，以及复发或转移病灶的姑息治疗。包括外照射放疗和近距离放疗。影像学检查可以评估局部肿瘤累及范围，并可排除远处转移。盆腔或腹主动脉旁淋巴引流区域一般选用外照射放疗。亚临床病灶一般给予45~50 Gy；对明确病灶至少需给予60Gy；对部分较大病灶，可采用精准放疗技术（如调强放疗、立体定向放疗），总剂量达到70Gy以上，应注意保护危及器官。近距离放疗多用于子宫切除术后阴道局部的放疗、阴道复发病灶的放疗或用于子宫切除前的新辅助放疗。新辅助放疗有助于降低术后切缘不足或切缘阳性的风险。对手术无法切除的肿瘤，可根据部位采用外照射和（或）近距离放疗。如果条件允许，宜采用图像引导放疗（特别是图像引导的近距离放疗）。如单独使用近距离放疗，子宫体、宫颈、阴道上段1~2cm的90%体积至少照射48 Gy（等效剂量EQD2）。如近距离放疗联合外照射，剂量须增加至65 Gy（等效剂量EQD2）。如采用MRI做近距离放疗计划，可见肿瘤区（GTV）的D90剂量应大于或等于80 Gy（等效剂量EQD2）。

2.1 外照射靶区

盆腔外照射的靶区应包括肿瘤原发或复发病灶、盆腔淋巴结引流区（髂总、髂外、髂内、闭孔淋巴结区）、宫旁、阴道上段（包含阴道旁组织）和骶前淋巴结区。腹主动脉区延伸野应包括整个腹主动脉旁淋巴引流区域，其上界取决于肿瘤波及的范围，至少应达左肾血管水平并位于肿瘤上2~3cm。建议采用适形放疗或调强放疗以减少对正常组织的损伤。

2.2 近距离放疗

作为术后辅助治疗的近距离放疗可在阴道切口痊愈后开始实施，一般应于术后6~8周开始，不应晚于术后12周。术后近距离放疗范围为阴道上段。照射剂量参考点一般选阴道黏膜面或黏膜下0.5cm，阴道黏膜面给予6 Gy×5次，或阴道黏膜下0.5 cm处给予7 Gy×3次或5.5 Gy×4次。对于术后阴道切缘阳性或安全边界不足的情况，应采用外照射联合近距离放疗的方式。除了外照射的剂量外，再用高剂量率近距离放疗给予阴道黏膜面（4~6）Gy×（2~3）次的补充量。

第四章

康复

第一节 患者教育及心理辅导

鼓励患者改变生活方式，如均衡饮食、适当锻炼及戒烟等。与家属一起，帮助患者回归家庭、回归社会。嘱咐家属注意营造氛围，让患者与家人、与朋友多沟通、多交流。帮助患者恢复正常的生理功能状态和良好的生命质量。若患者出现焦虑、失眠等症状时，及时寻求心理医生的帮助。

第二节 中医药

中医主要是通过中药、针灸等方法来治疗或调理。讲究辨证施治，通过调理五脏六腑，实现阴阳互补、气血通畅。常会根据患者具体病情证型的不同来选择不同的治疗方案。

妇科恶性肿瘤属于中医“癥瘕”范畴，中医药的精华在于药物配伍。举例如下。

（1）鸡内金、郁金、水蛭：鸡内金味甘，性平，有消食涩精止遗，化坚消石之功；郁金味辛、苦，性寒，归肝、胆经，可行气活血解郁，为血中之气药；水蛭味咸，性平，归肝经，能破血通经消瘕。女子癥瘕，多为气滞血瘀之病理产物，三药合用兼顾气血而消癥瘕，化积滞，多用于各种妇科肿瘤或伴有消化功能障碍者。

（2）甘松、栀子：甘松味辛、甘，性温，归脾、胃经，行气开郁止痛；栀子味苦、寒，归心、肺、三焦经，泻火除烦，清热解毒。两药合用主要用于减轻妇科肿瘤相关治疗引起的激素水平变化导致的烦躁、抑郁等类更年期症状。

（3）枸杞子、女贞子：枸杞子味甘，性平，归肝、肾经；女贞子味甘、苦，性凉，归肝、肾经，二者皆可滋补肝肾，用于肝肾不足，腰膝酸软，虚象较明显者。

（4）甘松和丹参：甘松能开郁行气止痛；丹参可活血通经，清心除烦，祛瘀止痛。两者均入心经，用于蒽环类药物引起的心脏相关并发症。

此外，中医饮食护理也有独到之处。根据食物的“四气”“五味”及疾病的证型进行调理。举例如下。

（1）气滞血瘀、湿聚痰凝型：可进食海带、魔芋、辣椒、山楂、柚子等食物。

（2）阴虚内热、热毒内蕴型：可进食无花果、苦瓜、河蚌、茄子、萝卜、薏苡仁、芝麻等食物。

（3）气血两亏型：可进食牛肉、鸡肉、海参、银耳、香菇、牡蛎、芦笋、菱角、龙眼肉、胡萝卜等食物。

第五章

随访计划

前2~3年每3个月随访1次，以后每6~12个月随访1次；复查内容包括全身体检及妇科检查、影像学检查和健康宣教。

胸部、腹部和盆腔CT检查（也可选择胸部CT结合腹部和盆腔MRI），前3年内每3~6个月1次，第4~5年每6~12个月检查1次，第6~10年根据肿瘤初始分期和病理分级，每1~2年检查1次。当上述检查不能排除肿瘤转移时，宜行全身PET-CT检查。

参考文献

[1] MBATANI N, OLAWAIYE A B, PRAT J. Uterine sarcomas [J]. Int J Gynaecol Obstet, 2018, 143 Suppl 2: 51–58.

[2] FELIX A S, COOK L S, GAUDET M M, et al. The etiology of uterine sarcomas: a pooled analysis of the epidemiology of endometrial cancer consortium [J]. British journal of cancer, 2013, 108 (3): 727–734.

[3] VAN DEN BOSCH T, COOSEMANS A, MORINA M, et al. Screening for uterine tumours [J]. Best practice & research Clinical obstetrics & gynaecology, 2012, 26 (2): 257–266.

[4] LAVIE O, BARNETT–GRINESS O, NAROD S A, et al. The risk of developing uterine sarcoma after tamoxifen use [J]. Int J Gynecol Cancer, 2008, 18 (2): 352–356.

[5] WHO Classification of Tumors Editoral Board. Female Genital Tumors (5th Eds). In WHO Classification of Tumors Series. IARC Lyon: 2020; 283–297.

[6] AMANT F, FLOQUET A, FRIEDLANDER M, et al. Gynecologic Cancer InterGroup (GCIG) consensus review for endometrial stromal sarcoma [J]. Int J Gynecol Cancer, 2014, 24 (9 Suppl 3): S67–72.

[7] CHANG K L, CRABTREE G S, LIM–TAN S K, et al. Primary uterine endometrial stromal neoplasms. A clinicopathologic study of 117 cases [J]. The American journal of surgical pathology, 1990, 14 (5): 415–438.

[8] HENSLEY M L, BARRETTE B A, BAUMANN K, et al. Gynecologic Cancer InterGroup (GCIG) consensus review: uterine and ovarian leiomyosarcomas [J]. Int J Gynecol Cancer, 2014, 24 (9 Suppl 3): S61–66.

[9] PAUTIER P, NAM E J, PROVENCHER D M, et al. Gyneco-

logic Cancer InterGroup （GCIG） consensus review for high-grade undifferentiated sarcomas of the uterus [J]. Int J Gynecol Cancer，2014，24（9 Suppl 3）：S73-77.

[10] YOON A，PARK J Y，PARK J Y，et al. Prognostic factors and outcomes in endometrial stromal sarcoma with the 2009 FIGO staging system：a multicenter review of 114 cases [J]. Gynecologic oncology，2014，132（1）：70-75.

[11] REICH O，REGAUER S. Estrogen replacement therapy and tamoxifen are contraindicated in patients with endometrial stromal sarcoma [J]. Gynecologic oncology，2006，102（2）：413-414；author reply 414.

[12] NASIOUDIS D，MASTROYANNIS S A，LATIF N A，et al. Effect of bilateral salpingo-oophorectomy on the overall survival of premenopausal patients with stage I low-grade endometrial stromal sarcoma；a National Cancer Database analysis [J]. Gynecologic oncology，2020，157（3）：634-638.

[13] FRIEDLANDER M L，COVENS A，GLASSPOOL R M，et al. Gynecologic Cancer InterGroup （GCIG） consensus review for mullerian adenosarcoma of the female genital tract [J]. Int J Gynecol Cancer，2014，24（9 Suppl 3）：S78-82.

[14] BOGANI G，CLIBY W A，ALETTI G D. Impact of morcellation on survival outcomes of patients with unexpected uterine leiomyosarcoma：a systematic review and meta-analysis [J]. Gynecologic oncology，2015，137（1）：167-172.

[15] GHIRARDI V，BIZZARRI N，GUIDA F，et al. Role of surgery in gynaecological sarcomas [J]. Oncotarget，2019，10（26）：2561-2575.

[16] SHUSHKEVICH A，THAKER P H，LITTELL R D，et al. State of the science：Uterine sarcomas：From pathology to practice [J]. Gynecologic oncology，2020，159（1）：3-7.

[17] L'HEVEDER A，JONES B P，SASO S，et al. Conservative

management of uterine adenosarcoma: lessons learned from 20 years of follow-up [J]. Archives of gynecology and obstetrics, 2019, 300 (5): 1383-1389.

[18] RICCIARDI E, PLETT H, SANGIORGIO V, et al. Adult primary cervical rhabdomyosarcomas: A Multicentric cross-national case series [J]. Int J Gynecol Cancer, 2020, 30 (1): 21-28.

[19] REICHARDT P. The treatment of uterine sarcomas [J]. Annals of oncology: official journal of the European Society for Medical Oncology, 2012, 23 Suppl 10: x151-157.

[20] REED N S, MANGIONI C, MALMSTRöM H, et al. Phase III randomised study to evaluate the role of adjuvant pelvic radiotherapy in the treatment of uterine sarcomas stages I and II: an European Organisation for Research and Treatment of Cancer Gynaecological Cancer Group Study (protocol 55874) [J]. European journal of cancer (Oxford, England: 1990), 2008, 44 (6): 808-818.

[21] COSTALES A B, RADEVA M, RICCI S. Characterizing the efficacy and trends of adjuvant therapy versus observation in women with early stage (uterine confined) leiomyosarcoma: a National Cancer Database study [J]. Journal of gynecologic oncology, 2020, 31 (3): e21.

[22] RIZZO A, NANNINI M, ASTOLFI A, et al. Impact of Chemotherapy in the Adjuvant Setting of Early Stage Uterine Leiomyosarcoma: A Systematic Review and Updated Meta-Analysis [J]. Cancers, 2020, 12 (7).

[23] HENSLEY M L, ENSERRO D, HATCHER H, et al. Adjuvant Gemcitabine Plus Docetaxel Followed by Doxorubicin Versus Observation for High-Grade Uterine Leiomyosarcoma: A Phase III NRG Oncology / Gynecologic Oncology Group Study [J]. J Clin Oncol, 2018, 36 (33): Jco1800454.

[24] PAUTIER P，FLOQUET A，CHEVREAU C，et al. Trabectedin in combination with doxorubicin for first-line treatment of advanced uterine or soft-tissue leiomyosarcoma（LMS-02）：a non-randomised，multicentre，phase 2 trial [J]. The Lancet Oncology，2015，16（4）：457-464.
[25] VAN DER GRAAF W T，BLAY J Y，CHAWLA S P，et al. Pazopanib for metastatic soft-tissue sarcoma（PALETTE）：a randomised，double-blind，placebo-controlled phase 3 trial [J]. Lancet（London，England），2012，379（9829）：1879-1886.
[26] HENSLEY M L，MILLER A，O'MALLEY D M，et al. Randomized phase III trial of gemcitabine plus docetaxel plus bevacizumab or placebo as first-line treatment for metastatic uterine leiomyosarcoma：an NRG Oncology / Gynecologic Oncology Group study [J]. J Clin Oncol，2015，33（10）：1180-1185.
[27] National Comprehensive Cancer Network. NCCN Clinical Practice Guidelines in Oncology：Uterine Neoplasms，V. 1.2021. [DB/OL].
[28] KLOPP A，SMITH B D，ALEKTIAR K，et al. The role of postoperative radiation therapy for endometrial cancer：Executive summary of an American Society for Radiation Oncology evidence-based guideline [J]. Practical radiation oncology，2014，4（3）：137-144.
[29] 王一同，卢雯平. 妇科肿瘤中药常用药物组合 [J]. 中国肿瘤临床与康复，2018，25（04）：504.
[30] 张晓蕾. 辨证施护对妇科肿瘤患者情绪与生活质量的影响 [J]. 中国中医药现代远程教育，2021，19（13）：154-156.
[31] 樊代明. 整合肿瘤学·临床卷[M]. 北京：科学出版社，2021.
[32] 樊代明. 整合肿瘤学·基础卷[M]. 西安：世界图书出版西安有限公司，2021.